AF747447

La dépression et son traitement : aspects méconnus

Psycho - logiques

Collection fondée par Philippe Brenot
et dirigée par Joël Bernat

Sans exclusives ni frontières, les logiques président au fonctionnement psychique comme à la vie relationnelle. Toutes les pratiques, toutes les écoles ont leur place dans Psycho - logiques.

Déjà parus

Pierre DELMAS, *Petit traité de psycho-mythologie ou le pouvoir évolutif du mythe*, 2019.
Patrick ALARY, *Puisque je passais par là... De la psychiatrie de secteur à la réhabilitation polaire*, 2018.
Myriam NOEL-WINDERLING, *Vaincre vos traumatismes par la méthode IPSCi. Une histoire naturelle de la souffrance et de la guérison,* 2018.
Didier BOURGEOIS, *Le syndrome de Schopenhauer, Variante psycho-sociale des troubles du comportement à l'adolescence*, 2018.
Clément RIZET, *Les tentatives de suicide des adolescents. Du Négatif à la Subjectivation*, 2018.
Walter TRINCA, *les multiples visages du* self, *Traduit du brésilien par Pascal Reuillard*, 2018.
Sophia DUCCESCHI JUDES, *Anorexie mentale, Quand un père passe... et manque*, 2018.
Agnès VOLTA & Jean-Claude ROLLET, *Influence socioculturelle sur la souffrance psychique, Une question de place,* 2017.
Jean-Claude GRULIER, *Eugène Minkowski, philosophe de la psychiatrie*, 2017.
Christian LEJOSNE, *Un fil rouge. Ce qui relie l'œuvre d'un auteur à son enfance, selon la théorie d'Alice Miller (Abécédaire)*, 2017.
Marie-Laure BALAS-AUBIGNAT, *Identification au traumatisme des petits-enfants de survivants*, 2017.
Cécile CHARRIER, *Tous des monstres. Voir sa violence en face*, 2017.
Myriam NOËL-WINDERLING, *Théorie de la solitude,* 2017.

Bernard MAROY

LA DEPRESSION ET SON TRAITEMENT : ASPECTS MECONNUS

Nouvelle édition

L'Harmattan

5-7, rue de l'École-Polytechnique ; 75005 Paris
http://www.editions-harmattan.fr
ISBN : 978-2-343-17641-3
EAN : 9782343176413

Nier ce que l’on ne comprend pas : rien n’est moins scientifique. (H. Poincaré)

La dépression est la seule maladie que ni les patients ni leur famille ni les médecins ne veulent ni reconnaître ni soigner.

À mon oncle que je n'ai pas connu. Sa mort en 1944, mitraillé par les S.S. en allant faire une visite chez un patient urgent et en prenant un risque connu, m'a montré que l'intérêt du patient devrait passer avant celui du médecin digne de ce nom, dans les actes et non seulement dans les paroles.

À tous ceux qui m'ont formé et enseigné, actuellement décédés pour la plupart.

À mes parents, modèles, chacun à leur manière, de courage, de cœur et d'intelligence.

À mes professeurs, de mes maîtres de primaire au Pr. JP. Monnier, maître en séméiologie, avec une mention spéciale pour un conférencier d'internat exceptionnel, le Dr B. Fraisse dont la mort héroïque a interrompu prématurément la carrière.

Au service d'O.R.L. de l'hôpital Tenon qui m'a fait découvrir le contact avec le malade.

Au Dr M. Malinsky dont le dévouement m'a montré ce que devait être l'humanité du médecin, ce qu'était celle des alcooliques et le cas que l'on devait faire de l'opinion des cœurs secs.

À tous ceux qui m'ont aidé à améliorer ce travail.

À feu l'Internat des Hôpitaux de Paris.

La chance ne sourit qu'aux esprits bien préparés (L. Pasteur).

INTRODUCTION

La diversité des expériences et des opinions sur la maladie dépressive en fonction des individus et de leur activité, en particulier médicale et scientifique, est un phénomène surprenant.

L'irrationalité générale des comportements face à la dépression contribue à l'expliquer, ce que j'ai mis du temps à comprendre.

Je suis parti d'une instruction classique, scientifique, puis médicale dispensée de manière rationnelle dans le cadre de l'Internat des Hôpitaux de Paris, avant la malheureuse réforme de 1983, et d'une éducation familiale sans doute déficiente en tabous. Suivant ma formation, j'ai essayé de remonter progressivement l'échelle des causalités en partant de l'hépatologie (étude du foie) pour me poser le problème des récidives des patients alcooliques. Insatisfait par les explications des Maîtres, par ailleurs de haut niveau scientifique, et sans en comprendre encore le sens caché : «il (ou elle) aime le goût du vin», «il est c...», «il rechute pour m'em...» et de la thérapeutique psychologique : «votre foie est comme un saucisson, un verre de plus, une tranche en moins», je me suis formé à l'alcoologie.

Cette attitude qui me paraissait logique, quoique très isolée, est passée à la fin des années 70 pour de la «folie» dans le milieu hépatologique. Je n'avais toujours pas compris pourquoi.

La pratique de l'alcoologie, même avec un outil diagnostique initial assez sommaire, m'a montré en quelques mois (merci à la formation des conférences d'internat de feu le docteur B. Fraisse) que la dépression n'était pas rare dans le type d'alcoolisme que je rencontrais en consultation.

Il est difficile en alcoologie de faire intervenir un tiers dans la relation et il a donc bien fallu traiter les patients, ce qui ne m'a d'ailleurs pas posé de problème philosophique puisque feu mon Maître B. Fraisse ne m'avait pas enseigné (à tort ?) que la psychiatrie fût d'essence différente de la rhumatologie ou de la pneumologie et hors du champ du médecin non initié aux «mystères».

L'affinement du diagnostic et du traitement m'a amené à constater avec étonnement, doute, puis enthousiasme, la fréquence de la dépression et surtout l'efficacité de son traitement, en alcoologie puis dans les troubles fonctionnels digestifs. Cette découverte a débuté par le rôle de la dépression dans les douleurs du coccyx. Je n'avais pas compris, à l'époque, pourquoi un signe si facile à obtenir et de si haute valeur était impossible à publier en France et fort difficile aux USA. J'ai eu du mal ensuite, bien sûr, à me faire à l'idée qu'un trouble aussi fréquent que le ballonnement abdominal après le repas pouvait être dépressif, mais il a bien fallu en accepter l'idée, du fait de l'association aux signes classiques : troubles du sommeil, fatigue, mauvais moral, angoisse et du fait de l'efficacité du traitement.

Après que des retombées relationnelles négatives eurent tempéré mon enthousiasme et que la tentative de faire reconnaître et traiter ces dépressions par les psychiatres eut échoué, il a bien fallu faire un choix entre l'intérêt du patient et la clientèle. De toute façon, la boite de Pandore était ouverte et il n'était pas possible de faire marche arrière. J'ai donc continué et découvert ce que je pourrais qualifier d'«Amérique», sans cesser de me demander si cette conviction était rationnelle ou délirante. Toutefois, l'effet des antidépresseurs sur les symptômes des patients ayant toujours été en faveur de la première hypothèse, j'ai persévéré, tant en alcoologie qu'en hépato-gastroentérologie.

L'opportunité de travailler un mois par an au Vietnam, à Hanoï comme consultant à l'Hôpital Français, m'a permis de confronter les aspects de la dépression dans les populations charentaise, de souche ou immigrée, et tonkinoise. J'ai constaté des différences de fréquence notables, mais pas de différence importante de nature des signes ni de sensibilité au traitement.

Arrivé à une maturation suffisante, il m'a semblé utile d'exposer les opinions iconoclastes qui suivent et que j'ai développées et affinées depuis l'édition précédente. J'aimerais que certains aient envie de les mettre à l'épreuve.

En effet, la redéfinition des limites de la dépression débouche sur des évolutions majeures et même révolutionnaires. Celles-ci concernent tout d'abord la nature même d'une grande part de la psychiatrie. On pourrait ainsi passer, pour plusieurs maladies psychiatriques, du concept d'une maladie conséquence de l'environnement et de la psychologie défaillante du patient, à celui d'un dérèglement de la chimie du système nerveux. De plus, des maladies actuellement considérées comme différentes les unes des autres pourraient être réunies et traitées de manière beaucoup plus efficace. D'autre part, l'attribution à la dépression de nombreux troubles du fonctionnement du corps permettrait d'éclairer leur origine et leur mécanisme, de les utiliser comme outils dans le diagnostic des maladies psychiatriques et de les traiter beaucoup plus efficacement quand ils sont gênants.

Enfin, l'affinement des méthodes de traitement optimiserait son efficacité et permettrait aussi d'améliorer la sensibilité du test thérapeutique.

Bien sûr, presque tout reste à démontrer, ce qui n'a jamais été dans mes possibilités pratiques. Ce petit livre pourrait cependant déboucher sur de nombreux protocoles de recherche menés par ceux qui en ont la possibilité. Leurs résultats permettraient d'apporter la preuve de l'exactitude de ces idées, personnelles pour l'instant, même si elles convergent avec de nombreuses données publiées.

Bref Rappel Historique

La maladie dépressive, connue depuis Hippocrate sous le nom de mélancolie, a été décrite il y a 100 ans environ par des psychiatres occidentaux comme Kraepelin, dans une population d'Européens d'âge moyen, aux troubles psychiques sévères. Il s'agit probablement de la raison pour laquelle on a pensé qu'il s'agissait d'une maladie de nature psychique.

La pression de la psychanalyse, malgré la faiblesse de ses bases, pousse depuis bientôt un siècle à considérer les maladies psychiatriques comme des déviations du fonctionnement psychologique normal sous l'influence de facteurs extérieurs, c'est-à-dire comme la réaction normale d'un esprit faible à un environnement hostile. Malgré la puissance de cette pression (oppression ?), un courant s'est développé au milieu du siècle dernier. Il a comporté plusieurs facettes.

La première était la prise en compte d'un dysfonctionnement (mauvais fonctionnement) neurobiochimique (de la chimie du système nerveux) à l'origine de diverses maladies psychiatriques et en particulier de la dépression. L'efficacité des médicaments psychotropes (actifs sur le psychisme) invitait, en effet, à envisager la dimension biochimique de certaines maladies psychiatriques, en particulier la schizophrénie et la dépression.

Parallèlement, la psychiatrie commençait à prendre en compte les manifestations corporelles de la dépression comme la constipation, les troubles de l'appétit, du poids, du sommeil et du goût, ainsi que les perturbations hormonales. Cette conception s'intégrait dans la notion de dépression endogène (conséquence d'un processus interne), envisageant ainsi une origine quasi lésionnelle, au moins pour certaines formes de la maladie. L'intérêt pour les manifestations corporelles a très vite entraîné une réflexion sur les limites de la maladie dépressive, en particulier sur les formes à expression essentiellement, voire purement, corporelle. Dans la mesure où ces psychiatres restaient attachés à l'origine psychique de la maladie, ils ont forgé des concepts tels que la «dépression masquée» ou les «équivalents dépressifs», pour expliquer l'absence d'expression sur le plan psychique. La plupart pensaient même que les patients dissimulaient une altération du moral que, de toute façon, ils ne pouvaient pas ne pas avoir.

Le mécanisme des manifestations corporelles était en général considéré comme psychologique, par l'intermédiaire du trouble de l'humeur, plus ou moins associé, suivant les théoriciens, à l'angoisse et à l'adynamie (manque de goût à agir). Ceci faisait partie de la conception théorique du «noyau» de la maladie. Par exemple, la phantogueusie (goût perçu sans cause objective) amère était considérée comme la manifestation concrète de «l'amertume de la vie» et la constipation comme le refus du «don fécal»...

Quelques études épidémiologiques (sur la fréquence et la répartition de la maladie) avaient montré l'extrême fréquence des signes corporels associés à la dépression. Il n'existait pas de limite précise entre la forme psychiatrique classique et les formes à expression principalement, voire uniquement corporelle. On décrivait même des aspects mono-symptomatiques (ne se manifestant que par un seul signe) de type fatigue ou réveils nocturnes isolés.

De plus, la psychiatrie transculturelle (comparaison entre des populations de cultures différentes) avait souligné la variabilité des manifestations psychiques de la dépression. Celles-ci pouvaient même manquer. La relative constance des manifestations corporelles avait amené à considérer ces troubles comme de bonnes bases conceptuelles et diagnostiques de la maladie, en plus ou au lieu des troubles psychologiques.

Quant aux somaticiens, la rupture entre la psychiatrie et le reste de la médecine avait inhibé toute pensée psychiatrique. De plus, ils se sentaient (et se sentent toujours) disqualifiés par la psychanalyse.

Depuis 40 ans et au rebours des acquis scientifiques, la conception d'une origine purement psychique de la maladie dépressive gagne du terrain. La méthode américaine exclusivement descriptive de la psychiatrie qui s'est développée en réaction à des concepts pathogéniques (réflexions sur le mécanisme et l'origine de la maladie) incertains, a entraîné une désaffection pour la recherche des mécanismes et des causes. Les choses en sont restées au stade du concept d'une origine psychique, en vogue au début de cette réaction. Celle-ci, qui aurait été bénéfique si elle était restée transitoire, a donc gelé la pensée nosographique (classification des maladies) psychiatrique en se sclérosant.

De plus, la preuve de l'efficacité de certains antidépresseurs dans des troubles qui ne sont pas habituellement considérés comme dépressifs, tels que boulimie (compulsion à manger), troubles obsessionnels (idées fixes) et compulsifs (pulsions irrationnelles à accomplir un geste ou un acte), phobies (angoisse déclenchée par une circonstance précise telle que l'altitude), anxiété généralisée et angoisse, n'a pas, le plus souvent, entraîné de réflexions sur une éventuelle origine commune. Depuis plus de 20 ans, des études ont montré une association statistique entre divers syndromes (associations relativement fixes de certains signes entre eux, comme la pleurésie et sans préjuger de leur cause) corporels et les «maladies affectives». Ces constatations ont entraîné le développement du concept d'«*affective spectrum disorder*» sous diverses dénominations, toujours sans franchir la ligne du tabou. Les nombreuses publications montrant la présence de signes corporels multiples, relativement similaires, tant dans la dépression que dans les troubles du fonctionnement de divers systèmes, n'ont pas non plus souvent amené à envisager une origine commune par l'intermédiaire de ce «socle».

On a également constaté l'association statistique de ces diverses maladies dans les familles des patients, ce qui évoque une composante génétique (héréditaire) commune. Il existe cependant quelques résultats divergents, probablement expliqués par la méconnaissance de nombreux aspects de la maladie, ce qui perturbe, évidemment, les études statistiques génétiques.

De plus, il n'y a jamais eu, à ma connaissance, d'étude précisant la sensibilité des critères diagnostiques proposés, comme cela est habituellement le cas pour les maladies corporelles.

Pour une conception rationnelle

En fait, les corrélations statistiques entre les éléments suivants devraient faire évoquer l'hypothèse d'un mécanisme commun : troubles psychologiques traditionnels, certains troubles psychiatriques considérés comme de nature différente et divers dysfonctionnements du corps, similitudes génétiques (dans le patrimoine héréditaire) et efficacité thérapeutique commune de médicaments divers qui n'ont en commun que leur effet antidépresseur.

Il est logique d'envisager un mécanisme neurobiochimique commun à l'origine d'un dysfonctionnement touchant diversement le psychisme, les centres végétatifs (centres nerveux principalement hypothalamiques régulant le fonctionnement automatique du corps), la commande viscérale et la perception, douloureuse, sensitive et sensorielle.

Comme dans la migraine, l'absence de tout test diagnostique suffisamment sensible et spécifique est, bien sûr, gênante sur le plan de l'unicité du concept comme sur le plan du diagnostic individuel. De plus, une vision scientiste, si fréquente dans le milieu médical, fait souvent douter de la réalité de ce qui ne peut être quantifié.

Les tests de stimulation ou de freinage de la sécrétion de certaines hormones avaient soulevé un espoir mais leur sensibilité (test négatif en présence de la maladie) est trop faible. L'absence de définition actuelle de l'absence de dépression ne permet pas d'apprécier leur spécificité réelle (éviter un test positif alors que la maladie est absente).

Le désir, *a priori* louable, d'éviter les faux positifs (patients qui auraient été classés déprimés sans l'être réellement) dans les études cliniques, a abouti à édicter des critères diagnostiques restrictifs centrés sur les signes psychiques traditionnels, tels le RDC (critères de diagnostic pour la recherche). D'autre part, la dispersion des signes dépressifs psychiques dans des catégories différentes, comme dans le MMPI (interrogatoire multiphasique du Minnesota) et les DSM (manuel diagnostique et statistique des troubles mentaux) a rendu une vision synthétique impossible. Ces caractéristiques rendent ces méthodes diagnostiques particulièrement inadaptées à l'étude des troubles corporels.

On peut considérer qu'une corrélation statistique entre le signe étudié et les signes dépressifs classiques, associée à l'efficacité d'un même type de médicament dans les deux troubles, constitue un argument très robuste en faveur d'un mécanisme commun, et même, d'une origine identique.

De plus, l'existence d'un traitement efficace permettrait de résoudre de nombreux problèmes chez les patients fonctionnels (voir plus loin) et de dépasser des traitements symptomatiques (qui ne portent que sur les symptômes sans traiter la cause : antidiarrhéïques, somnifères ou tranquillisants par exemple) qui sont d'efficacité variable. De plus, on obtiendrait de meilleurs résultats qu'avec le conseil, si populaire chez les médecins, en particulier américains, de s'adapter à son état (*to cope with*). Sur un plan pragmatique, la seule notion de l'efficacité des antidépresseurs devrait en élargir les indications, s'il n'existait de solides résistances culturelles, tant chez les patients que les médecins.

Nous nous trouvons, *mutatis mutandis*, dans une situation voisine de celle de la tuberculose sans la découverte du bacille tuberculeux. La fréquence de la localisation pulmonaire ferait envisager la nature pulmonaire de la maladie. Ceci gênerait, au plan théorique, le rattachement des atteintes extra pulmonaires, type rein ou os. Toutefois, l'association statistique et l'efficacité du même traitement pourraient amener à dépasser le concept de nature pulmonaire de la maladie tuberculeuse. On atteindrait donc celui d'un autre mécanisme commun et explicatif, en l'occurrence l'infection spécifique. On déboucherait ainsi sur l'accès au traitement de formes d'aspects très différents de la forme de référence pulmonaire.

Pourquoi un tel Retard ?

Malheureusement, en ce qui concerne la dépression, le test thérapeutique (confirmation de la maladie par l'efficacité d'un traitement spécifique) est limité par le caractère variable selon les individus de l'efficacité d'une molécule. Même si elle est efficace, sa dose optimale (la meilleure) n'est pas prévisible et le délai avant le développement de l'effet peut être long. Les symptômes disparaissent successivement et non parallèlement. Une étude pharmacologique classique, en double insu, d'un seul médicament à dose fixe pour une durée brève va se heurter à plusieurs obstacles : intolérance du patient au produit ou à l'instauration brutale de la dose, insensibilité à ce médicament, dose choisie non optimale ou trouble long à disparaître. De plus, la reprise d'une même dose d'un médicament après son arrêt ne reproduit pas toujours le même effet.

Malgré ces obstacles et le très faible nombre d'essais, il existe plus de résultats positifs que négatifs.

L'intensité modeste des corrélations statistiques entre des signes que je considère comme d'origine dépressive et les signes psychologiques classiques, est également éclairée par un phénomène méthodologique inhabituel. En effet, dans le cas habituel, la rareté de la maladie explorée dans la population générale rend inutile d'éliminer sa présence éventuelle dans le groupe témoin.

Dans le cas de la dépression, il peut, fait très inhabituel, exister presque autant de déprimés dans le groupe témoin que dans le groupe classé dépression. En effet, la fréquence des signes dépressifs dans la population générale est très élevée, si bien qu'une bonne part des témoins peut se trouver, par hasard, être des déprimés. L'absence de limites clairement définies de la maladie dépressive implique l'absence de définition de la non-dépression et donc l'impossibilité actuelle de détecter les témoins déprimés. La faible proportion de déprimés correspondant aux critères restrictifs psychiques utilisés fait que le groupe «déprimés» n'est pas représentatif de la maladie dépressive en général. De fait, il faudrait éliminer systématiquement des témoins les sujets présentant un ou des signes dépressifs. Encore faudrait-il qu'ils soient définis ! Enfin, le caractère inconstant de chacun des signes et l'absence d'association systématique de chaque signe corporel avec les signes psychiques de référence expliquent que la corrélation puisse être obscurcie.

En bref, la fréquence de la maladie nécessite de définir des critères de non-dépression pour former des groupes de témoins exempts de la maladie.

De plus, il est intéressant de remarquer que pour presque tous les signes, les opposés sont tous deux possibles, parfois même chez un même malade, comme bouche sèche et augmentation de la salive, abattement et excitation, manque d'appétit et fringales, diarrhée et constipation. Ce phénomène complique, évidemment, la mise en évidence statistique d'une différence des moyennes, les opposés s'effaçant l'un l'autre lors d'une analyse sommaire.

La disparition en psychiatrie de tout effort de synthèse au profit de catégorisations sans fin s'oppose à la compréhension des causes.

La rapidité et la relative constance de l'effet des stimulations cérébrales profondes et, plus commodément, de l'eskétamine, pourrait servir de test.

LES TROUBLES FONCTIONNELS

Les troubles fonctionnels (mauvais fonctionnement sans lésion causale évidente) sont souvent considérés comme plus ou moins imaginaires. Il s'agit pourtant d'anomalies d'expression souvent objective, telles que sueurs, diarrhée ou constipation. Elles sont bien réelles, même si elles ne sont perçues que par le patient, comme les douleurs. Celles-ci sont d'ailleurs clairement mises en évidence par l'imagerie fonctionnelle moderne. Beaucoup de ces signes n'ont suscité que peu de recherches mais, lorsqu'ils ont été étudiés, ils l'ont été suivant une logique explicative ascendante pas à pas qui a voulu comprendre le mécanisme avant de rechercher la cause. Ils sont, en général, groupés sous le nom de «somatisation» ou de «troubles somatoformes», dénominations sans base robuste.

Seules quelques associations sans grande utilité pratique, comme la sensibilité rectale à la distension rapide, ont été décrites, en raison de l'effroyable complexité du système neuro-hormonal d'une part et de l'habituelle multiplicité et diversité des signes associés d'autre part.

Par ailleurs, l'efficacité démontrée de certains antidépresseurs dans quelques maladies n'a pas entraîné d'interrogation sur leur cause. La corrélation statistique du trouble avec la dépression, toujours définie par ses manifestations psychiques, est faible et n'est pas retrouvée dans toutes les études. Il en va de même de sa régression sous traitement antidépresseur. Il est frappant de relever que, souvent, le traitement antidépresseur est plus efficace sur les signes fonctionnels que sur les signes psychiques classiques !

La démarche a très souvent été descriptive (DSM), parfois déductive (sensibilité rectale) mais rarement et transitoirement inductive (concepts flous de «spectre de la maladie affective» ou de «spectre des maladies fonctionnelles» ou «spectre des syndromes fonctionnels somatiques», de «pathologies neurosomatiques» ou encore d'«équivalent dépressif»). Pourquoi ?

Il y a deux réponses. Tout d'abord, il n'existe pas d'antidépresseur actif chez tous les patients et il est relativement rare qu'un seul médicament suffise à obtenir un résultat parfait.

De plus, lors du traitement, il existe un délai constant mais variable entre la prise et le début de l'effet, ce qui rend la relation de cause à effet plus difficile à appréhender. Le fait que les signes disparaissent les uns après les autres, de manière peu prévisible et non parallèle, complique encore l'établissement d'une relation causale.

La seconde raison consiste en une conception très répandue en médecine, irrationnelle, inébranlable et en général inconsciente, selon laquelle une maladie de l'âme ne peut influer sur le corps. Celle-ci explique sans doute pourquoi la dépression est tellement mieux décrite dans l'art, la littérature et le cinéma que dans la médecine. Toute tentative de relier à la dépression une symptomatologie corporelle se heurte, en médecine, à un «rejet aigu». Cette dissociation entre l'opinion rationnelle établie depuis des siècles d'une unicité et non d'une dualité de l'âme et du corps d'une part et l'opposition dogmatique à toute hypothèse susceptible d'établir une relation «âme-corps» d'autre part est un des tabous les plus frappants de notre civilisation.

L'évolution des idées sur les troubles fonctionnels et leurs relations avec la dépression est désolante et il faudrait lire et relire les publications anciennes des années 1900, des années 1930 aux années 70 sur la «dépression masquée», les «équivalents dépressifs», la fréquence des signes dépressifs dans la population générale et la psychiatrie transculturelle pour constater à quel point nous avons régressé depuis lors.

CONCEPTION MODERNE DE LA DEPRESSION

On constate avec stupéfaction que cette régression coexiste avec de nombreux travaux démontrant les relations entre le système nerveux central et divers organes, y compris le système immunitaire.

Jusque récemment, on considérait que la dépression était en rapport avec un déficit de concentration de certains neurotransmetteurs dans la fente synaptique (la synapse est la zone de communication séparant l'extrémité du filament nerveux en amont, de la cellule réceptrice de l'information en aval). On envisageait la responsabilité principale de la sérotonine. Ce déficit existe bien et les antidépresseurs augmentent de diverses manières cette concentration. La réserpine, molécule qui crée une dépression expérimentale, la diminue. Cependant, les divers antidépresseurs augmentent des neurotransmetteurs différents et certains ne modifient pas la sérotonine. Certains produits n'en augmentent qu'un seul et d'autres plusieurs. Cet effet est rapide et fugace, ce qui ne correspond pas à leur effet retardé sur la dépression.

D'autre part, dans mon expérience, il n'y a ni sensibilité ni résistance croisée entre les produits qui agissent sur le même transmetteur, ce qui n'est pas en faveur de l'hypothèse selon laquelle à un profil biochimique de dépression correspondrait un profil d'antidépresseur. D'autrc part, la possibilité d'échappement à l'effet antidépresseur d'un produit antérieurement efficace, ne cadre pas non plus très bien avec la responsabilité directe de ce mécanisme, alors que son effet synaptique est vraisemblablement conservé.

De fait, on envisage maintenant la responsabilité de la modification de mécanismes intracellulaires plus complexes du type neuroprotection dont la cinétique (mode temporel de développement de l'action) est plus en rapport avec l'effet retardé de ces médicaments. Ces mécanismes semblent plus directement à l'origine de l'effet de l'antidépresseur et, probablement, de la dépression elle-même.

Il est fréquent que le déprimé méconnaisse sa propre maladie (anosognosie développée plus loin) mais ce phénomène peut aussi opérer par procuration, comme d'autres dysfonctionnements chez le déprimé, qu'il s'agisse de la mère pour son enfant ou du médecin pour son patient.

Il existe toutefois des îlots de résistance comme le concept d'«*affective spectrum disorder*», le «*dysfunctional spectrum disease*» et, dernièrement, le «spectre des syndromes fonctionnels somatiques» qui tentent de réunir divers aspects corporels. On peut espérer que l'imagerie fonctionnelle du système nerveux central (modalités d'appréciation objective du fonctionnement du système nerveux central par l'intermédiaire de ses diverses propriétés), en poursuivant ses découvertes, pourra contribuer à confirmer les relations entre des aspects apparemment aussi différents les uns des autres que la tuberculose du rein peut l'être de celle de l'os. Pour l'instant, il est bien difficile de déterminer la signification précise des anomalies retrouvées.

La dépression est en fait un syndrome neurobiochimique à expression habituellement pluri-systémique. Il existe un continuum (absence de limite nette) entre les différents aspects de la dépression dont chacun ne constitue que l'association, avec une fréquence particulière, des différents signes unitaires. Chacun des signes est présent avec une fréquence variable, fonction de la population considérée. Aucun d'entre eux n'est constant, ce qui explique la faible sensibilité de chacun des critères diagnostiques (capacité à détecter les patients atteints). Chaque signe a une spécificité (capacité à ne détecter que les patients atteints) variable, dans l'absolu d'une part et dans chaque contexte particulier d'autre part. Par exemple, le manque d'appétit n'aura pas la même spécificité diagnostique en faveur de la dépression chez un adolescent sain par ailleurs et chez un cancéreux évolutif, comme le montrent les statistiques de Bayes.

En revanche, il existe un saut qualitatif entre la non-dépression et la dépression, si fréquente qu'elle puisse être. Il faut aussi s'élever contre le concept de la responsabilité exclusive du vieillissement dans l'apparition de symptômes tels que les réveils nocturnes ou les trous de mémoire.

Tout aussi classique, fréquente et récurrente, est l'erreur qui attribue la dépression à des phénomènes comme la douleur qui en sont, en fait, les conséquences. Deux excellentes études ont montré que la dépression permettait de prédire l'apparition ultérieure de douleurs rhumatismales. Il faut rappeler que la logique permet d'exclure que la conséquence puisse précéder la cause.

On oublie aussi trop souvent que le stress est, par définition, un concept subjectif de réaction de l'organisme face à un stimulus perçu comme menaçant. Il est donc faux de l'assimiler au stimulus lui-même. C'est comme si on oubliait l'amplificateur dans le son produit par la guitare électrique. Le son lié à un amplificateur réglé trop fort peut, d'ailleurs, réaliser un souffle spontané mais va surtout donner à une stimulation normale de la corde une conséquence sonore disproportionnée. En fait, quand on parle du stress, on ne prend souvent en compte, par erreur, que le stimulus. Ce serait d'ailleurs s'imaginer que la tension émotionnelle induite par notre vie moderne (du type choix du parfum du prochain yaourt) est pire que celle du paysan de pays sous-développé dont la famille (et lui-même) meurt de faim. D'ailleurs, dépression et suicide ne sont pas moins fréquents chez les ruraux et la dépression est peu différente à Angoulême et à Hanoï.

INFLUENCE DE L'ÂGE

La dépression est une pathologie, en fait, souvent chronique et/ou récidivante, en particulier en ce qui concerne ses formes à manifestations corporelles. Sa prévalence (fréquence dans la population) a donc tendance à augmenter avec l'âge pour devenir plus fréquente que la non-dépression. Ceci n'est pas une raison pour penser qu'il s'agit d'un état normal, ne serait-ce qu'en raison de la possibilité d'un traitement, lorsqu'il est justifié.

En outre, la gêne occasionnée par les divers symptômes ne nécessite parfois aucun traitement. On peut souvent se limiter à une explication sur le caractère bénin des troubles, leur nature et la possibilité d'un traitement en cas d'aggravation ultérieure. Rassurer ainsi le patient peut d'ailleurs faire diminuer, voire faire disparaître plus ou moins durablement, le symptôme en cause. De plus, lorsqu'un signe dominant est gênant, il peut être sensible à un traitement symptomatique simple tel qu'un tranquillisant, somnifère ou laxatif. Ce traitement, lorsqu'il est efficace, a les avantages d'être facile à sélectionner et de pouvoir être pris à la demande.

Chez le vieillard, la dépression pseudo-démentielle et le glissement sont deux causes fréquentes de mortalité qui sont détaillées plus bas.

À l'autre extrémité de la vie, il faut également offrir aux enfants un traitement antidépresseur quand il est nécessaire. Les concepts suivant lesquels «on ne va pas commencer à lui donner des médicaments à son âge» ou «il faut qu'il souffre pour surmonter et devenir un adulte» se rapprochent des habitudes pas si anciennes, de négliger la douleur chez l'enfant sous prétexte qu'il ne peut pas se défendre (intervention sur un bébé enroulé dans une alèse) ou qu'il exprime sa souffrance différemment de l'adulte.

L'Église a abandonné le concept de souffrance rédemptrice. Toutefois, celui-ci reste solidement enraciné dans le subconscient, surtout quand la souffrance concerne les autres d'ailleurs. La longue résistance à l'usage de la morphine chez les cancéreux en phase terminale en a bien témoigné dans notre pays.

La minorité de l'enfant qui justifie le tutorat de l'adulte, impose à ce dernier de tenter de le préserver des troubles organiques mais aussi fonctionnels. Cependant, l'évolution de la dépression à manifestations corporelles de l'enfant est plus souvent spontanément régressive que chez l'adulte. Les indications thérapeutiques doivent être posées avec soin en tenant compte de l'ancienneté des troubles et des conséquences de sa maladie sur son fonctionnement organique, mais aussi psychique, relationnel, social, scolaire et familial. Un traitement n'est envisageable qu'après une concertation approfondie avec les parents.

Les manifestations de la dépression de l'enfant ne sont pas très différentes de celles de l'adulte. En fait, le plus souvent, c'est parce qu'on a érigé en principe qu'elle n'existait pas qu'on ne la voit pas. Là encore, on ne trouve que ce que l'on cherche et on l'on ne cherche que ce que l'on connaît.

L'hyperactivité avec déficit d'attention soutenue est un aspect assez fréquent et, d'ailleurs, de mieux en mieux reconnu. Toutefois, le traitement souvent recommandé par amphétamines (excitant) n'est pas l'approche la plus rationnelle.

La dépression se manifeste aussi chez l'enfant par d'autres troubles, entre autres : paresse, méchanceté, énurésie (pipi au lit), sommeil agité, trouble de l'élocution, sociopathie, phobies, baisse du rendement scolaire et fugues, ongles rongés.

De plus, la dépression de l'enfant perturbe souvent la vie de ses proches dont la souffrance induite doit être prise en compte.

À l'inverse, il est fréquent que la guérison de la dépression d'un adulte permette de faire remonter son début à l'enfance

À l'adolescence, la dépression explique bien des conflits du jeune, avec lui-même, ses parents, l'école ou la Société en général.

A contrario, la dépression d'un ou des deux parents perturbe souvent le fonctionnement familial et social des enfants (fugue, opposition, baisse du rendement scolaire). Il est habituel, après l'équilibration d'un adulte, de constater l'amélioration, retardée d'un à deux mois, du comportement de certains de ses enfants. Toutefois, le caractère souvent héréditaire de la dépression peut entraîner une dépression autonome chez l'enfant, laquelle peut, éventuellement, justifier une prise en charge spécifique. De même, la dépression de la mère du petit déprimé la rend souvent hostile au diagnostic et, *a fortiori*, au traitement envisagé chez son enfant. D'autre part, il faut éviter la culpabilisation systématique de la mère, si confortable pour le thérapeute.

La Depression est un Syndrome et non une Maladie : ses Causes

Contrairement aux maladies qui se caractérisent par une certaine unicité de la cause, comme la tuberculose par exemple, les syndromes (sun dromein : courir ensemble) regroupent des manifestations associées du fait d'un mécanisme commun. La pleurésie et le diabète, par exemple, peuvent être dus à des causes très variées tout en gardant des caractères communs, même si la cause peut influer sur l'expression du syndrome.

La dépression est le plus souvent d'origine génétique dominante (transmission directe du parent à l'enfant), de pénétrance incomplète (ne se manifeste pas toujours chez l'individu porteur du trait génétique) et d'expressivité variable (ne se manifestant pas toujours sous la même forme). Les manifestations symptomatiques de la dépression du descendant peuvent très bien ne pas correspondre à celles de son ascendant. Il faudrait des études spécifiques pour déterminer s'il existe une tendance à la réplication du même type de troubles, comme cela me semble être le cas en matière d'alcoolisme et de troubles fonctionnels digestifs, ceux que je connais le mieux.

La prédisposition héréditaire peut aussi favoriser l'apparition d'une dépression déclenchée (ou plus souvent aggravée) par une cause précise.

D'autres causes sont en effet possibles, et, en particulier, diverses maladies organiques. Cette possibilité est d'autant plus probable que la dépression apparaît tardivement et sans antécédents personnels ni familiaux. Les cancers sont une cause non exceptionnelle de dépression. Elle peut en être la première manifestation. Le cancer du pancréas entraîne presque toujours un état dépressif, les leucémies rarement.

Les cancers peuvent aussi se manifester par l'échappement au traitement d'une dépression antérieurement bien équilibrée.

Par ailleurs, le traitement de la dépression associée à un cancer connu est bien souvent le traitement de confort le plus efficace. Il peut améliorer le patient spectaculairement, au moins pendant quelques mois, sur le plan psychique bien sûr, mais aussi en ce qui concerne les douleurs, l'état général, la qualité de vie globale et même sa durée. En effet, le cancer peut entraîner la dépression par l'intermédiaire de cytokines (molécules modulant la réponse immunitaire et inflammatoire) mais, à l'inverse, la dépression peut favoriser l'évolution du cancer par son action immunosuppressive.

La dépression est la vraie cause des tendances suicidaires chez les cancéreux. Elles ne représentent pas le vécu normal du cancer. Malheureusement, là encore, le diagnostic de dépression associée au cancer, est souvent méconnu.

Les maladies inflammatoires intestinales peuvent être associées à la dépression, peut être par l'intermédiaire des cytokines inflammatoires. Cependant, et contrairement à ce que l'on pensait il y a 50 ans, c'est plus la maladie de Crohn qui est concernée que la rectocolite hémorragique.

La maladie cœliaque (allergie digestive au gluten) qui est souvent méconnue, est une cause de dépression. Il est parfois difficile de faire la part de ce qui revient à l'une et l'autre maladie dans le tableau, en particulier fonctionnel digestif.

La polyarthrite rhumatoïde est associée à une augmentation de la fréquence de la dépression. Il en va de même de la sclérodermie (maladie cutanée et rhumatismale), mais sans parallélisme avec la gravité.

La dépression est également très fréquente dans le cadre des maladies de Parkinson et de Huntington, ainsi que dans la démence d'Alzheimer (maladies neurologiques dégénératives). Les accidents vasculaires cérébraux, en particulier antéro-gauches, en sont une cause connue.

Un fonctionnement excessif ou insuffisant de la thyroïde peuvent simuler une dépression mais aussi la déclencher ou diminuer l'effet du traitement antidépresseur. Il en va de même de diverses anomalies métaboliques.

L'accouchement est une cause bien connue de dépression. La baisse brutale de la concentration hormonale peut aggraver ou déclencher un état dépressif, lequel peut ensuite être durable. Remarquons, en passant, que cette survenue à l'occasion d'un événement dont on ne peut nier le caractère habituellement heureux, concorde bien mal avec l'explication traditionnelle de la dépression conséquence normale des «malheurs». La période des règles ou d'avant celles-ci, probablement en raison de la baisse transitoire de l'œstradiol (hormone féminine principale), entraîne souvent une aggravation de quelques jours. Parfois même, les signes dépressifs sont limités à la période des règles. De même, la ménopause sans substitution hormonale peut aggraver une dépression. Elle n'en est pas une cause à titre exclusif.

Certains médicaments peuvent aussi entraîner un état dépressif. Il peut s'agir d'un effet reproductible et habituel comme pour la réserpine (dans le Tensionorme®), d'un effet fréquent comme pour les anti-hypertenseurs centraux du type alpha méthyl dopa (Aldomet®) et clonidine (Catapressan®) ou l'interféron (molécule naturelle immuno-modulatrice et antivirale), ou encore aléatoire comme pour les bêtabloquants liposolubles type propranolol (bloquant sympathique partiel à multiples usages) ou les corticoïdes qui peuvent aussi avoir un effet euphorisant ou encore divers médicaments. La carence en sélénium (oligoélément) semble pouvoir entraîner une dépression.

On peut en rapprocher l'effet dépresseur de l'arrêt du tabac.

La raison pour laquelle la dépression est particulièrement fréquente dans les hépatites chroniques virales, surtout à virus C, est inconnue. En tout cas, il faut s'en souvenir pour ne pas méconnaître un traitement efficace chez un patient souffrant d'une hépatite chronique dont la fatigue n'est pas expliquée par une insuffisance hépatique grave et pour équilibrer l'état dépressif avant un éventuel traitement par interféron.

L'infarctus du myocarde serait souvent suivi d'une dépression gênant la récupération et aggravant le pronostic.

Le «choc opératoire» peut avoir les mêmes conséquences. Son association à la perte du cadre de vie en hospitalisation, réalise chez un sujet âgé le syndrome dit de glissement qui tue tant de vieillards alors qu'ils sont guéris de leur maladie initiale. Négliger la dépression du vieillard, voire pire, la «traiter» par neuroleptiques «pour avoir la paix», constitue une des pires aberrations morales de notre temps. Se dire «il a choisi de ne plus vivre» est à peine plus sensé.

Les traumatismes majeurs, crâniens ou non, peuvent également déclencher un état dépressif. Il en va de même des traumatismes psychiques majeurs comme les faits de guerre, bombardements, tortures subies ou infligées, déportation ou mort évitée de justesse. Il n'est d'ailleurs pas rare que les deux types de traumatismes s'associent.

Citons le cas d'un patient écrasé par la roue d'un autobus alors qu'il traversait avec son petit-fils et sur lequel le conducteur du bus est repassé en marche arrière, pour voir ce qui se passait. La crainte d'être écrasé à nouveau s'associait à celle que le petit-fils fût écrasé lui aussi.

Un accident de chasse ayant incité l'auteur à essayer d'achever la victime à coups de petit plomb a entraîné un état dépressif chronique chez celle-ci, sauvée de justesse par un passant.

On parle souvent de cet aspect de la dépression sous le nom de «syndrome de stress post-traumatique», sans toujours, d'ailleurs le rattacher à la dépression ni donner le traitement antidépresseur dont l'efficacité est démontrée dans ce syndrome.

L'épuisement peut être une cause ou un facteur aggravant. L'exemple le plus typique est celui des hommes qui construisent seuls leur maison, durant des années et pendant tous les loisirs que leur laisse leur travail : soirées, week-end et vacances.

La dépression peut être déclenchée, ou, plus souvent, aggravée par la diminution de l'illumination rétinienne en fin d'automne.

Le deuil constitue souvent un tableau dépressif qui peut comporter des signes corporels. Le travail de deuil, mécanisme psychique normal, en permet la régression spontanée en 6 mois à un an. Toutefois, cette régression n'est pas constante et la dépression peut perdurer comme dans le cas d'une patiente de soixante-quinze ans dont les troubles remontaient à l'âge de trois ans, à la mort de son père. Elle signalait revivre son enterrement toutes les nuits sous forme de cauchemars, tout au moins jusqu'à ce qu'un traitement antidépresseur efficace fasse enfin disparaître symptômes et cauchemars.

Cependant, une analyse plus fine montre que, souvent, des signes dépressifs préexistaient et que le deuil, comme d'autres événements d'ailleurs, avait eu un effet aggravant mais non déclenchant. Il faut noter à ce propos que la dépression est une cause fréquente de blocage du travail de deuil qui pourra reprendre après équilibration.

À la limite de la dépression, se situe le conflit bloqué. Le terme ancien de «pseudo (fausse) névrose situationnelle» était un peu complexe mais décrivait assez bien le tableau. On peut se demander si la dépression dite réactionnelle des psychiatres est bien une dépression ou seulement une réaction de ce type.

L'exemple s'est présenté d'une femme pauvre vivant à Hanoï et qui n'arrivait pas à comprendre pourquoi elle n'avait pas touché la liquidation de retraite de son travail d'expatriée. En fait, elle n'avait pas reconnu le chèque imprimé au bas d'une lettre-chèque écrite en anglais qu'elle ne comprenait pas. Dès qu'elle eut compris que son problème était en voie de solution, ses symptômes psychiques, mais aussi corporels, se sont résolus en vingt-quatre heures. Ces anecdotes montrent bien que si le dysfonctionnement neurobiochimique est à l'origine du dysfonctionnement corporel, psychique et relationnel de la maladie dépressive, la relation est bilatérale et que des événements corporels comme psychiques peuvent jouer un rôle déclenchant ou aggravant.

Bien entendu, il faut exclure de ce problème les conflits qui découlent des troubles relationnels dus à une dépression préalable, comme la majoration sous son influence, de problèmes en fait mineurs.

Contre la théorie «rampante» de la dépression maladie de «l'âme», il faut aussi rappeler la dépression des animaux. En effet, sa survenue spontanée est bien connue chez le chien, en particulier après le deuil du maître. Il existe une race de rats présentant une dépression sensible aux antidépresseurs. Les conséquences des formes chroniques, spécialement phobiques et compulsives, sont bien étudiées dans la littérature vétérinaire et l'efficacité des antidépresseurs tricycliques est établie. Il existe également des formes à expression corporelle. De plus, c'est en testant l'efficacité des molécules sur des souris ou des rats mis en situation de «désespoir», équivalent du conflit bloqué chez l'homme, que l'on détecte les médicaments candidats au statut d'antidépresseur chez l'homme. Souris et chiens, avez-vous donc une âme ?

Enfin, il faut exécuter une nouvelle fois l'opinion si tenace suivant laquelle la dépression, maladie de l'humeur, est la conséquence normale, pseudo-logique, de la souffrance corporelle et non sa cause.

LES ÉLEMENTS DU SYNDROME DEPRESSIF

CARACTERES GENERAUX

Il faut tout d'abord souligner que le terme de dépression nerveuse est une dénomination incorrecte, car il existe, même au seul plan psychique, des aspects d'activité excessive ou anormale et non seulement une diminution globale d'activité. De plus, il est habituel d'utiliser le terme nerveux comme synonyme de psychique ou psychologique, ce qui exclurait les manifestations corporelles. Toutefois, son nom étant consacré par l'usage, force est de le conserver. On parle bien de tuberculose alors qu'il n'existe pas de tubercule dans les lésions habituelles.

Le terme ancien de «dystonie neurovégétative» recouvrait assez bien les manifestations corporelles. Ces signes sont les grands oubliés de la dépression. Ils sont pourtant fréquents, et peuvent bénéficier d'un traitement efficace.

Pour la pratique, l'essentiel est de savoir poser les bonnes questions et de rechercher les zones sensibles évocatrices devant un tableau compatible et, pourquoi pas, systématiquement. Il faut penser à la dépression et «ouvrir les yeux» pour la voir. On pourra ainsi diminuer le pourcentage très élevé de dépressions non diagnostiquées.

Les signes de la dépression ont trois caractéristiques principales : le caractère acquis, l'expression fluctuante et la multiplicité des manifestations.

Les signes sont habituellement acquis même si leur début est parfois très ancien. Leur expression est habituellement variable dans le temps. De même, il n'est pas rare que se succèdent ou coexistent des manifestations opposées, telles qu'alternance diarrhée-constipation ou association anorexie-fringales, mains froides et humides, bouffées de chaleur et de froid, insomnie nocturne et somnolence diurne. Enfin, il est rare qu'un bon examen ne retrouve pas des manifestations au niveau de plusieurs systèmes. C'est la multiplicité des signes et symptômes qui a fait décrire cet aspect sous le terme de somatisation. Ce terme implique une notion de «langage corporel». Ce présupposé théorique, pourtant largement admis, n'a aucune base sérieuse.

Les symptômes, surtout psychologiques, sont souvent aggravés par la solitude, le mauvais temps et l'obscurité. L'avis de la famille est précieux dans les formes récentes, car elle a habituellement noté que le patient «a changé». «On ne le (la) reconnaît plus». Ce signe semble moins sensible à Hanoï.

Toutefois, chez de nombreux patients, les signes ont débuté avant la puberté, si bien que l'on manque d'une période de référence : l'allumage était déréglé avant que le moteur soit rodé. Dans certains cas, le début peut même être si précoce qu'il semble congénital.

Il existe très souvent des anomalies des rythmes nycthéméraux (jour-nuit) mais aussi à plus et moins long terme, dits ultradiens et infradiens par déréglage des horloges biologiques. Ce déréglage est aggravé par l'irrégularité des horaires de travail type 3 × 8.

C'est l'association des signes et symptômes, couplée à l'efficacité du traitement (compte tenu des difficultés décrites ci-dessus) qui permet de rattacher à la dépression des manifestations d'origine méconnue. Aucun des signes n'est constant, pas même le mauvais moral. Leur fréquence relative et leur spécificité varient selon le recrutement. Deux signes sont spécifiques : le réveil vers 3 heures du matin sans cause évidente (mais il existe de nombreuses causes pseudo évidentes) et la fatigue à maximum matinal, classique psychasthénie.

Lors de l'évolution, les signes peuvent rester fixes ou changer. L'interprétation traditionnelle en est que le patient, «débusqué dans son symptôme», «s'est réfugié dans un autre». L'évolution des formes corporelles est habituellement chronique. L'effet de l'environnement est d'importance très variable d'un patient à l'autre sans qu'il existe de frontière nette entre formes influencées par l'environnement ou fixes. Certains partent en voyage en laissant leur dépression à la maison et d'autres l'emportent dans leurs bagages.

SIGNES A SEUIL ET SIGNES SANS SEUIL

Les signes se divisent en signes à seuil, dont on peut déterminer par oui ou par non s'ils sont présents, comme le réveil nocturne ou la phantogueusie (goût dans la bouche sans cause objective) et ceux qui sont sans seuil, sans limite précise, type anxiété, difficultés d'endormissement ou irritabilité.

C'est par référence à un état antérieur, par le caractère manifestement anormal, par les fluctuations spontanées du signe et par la diminution sous traitement spécifique qu'on peut en affirmer le caractère pathologique. En revanche, il est difficile d'affirmer avec certitude l'absence d'un signe sans seuil.

L'amélioration par le traitement de signes sans seuil anciens peut permettre de les repérer *a posteriori*. De même, cette amélioration peut confirmer l'origine dépressive de signes d'origine incertaine, comme les douleurs abdominales.

LA PRESENTATION DU DEPRIME

La présentation du déprimé est souvent évocatrice d'emblée, quoique très variable d'un patient à l'autre. Il peut être aussi bien inhibé, peu mobile qu'agité, excité, agressif. On peut noter le caractère négligé, mal rasé, pas maquillée, ralenti, hypomimique (faible mobilité du visage), peu mobile, ressemblant à un Parkinsonien (sans le tremblement) ou à une hypothyroïdie (insuffisance de fonction de la thyroïde), au maximum couché sur le côté en position fœtale. Au contraire, c'est la fébrilité qui peut dominer, mimant une hyperthyroïdie avec l'œil très ouvert, le regard fixe, peu de mouvements des paupières mais sans les signes thyroïdiens ni la saillie de l'œil. De plus, la main n'est pas anormalement chaude, sauf exception. La main moite lors de la poignée de main d'accueil, est un signe fréquent qui oriente tout de suite, de même que les auréoles de sueur sous les aisselles et, éventuellement les tressautements d'un pied.

La mine est souvent mauvaise et le visage pâle.

Au cours de l'interrogatoire, la tendance à banaliser le symptôme et à l'attribuer au vieillissement ou aux conditions d'environnement est fréquente. «Je dors comme un vieux». «Je me réveille pour uriner comme tout le monde». Le patient a souvent tendance à globaliser, à utiliser des pseudo-raisonnements ou des raccourcis : «pis voilà !». L'usage des onomatopées est évocateur. Le patient a du mal à s'exprimer avec clarté et précision. Souvent, il ne finit pas sa phrase. Il a tendance à répéter en écho les mots ou expressions : «je gonfle, je gonfle…». Il remplace des mots par «truc» ou un équivalent. Il exécute les ordres de travers, par exemple se met sur le ventre quand on lui dit de se mettre sur le dos. L'agressivité (encore plus fréquente avec la secrétaire…), le négativisme, le caractère obsessionnel dans l'interrogatoire sont beaucoup plus fréquents en Charente qu'à Hanoï, peut-être pour des raisons culturelles. Pour les deux régions, la tendance à répondre à côté de la question posée est habituelle. «Est-ce qu'il fait chaud ?» Réponse : «Le ciel est bleu»... Elle peut compliquer et ralentir l'interrogatoire. Elle nécessite des recoupements, en particulier auprès de l'accompagnateur, car elle peut être associée à une tendance à «dire n'importe quoi».

Quand le patient attribue ses troubles aux divers soucis, on peut lui répondre que ceux-ci sont une raison de plus pour se soigner car «il est d'autant plus important d'avoir l'allumage bien réglé que le rallye est plus difficile». Il faut crever un maximum de baudruches.

Pendant la consultation, il est bon de faire quelques plaisanteries. L'absence de réponse, un pâle sourire, un sourire plus franc sans participation du haut du visage puis un sourire complet peuvent aider au diagnostic et au suivi.

Signes a la Fois Frequents et Tres Évocateurs

Ils comprennent les troubles du sommeil, la fatigue et les troubles sensoriels.

Troubles du Sommeil

Les troubles du sommeil sont très fréquents, quasi constants chez les patients charentais, tant en ce qui concerne les consultants pour maladie digestive que chez les consultants en alcoologie. Les patients de Hanoï ont une fréquence de troubles du sommeil nettement inférieure à celle des charentais. L'origine dépressive en est évidente si l'on y pense. On peut rire (ou pleurer) en lisant les élucubrations diverses et variées sur le sujet.

De manière caricaturale, ils associent une difficulté à s'endormir, un réveil vers 3 heures du matin, une difficulté à se rendormir, une difficulté à sortir du sommeil à l'heure normale du réveil avec une lenteur à démarrer sa journée, une somnolence dont la survenue après le repas est la plus caractéristique, habituellement après le déjeuner. Il peut s'agir aussi d'une tendance à s'endormir en lisant ou devant la télévision le soir. Le patient va donc se coucher dans son lit et ne comprend pas pourquoi il n'arrive pas à s'endormir et ainsi de suite.

L'endormissement difficile est évocateur quand il est habituel, acquis, souvent variable. Une stimulation des centres de l'éveil peut entraîner le même effet, habituellement de manière transitoire, par exemple en raison d'un souci majeur. Une fois le patient endormi, son sommeil de début de nuit est habituellement profond. Le réveil se produit le plus souvent vers 3 heures mais parfois à une autre heure, habituellement entre 1 h et 5 h. Il peut être associé à d'autres symptômes tels qu'angoisse ou envie d'uriner. Dans ce dernier cas, il est caractéristique de noter soit un bon jet témoignant d'une absence de dysurie (difficulté à uriner), soit un faible volume avec ou sans dysurie variable, témoignant d'un déréglage de l'arc réflexe régulant le fonctionnement vésical. Fait fondamental et sauf rare exception, le réveil n'est pas causé par une douleur, en dehors de la douleur métamérique lors des mouvements dans le lit. Si une douleur survient, elle ne précède pas le réveil complet mais le suit, ce qui me paraît très évocateur d'une origine fonctionnelle. La douleur peut également survenir en même temps que le réveil, rendant l'analyse plus difficile. L'arrêt de cette douleur éventuelle n'entraîne pas toujours le rendormissement. De même, la crise d'angoisse suit habituellement le réveil spontané plus qu'elle ne le provoque. Elle comporte habituellement des troubles neurovégétatifs et souvent une gêne respiratoire sans lésion causale, habituellement à type de blocage en inspiration avec soif d'air et ouverture de la fenêtre, sans bruit respiratoire.

Par ailleurs, il n'est pas rare que le patient meuble son insomnie par des occupations qui vont du repassage à l'écriture de romans, en passant par l'écoute de la radio ou de la télévision. Le patient s'étant rendormi au bout de quelques minutes à quelques heures peut se réveiller à nouveau. Il a parfois des phases de sommeil léger en fin de nuit, déclarant, par exemple, entendre toutes les heures à la pendule.

À l'heure du réveil normal, il a du mal à sortir du sommeil, à se lever, à débuter une activité normale. Le manque de goût à agir, à entamer sa journée peut contribuer à ce lever difficile, ainsi que, parfois, une clinophilie : le patient «aime son lit».

Après avoir retrouvé un éveil normal, il est fréquent qu'apparaisse après le repas de midi, une somnolence plus ou moins intense et durable, à laquelle le patient peut céder pour une sieste plus ou moins longue ou contre laquelle il lutte en stimulant son système d'éveil. Le phénomène de la sieste n'a de valeur diagnostique qu'en dehors d'une tradition culturelle et après l'enfance. Sa valeur est maximale s'il est acquis récemment. La même somnolence peut se produire après le repas du soir, le patient (et sa famille) ne comprenant pas pourquoi il s'endort malgré l'intérêt du livre ou (plus souvent) du film à la télévision. La somnolence peut aussi être favorisée par la conduite automobile, contribuant à l'augmentation du risque d'accident avec les distractions et les maladresses.

Il ne faut pas oublier que la somnolence peut aussi être due à des apnées du sommeil dont les rapports avec la dépression sont réciproques et commencent à être mieux définis.

Le sommeil spontané peut être normal mais le patient noter qu'en cas de réveil pour une cause externe (bruit, enfants), il a une difficulté anormale à se rendormir. Une collation même très légère (une pomme, un verre de lait) peut faciliter le rendormissement.

Les troubles du sommeil peuvent, ou non, être sensibles aux sédatifs et somnifères. En effet, le sommeil est un phénomène actif et non un défaut d'éveil qui, lui, réalise un coma. Le sommeil survient lorsque l'activité de la fonction sommeil est supérieure à celle de la fonction éveil, d'une manière ou d'une autre. Si le centre du sommeil ne fonctionne pas du tout à un moment donné, les somnifères qui diminuent la fonction d'éveil ne pourront pas faire dormir le patient, même à haute dose.

Il n'est pas rare, surtout chez les patients alcooliques, même sevrés, que le malade ne dorme pas malgré des doses très élevées, tant que la dépression n'est pas traitée efficacement. Les sédatifs redeviennent efficaces puis on peut les diminuer et enfin les arrêter parallèlement à l'équilibration de la dépression par le traitement.

Le décalage des heures de sommeil est un phénomène plus rare qui est parfois associé à l'insomnie. Le malade se couche soit très tôt (19 h – 20 h), soit très tard (1 à 2 h). Il faut, bien sûr, là aussi, tenir compte du contexte culturel et des habitudes antérieures du patient. Le désintérêt pour les activités peut contribuer à un coucher précoce et à un lever tardif.

La durée totale du sommeil peut diminuer ou augmenter. Dans le premier cas, il s'agit d'un phénomène très favorable pour le patient qui, souvent, n'est pas, pour autant, fatigué. Il est évident que ce signe doit être respecté si les troubles associés n'imposent pas de traitement par ailleurs. Dans le cas contraire, il sera bon de le prévenir de cet inconvénient.

Le conjoint peut signaler un sommeil agité avec des mouvements et des plaintes.

Les cauchemars sont fréquents, parfois dominés par un thème qu'il faut se garder d'interpréter systématiquement de manière simpliste comme la cause des troubles et que l'on pourrait rapprocher de la distorsion de l'interprétation de la réalité objective et des idées obsessionnelles de l'état de veille. À un degré moindre, il peut s'agir de «mauvais rêves». On constate souvent également que, sous traitement, le patient se souvient à nouveau de ses rêves alors qu'il avait, auparavant, l'impression de ne pas en faire.

Les notions de réveil nocturne et de besoin de sédatifs pour l'éviter sont des éléments précieux pour porter le diagnostic de dépression et en suivre l'amélioration sous traitement.

Les anomalies polysomnographiques (tracés multiples synchrones permettant l'étude des phénomènes associés au sommeil), essentiellement électro-encéphalographiques (EEG) ont été bien étudiées. Il s'agit essentiellement d'une latence (délai) diminuée du sommeil à mouvements oculaires rapides (REM ou sommeil paradoxal) par diminution du sommeil lent préalable, ainsi que de la prédominance anormale du sommeil REM en début de nuit. Toutefois, d'autres types d'anomalies EEG moins évocatrices sont également possibles. Il existe une association avec les apnées du sommeil. Comme tous les signes dépressifs, ces anomalies sont inconstantes et, de plus, de spécificité incertaine.

FATIGUE

La fatigue est également un signe très fréquent et tout à fait classique de la dépression. Sa prévalence (fréquence dans la population concernée) est plus élevée à Hanoï qu'en Charente. Elle se distingue assez facilement de la somnolence, avec laquelle elle peut d'ailleurs coexister.

Elle n'a pas de parallélisme avec l'insomnie. Ces deux signes majeurs peuvent, évidemment, coexister, mais ils ne sont pas la conséquence l'un de l'autre. En effet, la durée brève du sommeil, avec ou sans réveil, n'est pas toujours associée à une fatigue. D'autre part, une fatigue est possible malgré un sommeil de durée normale ou augmentée. Enfin, sous traitement efficace, l'évolution du sommeil et de la fatigue est dissociée environ 2 fois sur 3 lorsqu'ils coexistent initialement. On constate également, sous traitement efficace, la disparition successive et indépendante des diverses formes de fatigue, dans un ordre variable.

L'horaire matinal de la fatigue, le plus caractéristique, est spécifique. Cette forme de fatigue très particulière, est d'ailleurs connue depuis fort longtemps, sous le nom de psychasthénie. Le patient se lève plus fatigué qu'il ne s'est couché après un sommeil plus ou moins long qu'il qualifie de non-réparateur. Il peut finir la journée en pleine forme. Ce phénomène peut contribuer à l'association coucher tardif-lever tardif.

Bien qu'il s'agisse d'un signe en fait différent, il faut en rapprocher la difficulté à démarrer le matin.

Il peut également s'agir d'une fatigue permanente, toute la journée. Un interrogatoire précis permet de la distinguer du manque de dynamisme et de la somnolence auxquels elle peut, bien sûr, s'associer. Comme les autres signes dépressifs, elle est souvent fluctuante dans la journée et d'un jour à l'autre. L'amélioration lors des activités est très évocatrice d'une origine dépressive.

La fatigue peut évoluer par accès brutaux du type «coup de pompe», sans facteur déclenchant précis, avec (11 h) ou sans horaire fixe, pendant une durée assez brève de quelques minutes à une heure. Le «coup de pompe» peut être amélioré par une collation, même légère. C'est pourquoi il est souvent attribué à une hypothétique hypoglycémie.

Enfin, il peut s'agir d'une fatigabilité. Le patient note qu'une activité habituelle, telle que sa journée de travail, entraîne une fatigue inhabituelle. Il peut aussi s'agir d'une fatigabilité à l'effort pouvant entraîner une baisse de la performance sportive. Bien entendu, ce dernier type de fatigue n'est nullement spécifique.

L'origine dépressive de la fatigue est souvent méconnue, qu'il s'agisse des syndromes dits de «fatigue chronique», de «la Guerre du Golfe», «d'épuisement» ou «burn-out» ou de la composante de fatigue accompagnant les divers signes corporels dans les innombrables syndromes décrivant la dépression sans la reconnaître ou de maladies organiques associées type hépatite, colite chronique ou cancer. Un interrogatoire et un examen simple retrouveront d'autres signes dépressifs permettant de faire le diagnostic et de résoudre le problème grâce à des traitements qui existent depuis plus de 50 ans.

TROUBLES DU GOUT ET DE L'ODORAT

Les troubles du goût et de l'odorat ont été décrits voici plus de 50 ans mais sont peu pris en compte malgré leur spécificité et leur fréquence. Celle-ci est nettement plus élevée en Charente qu'à Hanoï.

Il est curieux de constater que les troubles cliniques de l'odorat sont beaucoup plus rares que ceux du goût.

L'anomalie la plus fréquente est la phantogueusie. Il s'agit de la perception d'un goût anormal sans cause évidente, telle que la présence dans la bouche d'un liquide d'origine interne ou externe, d'un aliment ou une prise médicamenteuse comme la clarithromycine ou la terbinafine.

Il arrive, rarement, que sa perception soit localisée dans une partie de la bouche ou sur les lèvres.

Ce goût est le plus souvent simple, mais il peut s'agir de deux goûts simples associés ou de perceptions complexes.

Son type le plus habituel est l'amertume. Cette fréquence est attestée par son assimilation dans le vocabulaire à la déception : «laisse un goût amer dans la bouche». Cette amertume a pu entraîner le «raisonnement» psychanalytique dans des explications du type «amertume de la vie». Bien sûr, cette tentative d'explication, encore acceptable lorsque le goût est mauvais, devient moins crédible quand il s'agit d'un goût salé, acide, sucré, voire complexe type fer, sang, pus, huile, plâtre, fade, comparé à divers végétaux, voire simplement indéfinissable.

Il n'est pas rare que ce goût entraîne la recherche d'un hypothétique reflux acide ou biliaire, comme je l'ai fait moi-même durant quelques années avant d'en comprendre l'inanité. En fait, un interrogatoire précis montre que l'apparition de ce goût quand il est intermittent, ne correspond pas à une régurgitation liquidienne. Ce signe à seuil est précieux pour suivre l'équilibration.

On peut rencontrer aussi une hypogueusie, diminution de l'intensité du goût. Elle est souvent associée à une anorexie (diminution de l'appétit) et me semble moins spécifique que la dysgueusie, déformation du goût des aliments. Celle-ci est rare chez mes consultants mais est fréquemment retrouvée dans une étude systématique. La carence en zinc influe sur le goût mais elle est bien rare en dehors d'un contexte de maladie digestive chronique. L'hypergueusie (perception excessive) est rare. Elle peut être globale ou porter sur un seul des 4 goûts. L'intensité d'un goût élémentaire, surtout le sel, peut être variable.

On peut en rapprocher les dégoûts alimentaires, au moins chez l'adulte, quand ils sont acquis et en l'absence de cancer. Le dégoût des viandes rouges et celui du son de blé sont les plus évocateurs.

Les anomalies de l'olfaction sont beaucoup plus rarement retrouvées par l'interrogatoire dans mon recrutement. Toutefois, une étude montre que ces anomalies seraient, en fait, étonnamment fréquentes dans la population générale.

Il s'agit habituellement d'une cacosmie, perception d'une odeur mauvaise sans cause. Elle est souvent exprimée par la plainte d'une mauvaise haleine ou d'une mauvaise odeur corporelle, non perçue par le médecin et non signalée par l'entourage. La mauvaise haleine objective sans cause évidente peut être liée à la dépression. Elle n'est pas perçue par le patient. L'hyperosmie (augmentation de l'olfaction) est également évocatrice, tout au moins en dehors de la grossesse. Elle peut jouer un rôle dans les dégoûts alimentaires et les nausées aux odeurs. Des mesures objectives systématiques ont montré une tendance statistique à la diminution de sensibilité de l'olfaction.

On peut en rapprocher d'autres anomalies sensorielles moins évocatrices mais fréquentes dans les enquêtes systématiques, telles que la vue brouillée, expliquée ou non par un spasme de l'accommodation, et certains acouphènes (sons simples perçus sans bruit causal) typiquement aigus, centraux et variables. Des sensations d'instabilité sont fréquentes. À mon avis, c'est quand elles sont brèves, de l'ordre d'une seconde, sans chute, sans sensation de rotation et sans relation avec un mouvement de la tête ou du corps, qu'elles sont les plus spécifiques de la dépression.

TROUBLES DE LA SENSIBILITE

Les troubles de la sensibilité, distorsions de la sensation et douleurs constituent un chapitre particulièrement vaste, complexe et passionnant.

On distingue les douleurs corporelles des douleurs viscérales mais, en fait, il semble qu'on puisse en donner une description et une explication relativement homogène.

La dépression est associée à une diminution de la concentration de certains transmetteurs chimiques dans la fente synaptique dont sérotonine, noradrénaline et dopamine. Les cellules nerveuses ne sont pas en continuité. Elles communiquent par de petites surfaces où le prolongement de la cellule nerveuse (axone) afférente (d'où vient l'information) est séparé par une fente du corps de la cellule efférente (recevant l'information). La cellule afférente libère un produit chimique transmettant l'information en modifiant la polarité électrique de la cellule efférente. D'autre part, les antidépresseurs (sauf, peut-être, le millepertuis) augmentent diversement la concentration de ces neurotransmetteurs dans la fente synaptique. La réserpine qui crée une dépression expérimentale, diminue cette concentration.

Il est clair que le mécanisme est plus complexe, ne serait-ce qu'en raison de la variété des transmetteurs en cause et de l'effet différent des divers antidépresseurs sur chacun d'eux. En outre, il existe un délai entre l'effet chimique synaptique qui est rapide et le développement retardé de l'effet antidépresseur. D'ailleurs, les découvertes récentes de l'effet des antidépresseurs et régulateurs de «l'humeur» sur des molécules intracellulaires intervenant dans la neuroprotection, la multiplication et la survie des neurones, nous rapprochent sans doute du mécanisme intime bien que tout soit encore très loin d'être clair. L'implication de c-fos (gène à l'origine de médiateurs intracellulaires) à la fois dans la sensibilisation centrale, responsable de l'allodynie (perception excessive de la douleur) et dans la dépression ouvre une voie intéressante. Il en va de même de la découverte récente du rôle de la substance P dans la dépression. En effet, cette molécule est bien connue pour jouer un rôle important dans la douleur périphérique et centrale ainsi que dans l'inflammation, en particulier due à l'excitation rétrograde des fibres nerveuses.

Une fois qu'on a compris la réalité de ces anomalies objectives du fonctionnement du système nerveux central et, peut-être, périphérique, dans la maladie dépressive, il est aisé de concevoir qu'elles puissent avoir une influence sur la transmission de l'information sensitive. De plus, le progrès des connaissances sur la gestion du message sensitif dans le système nerveux, périphérique et central, relationnel et végétatif, nous fait percevoir de mieux en mieux sa complexité.

La divergence au niveau médullaire des influx originaires d'une même zone périphérique sur différents neurones (cellules nerveuses) et la convergence sur un même neurone d'informations d'origines diverses, à la fois corporelles et viscérales, n'est qu'un mince aspect du problème. En effet, il existe des interactions neuronales périphériques au niveau viscéral comme corporel et une modulation médullaire par les inter-neurones (cellules connectant les divers neurones sans se trouver sur le chemin ascendant principal de l'information sensitive), à la fois synaptique et pré-synaptique (modulation de l'activité d'un axone par un deuxième axone, en amont de la synapse), sous la dépendance de phénomènes locaux et régionaux. De plus, des faisceaux nerveux descendants d'origine cérébrale modulent la filtration normale des messages sensitifs et douloureux qui arrivent en permanence de la périphérie sur les neurones de la corne postérieure de la moelle.

Or, les transmetteurs les plus importants dans ce système sont, en dehors des opioïdes (molécules d'action morphinique type endorphines, se fixant sur les récepteurs de la morphine), la sérotonine et la noradrénaline qui sont justement les transmetteurs les plus déficitaires dans la fente synaptique des déprimés. Elles jouent, de plus, toutes deux, un rôle dans le contrôle de la libération des opioïdes et dans l'expression de leurs récepteurs sur la cellule nerveuse.

Il est fondamental de se souvenir de la fréquence très élevée de la maladie dépressive et du fait que sa présence n'exclut nullement celle d'une maladie associée et vice-versa. Le bruit dans le haut parleur n'implique nullement la présence ou l'absence de disque dans le lecteur ni la qualité du réglage de l'ampli. Il faut être d'autant plus prudent, avant d'attribuer les symptômes à la dépression, que ceux-ci sont récents et que la dépression est ancienne, surtout si elle ne s'est pas aggravée à l'évidence par ailleurs. De plus, les difficultés de communication du patient déprimé et la distorsion du message sensitif peuvent modifier la présentation de la maladie organique associée et la rendre plus difficile à déceler et à identifier. Enfin, la consultation d'un patient souffrant de troubles fonctionnels anciens sans élément nouveau apparent est presque toujours, en fait, motivée par un changement, même si le patient ne le signale pas, voire, ne s'en rend pas compte. Il peut s'agir d'une maladie organique surajoutée. Ce n'est pas parce que l'ampli est déréglé qu'il n'y a pas de disque dans le lecteur ! Il ne faut pas hésiter à faire des examens complémentaires lorsque cela est vraiment nécessaire. Parmi ceux-ci la CRP (marqueur biologique d'inflammation) est le plus simple et le plus précieux. Il faut, en revanche, rejeter l'habitude démotivante, coûteuse, dangereuse et dépassée de ne faire le diagnostic de trouble fonctionnel qu'après une hypothétique élimination des lésions organiques possibles dont la présence n'exclut nullement, de toute façon, la possibilité d'une dépression associée… Toutes les études montrent la fréquence du retard au diagnostic, des hospitalisations, examens et traitements, au mieux inutiles, angoissants et coûteux, au pire dangereux.

Au plan clinique, en plus d'un caractère bilatéral et asymétrique, c'est la «coloration» de la douleur qui est la plus évocatrice d'une composante dépressive. Cette distorsion est la conséquence, bien compréhensible, d'un fonctionnement anormal du système nerveux sensitif.

Il peut s'agir d'une sensation de légèreté ou de lourdeur. Quand il existe, le soulagement par la pression ou le massage est évocateur. En effet, la stimulation des grosses fibres sensitives ferme le «portillon» au niveau de la moelle. Il s'agit souvent d'une coloration thermique, habituellement une brûlure. En l'absence de lésion objective, d'une localisation épigastrique calmée par l'alimentation ou d'un mécanisme urinaire infectieux prouvé, la brûlure est évocatrice, pour tout clinicien, d'un mécanisme neurologique, du fait, justement, de cette perturbation du message sensitif.

Les brûlures d'origine dépressive répondent au même mécanisme neurologique. Il est évident qu'une neuropathie diabétique ou un zona (maladie virale nerveuse et cutanée) avant l'éruption cutanée se présenteront par des signes similaires à ceux d'un syndrome métamérique (trouble de la gestion du message douloureux dans un segment du corps, type anneau de mille-pattes, appelé métamère ou dermatome).

BRÛLURES

La notion de douleur brûlante est évocatrice d'une origine neurologique par dysfonctionnement des voies de la «seconde douleur», véhiculée par les fibres C, fines, lentes, non myélinisées (sans gaine isolante de myéline).

La localisation des brûlures peut être très variée mais a des sièges d'élection.

Les brûlures buccales et linguales sont fréquentes. On ne se laissera pas dérouter par une présentation pseudo organique, car il est fréquent que le patient ait aussi une distorsion de la perception avec une impression de grosse langue, de papilles anormales ou ait pris le V lingual (ligne normale de grosses papilles en arrière sur la langue) pour une structure pathologique. Il considère souvent une anomalie mineure de la langue comme responsable, affirme que sa langue est anormalement rouge, voire qu'il a des ulcérations qui ne seront jamais vues par le clinicien sérieux. Ces brûlures peuvent se limiter à une impression de «langue brûlée», de «langue piquante» ou «poivrée» ou se localiser à la pointe de la langue. Au contraire, ce peut être tout ou partie de la bouche qui brûle.

Le problème se complique au niveau pharyngé dont l'examen est moins facile. Néanmoins, l'absence d'effet de la déglutition sur la brûlure n'est pas en faveur d'une lésion locale, circonstance où elle augmente, ni d'un reflux acide où elle diminue habituellement. Le caractère unilatéral est évocateur. L'association à des paresthésies (perceptions non douloureuses sans cause locale objective) pharyngées est évocatrice. Elles sont habituellement à type de corps étranger. Un examen ORL est, évidemment, impératif pour éliminer une lésion organique. Un traitement test par une double dose d'anti-sécrétoire IPP peut être utile, surtout en cas de toux qui peut être également due au reflux acide.

Signalons, au niveau facial, les brûlures oculaires sans cause locale évidente. Sauf frottement, l'œil n'est pas rouge.

Les douleurs chroniques brûlantes du visage sont aussi évocatrices. Au niveau thoracique, les brûlures doivent être distinguées de celles du reflux gastro-œsophagien acide lorsqu'elles sont médianes. En dehors des relations avec celui-ci qui seront étudiées plus loin, les brûlures purement dépressives les plus habituelles se caractérisent par l'absence d'effet de la déglutition, les caractères permanent, para – médian, habituellement gauche, et la fréquence d'une allodynie (perception douloureuse anormale d'un stimulus normalement non douloureux, tel que la pression ou le pincement modéré) des plans superficiels, principalement sternal ou chondro-sternal (articulation entre le cartilage costal et le sternum).

Au niveau abdominal, et hormis un zona ou une neuropathie organique type diabétique, le reflux gastro-œsophagien et l'infection urinaire, une douleur brûlante signe une participation dépressive.

Les brûlures épigastriques (région de l'estomac) ou sus-pubienne, peuvent aussi être d'origine dépressive. L'absence de modification par l'alimentation ou la miction, comme la présence d'une allodynie pariétale, sont très évocatrices mais inconstantes.

Il en va de même au niveau ano-génital où il est facile d'éliminer une lésion objective type fissure anale, une candidose (champignon) ou une atrophie par carence œstrogénique (hormone féminine).

DISTORSION DE LA SENSATION

Le patient peut également signaler une perception anormale qui peut, ou non, être associée à une douleur qu'elle colore alors. Il n'est pas rare qu'il hésite à s'expliquer, de peur (à juste titre) de passer pour fou en décrivant une perception dont il comprend très bien le caractère anormal. La brûlure correspond à la plus élémentaire des colorations (sensation associée à la douleur et en modifiant l'expression). Il peut s'agir d'une sensation de chaleur non brûlante, ou, rarement, mais de façon très spécifique, d'une sensation de froid, de pesanteur ou de légèreté anormale, de quelque chose qui «mord», qui «ronge», de distorsion du schéma corporel, allant jusqu'à l'impression délirante d'un pourrissement interne. La perception de ce type de sensations est à rapprocher de la crainte d'un cancer caché qui procède partiellement du même mécanisme. Toutefois, les sensations anormalement perçues n'ont pas toujours une connotation négative de ce type, comme les chatouillements, picotements ou impatiences dans les jambes. La sensation peut aussi être très complexe, allant jusqu'à «c'est comme si on me versait du lait chaud dans le ventre» (!?).

L'emploi de la locution «comme si» est très évocateur d'une coloration complexe dont la description dépasse le vocabulaire et donc d'une composante dépressive, habituellement exclusive dans ces cas.

Ce n'est pas parce qu'on ne comprend pas le mécanisme d'un signe, la nature de la sensation ou le trajet de la douleur qu'il faut considérer le patient comme «fou» ou fabulateur. Un esprit scientifique doit, au contraire, comme le disaient H. Poincaré et R. Leriche, essayer de comprendre les mécanismes qui peuvent contribuer à l'explication de cette perception, même si elle paraît étrange. La compréhension de la nature biochimique de la maladie et l'ébauche de nos connaissances sur le traitement central du message sensitif permettent d'envisager une organisation centrale somatotopique (localisation différente en fonction de la région du corps concernée) différente des schémas habituels suivant les racines ou les troncs nerveux. Cet abord constitue une voie plus rationnelle et plus productive que les jeux de mots psychanalytiques.

On peut rapprocher de ces sensations anormales certains ballonnements abdominaux sans augmentation objective du périmètre abdominal ainsi que les sensations de chatouillement lors de la palpation chez l'adulte, et surtout, lorsqu'elles sont asymétriques.

Au niveau ano-rectal, la distorsion de la sensation peut occasionner une brûlure permanente ou à type de syndrome fissuraire (brûlure à la selle continuant après celle-ci) sans fissure (et habituellement sans saignement) ou un prurit (démangeaison). La dépression est la cause principale (exclusive ?) des prurits anaux inexpliqués, des sensations ano-rectales anormales à type de «fourmis», de «vers», de «chatouillements» ou de pesanteurs *sine materia* (sans lésion décelable). Les faux besoins peuvent donner à une constipation, en fait propulsive, un masque dyschésique (difficulté de vidange rectale), pseudo-expulsif. Le toucher, en montrant un rectum vide, corrigera la conception du mécanisme et fera évoquer fortement le diagnostic. On en profitera, bien sûr, pour rechercher une allodynie dans sa localisation la plus fréquente : sphincters anaux, muscles releveurs, coccyx et prostate.

Les perturbations de la sensibilité peuvent contribuer à des déséquilibres musculaires toniques (contraction durable) et phasiques (contraction brève) et expliquer une dysfonction de l'articulation temporo-mandibulaire ainsi que des morsures de la langue en mangeant.

Les modifications du message sensitif viscéral peuvent expliquer des projections (ressenti à distance) inhabituelles de la douleur qui sont d'ailleurs bien décrites lors des douleurs provoquées par le gonflement de ballonnets dans le tube digestif de sujets fonctionnels.

DOULEURS

Les douleurs constituent un chapitre vaste et complexe. Il s'agit fondamentalement du même trouble mais purement quantitatif, sans distorsion qualitative.

Les antidépresseurs, en particulier tricycliques, sont connus pour être efficaces sur divers types de douleurs chroniques. Ils pourraient avoir un effet sur la douleur indépendant de leur effet proprement antidépresseur. L'amitryptiline est la plus étudiée mais diverses molécules ont été utilisées avec succès dans les douleurs rebelles, le plus souvent sans en comprendre le mécanisme.

Les modifications de la sensibilité à la douleur sont très variables selon la manière dont elle est provoquée, les patients et les études, allant d'une augmentation à une diminution. Le mécanisme de ces modifications est incertain. Certaines anomalies sont en rapport avec une modification fonctionnelle du système des endorphines (molécules internes à effet anti-douleur par un mécanisme morphinique). Toutefois, il existe aussi des mécanismes indépendants de celui-ci expliquant que ces douleurs soient assez souvent rebelles à la morphine.

Les douleurs viscérales posent des problèmes diagnostiques différents et plus difficiles mais procèdent du même mécanisme que les douleurs superficielles.

L'hyperalgésie (majoration de la perception douloureuse) viscérale aggrave les douleurs après chirurgie.

Il est fréquent, mais non constant, que coexistent avec la douleur spontanée viscérale, des anomalies sensitives superficielles objectives comme une discrète perturbation de la sensibilité cutanée superficielle par comparaison avec une zone voisine. La sensibilité superficielle est habituellement augmentée, portant sur la sensation, sur la douleur à la piqûre mais habituellement pas sur la douleur liée à la chaleur. L'allodynie des plans sous-jacents, sous-cutanée, souvent qualifiée de «cellulite», musculaire et tendineuse, souvent au niveau des insertions, est plus fréquente. Ces douleurs provoquées sont habituellement augmentées par la répétition des stimulations, prolongées après leur fin, voire retardées, apparaissant après la stimulation et associées à une rougeur locale retardée. Ces caractéristiques sont clairement évocatrices d'une anomalie dans le traitement central de la douleur, du type sommation temporelle, «*wind up*» ou seconde douleur et/ou d'un défaut de la mise en jeu normale par la douleur initiale des faisceaux nerveux inhibiteurs descendants, voire d'une activation de faisceaux facilitateurs ou d'un réflexe d'axone.

Au niveau abdominal, cette sensibilité des plans superficiels est à la base du signe de Carnett, retrouvé fréquemment mais trop rarement recherché. La majoration de la douleur provoquée lors de la mise en tension des muscles de la paroi abdominale témoigne de son origine au niveau de la paroi, surtout musculaire. Sa persistance, témoigne d'une origine mixte, à la fois superficielle et profonde.

Il faut, à ce propos, recommander la lecture de cet article de Carnett de 1926 qui est remarquable et ne se limite pas à la description de ce seul signe, déjà si important. La qualité de l'analyse des signes dans cet article, assez souvent cité, mais, semble-t-il, rarement lu en entier, contraste avec l'état actuel de la clinique dans une image saisissante de ce que peut être le recul de la pratique médicale dans certains secteurs. De plus, on constate que les pratiques réductrices de type «*evidence based medicine*» (médecine fondée sur des preuves) du type «tout ce qui n'est pas prouvé être juste n'existe pas» et culte de l'essai en double insu (essai comparant le produit actif à un médicament placebo, sans produit actif, sans que le patient ni le prescripteur ne sache quel est le lot comprenant le produit actif), ont malheureusement éradiqué les articles originaux, inductifs, révolutionnaires, comme celui de Carnett au profit (?) d'une démarche déductive mm par mm.

L'allodynie, de haute valeur diagnostique, est souvent plus étendue que la douleur spontanée, mais l'une peut exister sans l'autre, comme je l'avais déjà décrit au niveau du coccyx, sans réussir à fournir une explication.

La douleur provoquée en surface reproduit habituellement une douleur spontanée perçue en surface, quand elle existe. Elle peut aussi reproduire une douleur spontanément perçue en profondeur. Il faut savoir rechercher cette allodynie plusieurs fois de suite quand elle n'est pas notée d'emblée. Si elle existe vraiment, elle augmentera avec la répétition des stimulations (d'intensité raisonnable !). Parfois, elle n'est retrouvée que debout, surtout en cas de syndrome métamérique.

Au niveau tendineux, l'allodynie explique la «poly-entésalgie» (douleur multiple des insertions tendineuses) et au niveau musculaire la «fibro-myalgie» (points douloureux multiples). L'allodynie sous cutanée associée exclut une origine lésionnelle exclusive. La dépression explique les signes généraux associés, sauf, peut-être, la rigidité musculaire dont la description n'est, d'ailleurs, pas très détaillée.

La localisation de cette sensibilité est très variable d'un patient à l'autre et peut varier dans le temps chez un même patient. Parfois, la douleur est généralisée («j'ai mal partout» ou «je suis plein d'arthrose»), avec souvent une allodynie également diffuse. Dans le cas contraire, l'allodynie épargne habituellement la face et le cou. En cas de douleur d'un hémicorps, celle-ci, de manière caractéristique, est du même côté au niveau du corps et de la tête. La connaissance de voies sans croisement des fibres nerveuses comme le faisceau spino-réticulaire (faisceau sensitif montant de la moelle à la substance réticulaire encéphalique) ne permet pas d'en déduire que le patient est fou ou simulateur.

La localisation de la douleur provoquée peut être ponctuelle en surface. Toutefois, il est habituel que les plans sous-cutané et musculaire soient tous deux sensibles. Curieusement, la douleur peut alors bénéficier, comme les douleurs d'insertion, de l'infiltration d'un anesthésique et d'un corticoïde retard. Cette efficacité d'un traitement local dans la manifestation locale d'une maladie neurologique générale est surprenante. Peut-être supprime-t-elle le fonctionnement anormal permanent des neurones médullaires en cause. Il n'est pas non plus impossible que des anomalies de la gestion du message sensitif par le système nerveux périphérique coexistent avec les anomalies centrales. Ces points douloureux qui peuvent se localiser n'importe où, se situent volontiers au niveau des bords externes des muscles grands droits abdominaux, des épines pubiennes, des tendons pubiens ou adducteurs, de la patte d'oie des genoux et surtout en trois points médians très caractéristiques : corps et appendice xiphoïde du sternum et coccyx. Les infiltrations n'ont pas d'efficacité démontrée dans ces dernières localisations.

Si l'allodynie du corps du sternum et de la peau qui le recouvre est fréquente, comme celle de l'appendice xiphoïde, leur douleur spontanée est rare. L'allodynie du coccyx est beaucoup plus fréquente que la douleur spontanée. Elle est souvent associée à celle des muscles et ligaments régionaux et de la prostate. Il s'agit d'un signe sensible de dépression, disparaissant tardivement lors de l'équilibration et très spécifique en dehors, évidemment, d'un traumatisme récent ou d'une pathologie régionale, en fait bien rare. La spécificité de cette allodynie est plus incertaine chez l'enfant. La douleur spontanée du coccyx sans cause locale objective, correspond à la coccygodynie, douleur sourde ano-rétroanale, causée ou aggravée par la position assise prolongée. Elle est pratiquement toujours d'origine dépressive dans mon expérience et disparaît avec le traitement antidépresseur. Rarement toutefois, elle peut s'associer à une fissure anale vraie et disparaître avec elle. La relation est également très forte avec les douleurs anales *sine materia* dites «névralgies anales» et avec le syndrome fissuraire (douleur anale brûlante pendant et après la selle) sans fissure. La relation existe avec la proctalgie fugace (douleur rectale brève et violente, habituellement nocturne) mais les signes dépressifs sont souvent moins nets. Le traitement est toutefois efficace.

Notons la possibilité évocatrice d'une allodynie du sommet du crâne.

Au niveau abdominal et, à un moindre degré, thoracique et anal, la localisation prend souvent une disposition métamérique, associant en demi-ceinture, une ou des zones plus ou moins larges, de douleur spontanée et/ou provoquée. Lorsque le syndrome métamérique est complet, l'examen retrouve une sensibilité de tous les plans. L'épiderme est le moins souvent affecté, ce que la neurophysiologie peut contribuer à expliquer. La sensibilité superficielle est augmentée ou, plus rarement, distordue en douleur, statistiquement associée à la nature brûlante de la douleur spontanée. Le plan sous-cutané est souvent affecté avec une douleur au pincement, appréciée par comparaison. Le plan musculaire est, lui aussi, souvent touché avec une douleur à la pression, augmentant en tension, ainsi qu'au pincement des muscles latéraux de l'abdomen. On retrouve aussi, un peu moins fréquemment, une sensibilité des apophyses articulaires postérieures (partie postéro-latérale de la vertèbre) correspondantes, au niveau de la branche postérieure du nerf intercostal. Il faut ajouter qu'il peut très bien coexister une sensibilité viscérale, profonde, inflammatoire ou allodynique fonctionnelle, qui fait que la douleur persiste simplement sans augmenter à la mise en tension. Comme toujours, la localisation bilatérale et asymétrique est évocatrice.

Au niveau thoracique, la douleur est souvent gauche. La douleur locale provoquée confirme l'origine fonctionnelle et évite des explorations inutiles, coûteuses voire dangereuses.

L'allodynie viscérale est, en fait, le vrai problème, responsable de la consultation du patient qui consulte un gastro-entérologue ou un chirurgien parce qu'il perçoit sa douleur en profondeur. Il n'est, le plus souvent, pas satisfait par l'explication selon laquelle la douleur est purement pariétale car ceci ne correspond pas à sa perception. Lorsque l'allodynie viscérale est isolée, ce qui n'est pas rare, la sensibilité en profondeur à la palpation et sa disparition à la mise en tension des muscles de la paroi ne sont nullement spécifiques mais n'excluent pas une origine fonctionnelle dépressive.

Dans le cas du côlon, c'est la coloscopie sans anesthésie qui éclairera au mieux le problème en déclenchant la douleur sans montrer de lésion responsable. Cette hyperalgésie a été largement décrite, surtout en ce qui concerne le rectum, mais aussi le côlon sigmoïde, l'œsophage et l'intestin grêle. Elle est limitée aux stimulations mécaniques. Elle est considérée comme un signe d'«intestin irritable» (SII), sans que son mécanisme ni surtout sa cause dépressive n'aient été reconnus jusqu'à présent. Elle est plus ou moins spécifique du site selon les études.

Il ne faut déduire des éléments précédents ni que l'allodynie est toujours d'origine dépressive, surtout devant un tableau aigu, ni qu'il ne coexiste pas d'anomalie organique. Les inflammations, quelles que soient leurs causes, comportent habituellement une allodynie de la zone enflammée et de sa périphérie. Celle-ci est bien expliquée par la neurophysiologie.

De plus, il ne faut pas oublier que l'allodynie superficielle dans la zone correspondant à une douleur viscérale est un phénomène normal qui est seulement anormalement amplifié dans la dépression. Ceci doit rendre particulièrement prudent dans le cadre d'une douleur abdominale aiguë, d'autant que l'allodynie de la paroi peut aussi être due à l'inflammation du péritoine pariétal par le processus inflammatoire abdominal. Il serait donc dangereux de conclure sans analyse poussée à l'origine dépressive d'une douleur abdominale aiguë associée à une allodynie pariétale, même si c'est cette hypothèse qui est statistiquement la plus probable.

L'allodynie pariétale existe aussi dans les syndromes neurologiques, en particulier par compression herniaire ou canalaire, les douleurs pariétales de la hernie de Spiegel (hernie abdominale rare, sur une ligne ombilico-iliaque) et, bien sûr, dans les lésions nerveuses, en particulier celles causées par le zona ou le diabète. Toutefois, les maladies neurologiques causent plutôt une diminution de sensibilité.

L'allodynie et la douleur spontanée peuvent aussi se manifester dans une zone localisée, où qu'elle soit. Au niveau abdominal, l'épigastre est souvent atteint (surtout à Hanoï), ainsi que les muscles latéraux, souvent dans les fosses iliaques.

Certaines douleurs pariétales peuvent être dues à des crampes, en particulier au niveau du ventre supérieur d'un des muscles grands droits abdominaux. Le diagnostic est évoqué par le déclenchement par l'antéflexion et confirmé par l'autopalpation par le patient. Il perçoit lors de la crise douloureuse le segment musculaire dur, contracturé et douloureux. On peut aussi relever une allodynie des insertions musculaires, plus souvent sur les côtes, en particulier les 2 dernières, plus volontiers à leur extrémité. L'allodynie de la crête iliaque est moins fréquente. L'origine dépressive en est habituelle même si elle n'est pas reconnue jusqu'à présent.

Les douleurs chroniques entre les omoplates sont très évocatrices, ainsi que les douleurs statiques de la nuque, surtout si elles prennent un caractère brûlant. L'arthrose rachidienne, et en particulier cervicale, est d'une extrême banalité à partir de 40 ans. Il est certain que celle-ci explique une limitation de mobilité et, parfois, une douleur lors des mouvements, surtout forcés. Cependant, la présence d'une arthrose rachidienne radiologique n'a aucun parallélisme avec les douleurs statiques dont la dépression est habituellement la vraie explication, au moins par l'amplification de la douleur arthrosique.

Il s'agit là d'une illustration du caractère nocif, en plus de ses autres inconvénients, de la réalisation d'un examen complémentaire sans analyse des signes et raisonnement clinique préalables.

Ce n'est pas parce qu'il y a une anomalie objective qu'elle est responsable des symptômes présents dans la même région. De même, l'absence d'anomalie mesurable n'empêche pas la dépression, le lumbago et la migraine d'exister !

Contrairement à une idée répandue, les douleurs lombaires de type mécanique sont moins souvent dues à la dépression. Les lombalgies d'horaire et de mécanisme non mécaniques, en particulier au réveil, avant le lever, sont évocatrices. Le traitement antidépresseur peut aussi améliorer une douleur mécanique si une dépression coexiste.

Les douleurs *sine materia* du bassin sont compatibles avec une origine dépressive, surtout si elles sont associées à une allodynie. La sensibilité des tendons du pubis, des adducteurs (muscles serrant les cuisses) et du moyen fessier (muscle écartant la cuisse) est fréquente et quelquefois symptomatique.

Au niveau des membres, il n'est pas rare que la douleur suive un trajet en bande ne correspondant pas à la systématisation d'une racine ou d'un tronc nerveux. Il est fréquent que l'allodynie suive le trajet de la douleur. Elle est habituellement plus étendue mais, comme au niveau du coccyx, elle peut aussi manquer.

Il ne faut pas déduire du fait que la douleur ne suit pas un trajet facilement compréhensible que le patient ne décrit pas une perception réelle. «Rien n'est moins scientifique que de nier ce que l'on ne comprend pas.» (Henri Poincaré)

«... entre le fonctionnel végétatif et l'organique tissulaire, entre le subjectif et l'objectif, il n'y a qu'une différence : celle de la personne de l'observateur. Le fonctionnel est analysé par le malade, l'anatomique par le médecin mais tous deux sont des faits aussi réels l'un que l'autre.» (René Leriche)

En effet, nous sommes encore loin de connaître dans ses détails la modulation des messages sensitifs et douloureux au niveau central et nous ne faisons qu'entrevoir sa systématisation centrale qui n'a aucune raison de correspondre à la systématisation périphérique bien connue des racines rachidiennes et des troncs nerveux.

Il paraît plus conforme à la tradition humaniste et cartésienne de penser que si le malade décrit ainsi sa douleur spontanée et son allodynie, il n'y a pas de raison, *a priori*, de ne pas le croire. Il vaut mieux tenter de l'expliquer que d'éluder le problème en déclarant le malade fou ou hystérique. Toutefois, personne ne peut être un bon observateur sans être en même temps un théoricien actif (Charles Darwin).

On pourrait envisager d'objectiver la douleur spontanée et/ou provoquée par des méthodes neurophysiologiques telles que le réflexe R III (réflexe modulé par les phénomènes nociceptifs), les potentiels évoqués (modification de l'activité électrique du cortex en réponse à un phénomène sensoriel) ou par l'imagerie neurologique fonctionnelle du type TEP (imagerie en coupes par émission de positons) ou IRM fonctionnelle (imagerie par résonance magnétique). La signification des anomalies révélées par l'imagerie est incertaine, mais il est probable qu'il s'agit plus de manifestations symptomatiques que de mécanismes de type causal, ce qui expliquerait la divergence des résultats.

L'augmentation de la substance P dans la dépression ouvre une voie fort intéressante puisque ce neuromédiateur est également impliqué dans la perception de la douleur, tant au niveau périphérique que central, ainsi que dans la réaction inflammatoire.

Les maux de tête chroniques posent un problème difficile car leurs causes sont multiples. La dépression explique bon nombre d'entre eux et la quasi-totalité des céphalées dites de stress ou de tension. Elle explique aussi nombre de douleurs atypiques plus ou moins permanentes, trop souvent attribuées sans preuve à d'hypothétiques pathologies sinusiennes, oculaires, arthrosiques et à la dysfonction de l'articulation temporo-maxillaire. (au fait, pourquoi ne fonctionne-t-elle pas bien ?).

Par ailleurs, la conception neurobiochimique de la maladie dépressive permet d'envisager son rôle dans l'expression de la maladie migraineuse, en raison de la facilitation du passage des influx douloureux. Elle pourrait également jouer un rôle dans l'instabilité de la commande neuro-inflammatoire et vasculaire. Des crises quotidiennes sont habituellement (toujours ?) associées à un facteur dépressif. Des anomalies du traitement central du message douloureux ont été décrites dans la migraine, comme dans la dépression.

De fait, il n'est pas rare que l'apparition ou l'aggravation d'une migraine soit parallèle à celle d'une dépression. De plus, il est habituel que les antidépresseurs bien maniés espacent les crises ou même les fassent disparaître. L'amytriptiline a été longtemps réputée et utilisée dans ce but. On se demande d'ailleurs pourquoi elle est passée de mode. Il n'est pas certain que ce produit soit plus efficace que les autres antidépresseurs mais il a, en tout cas, le mérite d'être sûr et économique. La dose de 25 mg est souvent suffisante dans cette indication mais il faut envisager un traitement au long cours.

Au niveau thoracique, il est habituel que les douleurs perçues en profondeur soient associées à une allodynie des plans superficiels. La douleur est plutôt rétro sternale médiane ou para-médiane, habituellement gauche. Elle est parfois modifiée par les mouvements ou les positions, mais pas par l'effort ni la déglutition, en dehors du cas de l'œsophage irritable. Elles ne ressemblent donc ni aux douleurs cardiaques ni aux douleurs œsophagiennes. En cas de doute, une radio de thorax pénétrée est une sage prudence, ainsi qu'une échographie ou des clichés centrés dans l'hypothèse d'une improbable lésion pariétale. L'allodynie du corps du sternum (et de la peau qui le recouvre) est encore plus fréquente que celle de l'appendice xiphoïde, alors que celle du manubrium (partie haute du sternum) est rare. La stimulation entraîne une vasodilatation durable (plaque rouge).

Les douleurs peuvent être régionales avec des anomalies trophiques (raréfaction osseuse, modifications cutanées) et sympathiques dans le cadre d'une algodystrophie ou syndrome douloureux régional complexe. À côté des autres facteurs de causalité tels que traumatisme local, maladie neurologique et médicaments, la dépression joue, à mon avis, un rôle permissif important.

TROUBLES DIGESTIFS

Les troubles fonctionnels digestifs sont très fréquents et constituent un problème important de santé publique dans tous les pays, tant par la souffrance des patients que par les coûts induits, directs et indirects. Ils sont associés à une fréquence anormalement élevée d'interventions chirurgicales abdominales et pelviennes.

Au niveau abdominal, les troubles de la motricité et de la sensibilité sont étroitement associés et doivent donc être étudiés ensemble.

Il faut rappeler qu'à moyen terme, ils n'ont pas de parallélisme avec les troubles psychiques et ne régressent pas en même temps sous traitement. Cependant, à court terme, ils sont souvent aggravés par la tension émotionnelle.

Il est important de souligner que par eux-mêmes ou par l'association aux autres troubles fonctionnels et psychiques, ils entraînent une altération majeure de la qualité de vie, habituellement plus importante que les maladies organiques, et ce, d'autant que leur évolution est prolongée.

On distingue habituellement les troubles hauts (dyspepsie) des troubles bas (syndrome de l'intestin irritable = SII), mais cette distinction est largement artificielle, comme me l'a fait comprendre mon premier associé le Dr G. Bou dès 1980.

Nous retrouverons tout au long du tube digestif le piège des explorations fonctionnelles quelles qu'elles soient, marais dans lequel s'enlise le raisonnement car chaque mécanisme étudié ne joue qu'un rôle partiel dans un trouble souvent médiocrement défini. De plus, chez deux patients apparemment similaires, les mécanismes en cause peuvent être différents.

Sans négliger l'intérêt explicatif potentiel des mécanismes fonctionnels, il importe par une induction, de sauter cette phase qui n'est nécessaire que dans une tentative d'explication purement déductive pas à pas (cf. Ch. Darwin et L. Pasteur).

La motricité digestive est à peine mieux connue que la sensibilité. Ce que l'on sait d'essentiel, c'est que le système nerveux digestif est très complexe. Il contient autant de neurones que la moelle épinière. Il est autonome avec des interactions des divers viscères entre eux par voie nerveuse et hormonale, et modulé de l'extérieur grâce à des informations hormonales et nerveuses ascendantes et descendantes, passant par les pneumogastriques (douzième paire de nerfs crâniens, vecteur essentiel du système parasympathique) et les nerfs pelviens pour le parasympathique ainsi que par le système sympathique à relais médullaire. Il est clair que ces informations ne se limitent pas aux effets positifs et négatifs des deux systèmes s'opposant sur chaque organe, comme on se le représentait jadis. Le système effecteur aux niveaux musculaire et muqueux est complexe et on n'en comprend que quelques fonctions. De nombreux transmetteurs chimiques sont en cause avec des boucles de régulation, à la fois locales, régionales et encéphaliques et des mécanismes hormonaux, nerveux ou mixtes, avec, pour compliquer encore le tout, des systèmes physiologiquement non fonctionnels (dans les conditions normales de fonctionnement de l'organisme) et des réflexes d'axone (information transmise dans le sens contraire du sens habituel dans une autre branche du même neurone lors de la stimulation d'une partie de l'axone).

On peut très bien concevoir qu'un dérèglement synaptique, plus ou moins associé à d'autres mécanismes encore mal connus, aux niveaux encéphalique, médullaire, voire périphérique, puisse influer sur le comportement digestif. D'ailleurs, les effets digestifs des émotions fortes, tels que diarrhée et serrement épigastrique, sont connus de toute antiquité.

Les troubles digestifs sont très fréquents dans la dépression et seront plus particulièrement détaillés parce que l'expérience relatée ici est d'origine principalement gastro-entérologique.

Outre les anomalies du goût déjà étudiées, on peut relever l'anorexie pseudo dysphagique dans laquelle le patient mastique interminablement sa bouchée sans réussir à initier une déglutition. Elle est souvent prise pour une dysphagie vraie (blocage lors de la déglutition), lors d'un interrogatoire sommaire. On peut en rapprocher la difficulté à avaler les comprimés.

ŒSOPHAGE

La dépression joue un rôle important dans la pathologie fonctionnelle de l'œsophage, même s'il est mal reconnu. Son influence à la fois motrice et sensitive pourrait expliquer la difficulté qu'il y a à faire coïncider des anomalies manométriques (mesure des pressions permettant d'étudier la motricité) avec un tableau clinique précis, en dehors de l'achalasie (défaut d'ouverture de la jonction œsophageestomac lors de l'arrivée du bol alimentaire) toutefois et, à un moindre degré, des spasmes étagés.

Reflux Gastro-Œsophagien

A mon avis, le reflux gastro-œsophagien peut schématiquement être divisé en deux formes : congénitale, concernant un ancien nourrisson «vomisseur» ayant développé après la puberté un reflux d'évolution chronique et la forme acquise assez récemment. Quand le reflux est cliniquement récent, il peut simplement s'agir d'une augmentation de la sensibilité de l'œsophage dont le bas niveau faisait méconnaître un reflux ancien asymptomatique (ne se manifestant par aucun symptôme). Tout endoscopiste connaît ces lésions manifestement anciennes, type brachyœsophage (œsophage raccourci), découvertes devant des troubles cliniquement récents. Il peut aussi s'agir d'une modification de la continence du système anti-reflux. L'influence de la dépression peut être directe sur le tonus du sphincter inférieur de l'œsophage ou indirecte, par l'intermédiaire d'une modification de ses relaxations normales, du tonus du fundus (partie proximale, capacitive de l'estomac dont la distension augmente les relaxations du sphincter), de la motricité de l'antre (partie distale, propulsive, de l'estomac), voire de la salivation qui tamponne l'acide reflué ou de la clairance œsophagienne mécanique (capacité à évacuer par essorage le produit reflué). En effet, les troubles moteurs ne sont pas limités à l'œsophage. Tous ces mécanismes sont contrôlés par le système nerveux central, de manière directe ou indirecte et on comprend aisément qu'un même phénomène puisse dépendre, chez des patients différents, de mécanismes divers qui ne pourront être mis en lumière par une étude statistique globale.

De fait, un interrogatoire soigneux met presque toujours en évidence une cause à un reflux cliniquement récent, soit évidente, type changement de travail, soit pseudo-évidente comme la prise de poids (mais pourquoi a-t-il grossi ?). Et si l'on sait poser les bonnes questions au bon moment, observer et examiner son patient, interroger son conjoint, on trouve souvent une dépression. Sans préjudice d'éventuelles explorations comme l'endoscopie, si elles sont justifiées, le traitement de la cause permettra de faire disparaître durablement le reflux, alors qu'un traitement au long cours est habituellement nécessaire si on ne recherche pas cette cause et qu'on se contente d'un traitement symptomatique par blocage de la sécrétion acide. En cas de dépression, son traitement fait souvent disparaître les symptômes du reflux. Les tricycliques (famille ancienne mais toujours actuelle d'antidépresseurs), quoique diminuant de manière directe l'activité du parasympathique sont tout aussi efficaces que les autres molécules, tant pour des raisons qui seront développées avec la thérapeutique que parce qu'un effet atropinique (diminuant l'activité parasympathique) n'est pas nocif, peut-être au contraire. Pour des raisons pratiques et éthiques, je n'ai pas pu contrôler la normalisation de la pH-métrie (mesure de l'acidité de l'œsophage sur 24 h) après traitement antidépresseur.

Le problème des œsophages acido-sensibles qui souffrent d'un reflux quantitativement normal en pH-métrie, est celui d'une allodynie et rejoint les considérations développées ci-dessus. La dépression semble pouvoir expliquer le «péristaltisme (contractions propulsives) douloureux» ou «œsophage casse-noisettes» mais je n'en ai pas d'expérience suffisante.

Les antidépresseurs sont efficaces dans ces troubles œsophagiens encore que le mécanisme ne soit probablement pas univoque.

MANIFESTATIONS DIGESTIVES HAUTES

Il est frappant de noter que les troubles fonctionnels hauts étaient, dans les années 2000, beaucoup plus fréquents à Hanoï qu'en France et le SII relativement plus rare. Cela est aussi le cas à Hong Kong et au Pérou. Il semble que, comme pour la pathologie organique, il y ait un déplacement progressif de la pathologie fonctionnelle vers le bas du tube digestif, ainsi qu'on a pu le constater en France depuis 40 ans. On peut conjecturer une éventuelle responsabilité de la diminution de la fréquence d'Helicobacter pylori (bactérie colonisant l'estomac et favorisant ulcères et cancer) d'une part et d'autre part, un déplacement de la préoccupation des patients vers les organes touchés par les maladies organiques les plus fréquentes.

Les manifestations digestives hautes, motrices et sensitives, souvent associées et interactives, sont difficilement dissociables. Elles sont habituellement de début progressif, d'évolution intermittente ou fluctuante, à court comme à moyen terme. Le patient est plus, moins ou pas du tout gêné selon les jours, les semaines et les mois et il peut parfois aller bien pendant des périodes prolongées. Ce phénomène est nettement plus fréquent à Hanoï qu'en Charente. En effet, il est assez rare en France que les manifestations digestives de la dépression surviennent par crises espacées, en dehors de l'angoisse (sensation de nature anormale comportant la peur d'une catastrophe et/ou d'une mort imminente sans cause immédiate), de la spasmophilie (tétanie sans anomalie biologique permanente) et de la migraine. Au contraire, cela est commun à Hanoï, en particulier au niveau de l'épigastre, réalisant des crises ressemblant à une colique hépatique par calcul vésiculaire. Cette douleur spontanée intermittente n'exclut d'ailleurs pas la possibilité d'une allodynie pariétale permanente.

Une réelle périodicité, comme dans la maladie ulcéreuse, est exceptionnelle. Les symptômes sont souvent, mais non toujours, aggravés par les repas volumineux ou gras et, parfois, l'alcool, et surviennent rapidement après le repas ou même l'interrompent. Les douleurs épigastriques non influencées par l'alimentation sont nettement plus fréquentes à Hanoï qu'en Charente. On retrouve la même gène pour avaler une purge. Le moteur déréglé cliquette plus en côte que sur le plat.

Au plan moteur, la gêne la plus habituelle est une impression de digestion trop lente avec pesanteurs et ballonnements. Il s'agit de troubles très fréquents. Ceux-ci surviennent habituellement après le repas, mais respectent souvent le petit déjeuner. Ils peuvent aussi s'aggraver dans la journée. Au contraire de nombreux autres signes dépressifs, ils sont rares le matin. Le ballonnement peut être objectif, avec une augmentation mesurable du périmètre abdominal, ou purement subjectif. Il n'y a pas d'arrêt des gaz mais ceux-ci peuvent sembler diminués et difficiles à émettre en crise. Des éructations sont possibles assez évocatrices quand elles sont en salve, culminant en un véritable tic d'aspiration d'air. Toutefois, elles ne sont pas rares non plus dans la maladie ulcéreuse.

L'amélioration du ballonnement sous traitement se traduit souvent par une phase d'augmentation, au moins subjective, des gaz émis par l'anus, avant que ce signe disparaisse lui aussi. La dépression est, à mon avis, de très loin, la cause la plus fréquente du ballonnement chronique et de la dyspepsie (mauvaise digestion) fluctuante, a fortiori si CRP, endoscopie haute et échographie sont normales.

La dyspepsie peut être spécifique de certains aliments, surtout des graisses qui sont normalement évacuées en fin de digestion et la ralentissent physiologiquement. Rarement, l'impression de mauvaise digestion est localisée, souvent latéralisée, alors habituellement associée à un syndrome métamérique du même côté.

Toutefois, ces troubles fonctionnels peuvent aussi être la conséquence d'une lésion organique, vraisemblablement par perturbation des arcs réflexes. La corrélation est facile à établir en cas de crises espacées. Elle est plus difficile en cas de douleurs quotidiennes, mais une survenue rigoureusement quotidienne est évocatrice d'un ulcère et non d'une dyspepsie fonctionnelle. De plus, il n'y a pas de parallélisme avec l'intensité de la douleur qui peut même parfois manquer. Le rythme des symptômes est alors essentiel.

On peut en rapprocher les difficultés d'adaptation des déprimés à un montage digestif chirurgical. Un traitement adapté rend au patient un bon fonctionnement, quel que soit l'étage digestif considéré. Ceci vaut aussi pour l'orthopédie, essentiellement pour des raisons d'amplification de la douleur.

L'audition de bruits digestifs anormalement forts et fréquents n'est pas rare et est, à mon avis, très évocatrice en dehors d'un contexte d'occlusion intestinale partielle.

Les vomissements, et surtout les nausées, sont fréquents. En l'absence d'alcoolisme et de grossesse, l'horaire matinal est très évocateur, de même que le déclenchement par les odeurs ou la vue de la nourriture ou encore par le brossage des dents, l'examen dentaire, voire la simple ouverture de la bouche pour l'examiner. Cette hyper-réactivité du réflexe nauséeux contribue à la mauvaise tolérance de l'endoscopie digestive haute, en particulier sans sédation. L'agitation et l'intolérance à l'air malgré une sédation standard, type 10 mg de Valium® ou 3 mg d'Hypnovel® IV sont, elles aussi, à mon avis, très évocatrices en l'absence d'alcoolisme.

D'autres types de nausées sont possibles mais peu caractéristiques.

Au plan sensitif, les douleurs sont fréquentes mais assez peu spécifiques dans leur type et leur horaire. Elles sont vraisemblablement liées à une allodynie gastrique.

Elles surviennent typiquement juste après, ou même avant la fin du repas, parfois associées à une satiété précoce (impression prématurée d'estomac plein). Assez rarement soulagées par l'alimentation qui les aggrave souvent, elles peuvent mimer un rythme ulcéreux (après chaque repas et tous les jours) mais il est exceptionnel qu'elles surviennent après le petit déjeuner et qu'elles surviennent après chacun des principaux repas pendant plus d'une semaine. D'autre part, elles sont moins périodiques dans l'année. Elles réveillent très rarement le patient, au moins en France et, lorsqu'elles sont nocturnes, elles surviennent en même temps qu'un réveil spontané ou juste après celui-ci. La douleur pulsatile de l'épigastre, évocatrice, est particulièrement fréquente chez les maghrébins.

Les irradiations sont assez rares dans les douleurs médianes. La douleur peut être décalée à droite ou, plus souvent, à gauche et, dans ce dernier cas, correspond habituellement à une sensibilité aortique. Leur coloration est variable, souvent à type de pesanteur, habituellement associée à une impression de digestion lente. Les médicaments accélérant la motricité digestive peuvent les améliorer. Les brûlures ne sont pas soulagées par un verre d'eau, contrairement à celles du reflux gastro-œsophagien. Les antiacides (médicaments neutralisant l'acide) et anti-sécrétoires (diminuant sa sécrétion gastrique) peuvent parfois soulager crampes et brûlures.

En dehors des douleurs, les patients se plaignent souvent de ne pas supporter d'être serrés comme par une ceinture ou un soutien-gorge.

À l'examen, il est fréquent, encore plus à Hanoï qu'en Charente, que la paroi épigastrique soit sensible. La vraie xiphodynie (douleur spontanée de l'appendice xiphoïde sans lésion) est très rare mais l'appendice xiphoïde est souvent sensible, comme le tissu sous-cutané et l'aorte. Quand le muscle est sensible, sa mise en tension ne fait pas disparaître la douleur provoquée ou la majore si la sensibilité musculaire est dominante par rapport à la sensibilité viscérale. Quand la douleur est para-médiane, elle irradie volontiers en demi-ceinture et l'examen retrouve souvent un syndrome métamérique (voir ci-dessus) plus ou moins complet. Enfin, parfois, c'est le lobe gauche du foie qui est sensible avec une majoration de la douleur lorsque l'inspiration l'amène au contact de la main.

Foie et Voies Biliaires

La sensibilité du foie à la pression de la main est un signe assez rare et, évidemment, non spécifique. Toutefois, en pratique médicale de ville, la dépression est, de loin, la cause la plus fréquente de sensibilité du foie dans mon expérience. Il est prudent de vérifier l'absence de signes d'organicité, cliniques tels qu'urines marron, biologiques tels que transaminases et gamma GT et de contrôler la normalité de l'échographie. La sensibilité peut concerner tout ou partie du foie et s'associer, ou non, à des douleurs spontanées et/ou à un syndrome métamérique plus ou moins complet. Il n'y a pas, habituellement, de douleur à l'ébranlement ni à la contraction brusque du diaphragme. La consistance de la glande est normale.

À ce propos, signalons que l'hépatite alcoolique aiguë ou subaiguë (inflammation hépatique liée à une consommation massive d'alcool) est très habituellement, presque toujours chez la femme, la conséquence d'une dépression qui favorisera la rechute si elle n'est pas traitée.

À mon avis, la stéatose hépatique peut être favorisée par la dépression, surtout en dehors de toute anomalie nutritionnelle évidente.

La dyskinésie oddienne (mauvais fonctionnement du sphincter d'Oddi fermant les voies bilio-pancréatiques), globale, biliaire ou pancréatique pure, peut avoir une origine dépressive, au moins partielle. Il n'y a d'ailleurs pas de discontinuité avec les manifestations purement allodyniques gastro-duodénales qui ont des expressions cliniques peu différentes mais qui ne répondent pas à l'incision du sphincter. Le profil psychologique et douloureux de ces patients est voisin de celui des SII et des fibromyalgiques. Le traitement antidépresseur pourrait être une alternative à la section sous endoscopie du sphincter qui n'est pas sans danger, mais je n'ai pas d'expérience suffisante dans cette indication.

Il peut sembler curieux que des patients consultent en gastro-entérologie pour des douleurs qu'ils ressentent donc en profondeur alors que l'examen les retrouve en surface. Il est intéressant de noter que le patient est le plus souvent capable de différencier la douleur cutanée (rare), sous-cutanée, musculaire et profonde. C'est habituellement cette dernière, qui disparaît à la mise en tension de la paroi, qui ressemble à la douleur spontanée. Cependant, le patient peut reconnaître «sa» douleur lors du pincement sous-cutané ou des muscles latéraux au niveau des flancs ou lors de la mise en tension de la paroi.

Ces phénomènes sont à rapprocher des interférences différentes entre les voies de la douleur superficielle et profonde chez le sujet normal et chez le patient fibromyalgique. L'explication la plus plausible en est une sensibilisation des voies de la douleur, par diminution de la filtration normale ou augmentation de la sommation temporelle (phénomène dit de «*wind up*») du message douloureux, au niveau du neurone médullaire et/ou des voies ascendantes médullo-encéphaliques.

La convergence des messages superficiels et viscéraux sur le même neurone de la corne postérieure de la moelle peut contribuer à expliquer l'association fréquente, mais loin d'être constante, de l'allodynie des différents plans superficiels et viscéraux de la même région. Cette allodynie peut être suffisante pour laisser passer les influx douloureux permanents normaux en l'absence de stimulus périphérique anormal, entraînant alors une douleur, elle aussi permanente. Un stimulus mécanique par posture ou mouvement, ou viscéral digestif, chimique, mécanique, hormonal, neurologique ou endoscopique peut générer un surcroît d'influx nociceptifs (porteurs d'un message d'agression). Celui-ci pourra faire apparaître la douleur ou la majorer en franchissant les filtres qui, normalement, ne le laisseraient pas s'exprimer. Il peut aussi s'agir de la mise en jeu anormale de ces mécanismes par des influx non nociceptifs. Cette expression peut être une douleur, par stimulation au niveau de l'aire S1 pariétale ou une sensation de pénibilité au niveau du gyrus cingulaire sur des structures corticales conscientes, et entraîner des réactions végétatives anormales par leur nature ou leur intensité par l'intermédiaire de l'insula. (L'aire de perception du corps est localisée dans le cortex pariétal au niveau S1 en ce qui concerne la discrimination spatiale. Le gyrus cingulaire est responsable des sensations affectives liées à la douleur et l'insula de la répercussion des phénomènes douloureux et affectifs sur le système végétatif). Les anomalies en imagerie fonctionnelle peuvent aussi bien être des activations excessives que des désactivations anormales.

Le rôle de c-fos dans la sensibilisation centrale est à rapprocher de son implication dans les processus de neuro-protection qui semblent jouer un rôle majeur dans le mécanisme de la dépression.

Ces perturbations de la gestion du message sensitif, retrouvées expérimentalement par distension, peuvent expliquer les aggravations par certaines positions ou par l'alimentation, la digestion, certains aliments, en particulier gras, ainsi que les réactions végétatives anormales, tant digestives qu'extra digestives (sueurs par exemple), de même que le soulagement possible par les anti-sécrétoires et «antispasmodiques» comme la mébéverine. La possibilité de soulagement induit par le massage des régions adjacentes s'expliquerait par l'élargissement de la zone de réception des neurones médullaires en cas de sensibilisation et dans les syndromes douloureux que l'on peut rattacher à la dépression. De même, le frottement doux de l'épiderme, s'il n'est pas allodynique, peut soulager la douleur. Ces influx sensitifs sont connus depuis bien longtemps pour inhiber le passage des influx douloureux par le mécanisme dit du «*gate control*» au niveau du neurone médullaire.

On peut concevoir que le syndrome métamérique complet corresponde à un dysfonctionnement dans la totalité du métamère (ou dermatome, équivalent d'un segment de mille-pattes) de la couche neuronale de la corne postérieure de la moelle recevant les influx des plans correspondants allodyniques. (La substance grise de la moelle épinière comporte schématiquement une corne antérieure motrice et une corne postérieure sensitive entourées par la substance blanche des faisceaux ascendants et descendants).

Au contraire, une douleur, une allodynie, voire une impression de dyspepsie plus localisées correspondraient à un dysfonctionnement lui aussi plus localisé. Les formes non métamériques pourraient être en rapport avec des dysfonctionnements, médullaires non systématisés et/ou supra médullaires (faisceaux nerveux ascendants ou descendants et structures encéphaliques)

Toutefois, il n'est pas rare qu'existe une dissociation entre les douleurs spontanée et suscitée par l'examen, dans un sens comme dans l'autre. J'ai étudié ce point en détail en ce qui concerne la région ano-coccygienne mais je n'en connais pas d'explication claire.

Au point de vue thérapeutique, et en dehors de la kinésithérapie et des antidépresseurs quand ils sont justifiés, différents traitements symptomatiques peuvent être efficaces, en particulier orientés contre les douleurs neurologiques comme gabapentine et prégabaline.

MANIFESTATIONS DIGESTIVES BASSES

Il est artificiel d'individualiser les manifestations coliques car le dysfonctionnement touche fréquemment plusieurs parties de l'appareil digestif et il est illusoire d'attribuer à tel ou tel organe chaque dysfonction. Le syndrome de l'intestin irritable (SII) a été particulièrement étudié, probablement parce qu'il a bénéficié précocement de critères diagnostiques, de sensibilité d'ailleurs discutable. Les critères diagnostiques «de Rome» utilisés pour diagnostiquer «l'intestin irritable» sont essentiellement des signes de dépression. De même, des anomalies biologiques et physiologiques se retrouvent également dans la dépression. Il est intéressant de noter qu'il existe une relation entre le SII, les infections récentes d'une part et le nombre de mastocytes (cellules neuro-hormonales) d'autre part. Plusieurs études se posent des questions sur l'association aux troubles fonctionnels digestifs bas (SII) (ex-colite, colopathie fonctionnelle ou intestin irritable en anglais) de troubles fonctionnels de divers autres organes. Rapporter chacun de ces troubles à leur vraie cause permettrait de les associer dans le cadre de leur cause commune, la dépression. Le diagnostic est pourtant le plus souvent méconnu. Il n'est pire aveugle que celui qui ne veut pas voir (ordre de son paléocortex).

Si l'effet placebo est souvent important dans le SII, il est peu durable et il n'y a pas de traitement d'efficacité bien démontrée en dehors des antidépresseurs et de l'hypnose.

En ce qui concerne les maladies inflammatoires intestinales, les découvertes récentes sur l'interaction des systèmes nerveux et immunitaire laissent penser que la dépression pourrait jouer un rôle aggravant. Une étude montre que chez la souris le stress ne favorise la rechute d'une colite chimique au DNBS que si les lymphocytes T sont fonctionnels.

Par ailleurs, il est intéressant de relever que le stress perçu par le patient est beaucoup mieux relié à l'aggravation des maladies inflammatoires intestinales que les événements de vie objectifs. D'autre part, une humeur dépressive après traitement d'une poussée est associée à une rechute ultérieure plus précoce et plus sévère de la maladie intestinale, indépendamment du type de la maladie ou du traitement

Manifestations Motrices

Ce sont essentiellement les troubles du transit. Une analyse attentive des signes permet de distinguer différents tableaux qui peuvent d'ailleurs s'associer ou se succéder. On peut considérer comme évocateurs les caractères suivants.

La selle peut être fractionnée, signe d'autant plus caractéristique qu'cllc n'cst pas liquidc avcc, souvent, une impression de mauvaise propulsion et d'évacuation non satisfaisante. Sauf rare exception, il n'y a pas de selle nocturne ou, en tout cas, pas avant 5 à 6 h. La diarrhée intermittente ou l'alternance diarrhée pendant plusieurs jours avec une constipation est évocatrice, au contraire de la banale selle unique liquide, concluant un épisode de constipation, ou quotidienne matinale. De même que la variation de la consistance traduit une variation de la sécrétion nette, la variation de la couleur traduit une variation de l'oxydoréduction de la bilirubine (pigment de la bile) en dérivés, réduits incolores, ou plus ou moins oxydés, en vert puis jaune clair, puis brun de plus en plus foncé. La variation du volume traduit une digestion bactérienne plus ou moins poussée des selles et/ou leur hydratation. La variation du calibre traduit une fluctuation du tonus de la filière colique terminale. Devant des selles fines, une selle normale ou grosse de temps en temps fait penser à une anomalie fonctionnelle plutôt qu'à un rétrécissement mécanique permanent. Une selle toujours très large évoque une dyschésie (mauvaise défécation, constipation terminale ou expulsive), la selle se moulant dans le rectum qui est de plus fort calibre que le côlon.

Constipation

La constipation est un signe fréquent de dépression dite jadis «endogène», déjà décrit par Hippocrate et par les psychiatres jusqu'à 1980 environ. Curieusement, les publications de gastro-entérologie ne citent pratiquement jamais la dépression comme cause de constipation.

Il s'agit typiquement d'une constipation propulsive, parfois extrême. Elle se caractérise par une rareté, voire une absence des envies, témoignant elle-même de la rareté des contractions propulsives propagées de grande amplitude. Parfois, l'association de faux besoins la fait ressembler à une dyschésie mais le rectum est vide, en tout cas pas plein, ce qui redresse le diagnostic. On en profitera, évidemment, pour s'assurer de l'absence d'anomalie organique obstructive et rechercher la fréquente allodynie des structures pelviennes et du coccyx. Lorsqu'on traite cette constipation par des laxatifs lubrifiants (type huile de paraffine) ou osmotiques (retenant l'eau des selles) divers, la selle se ramollit mais, souvent, le, ou plutôt la patiente, se plaint d'avoir du mal à émettre ses selles, même molles, faute d'une propulsion satisfaisante. Les laxatifs stimulants ou les suppos à la glycérine sont plus efficaces en déclenchant une contraction propagée.

Il n'est pas rare que cette constipation soit attribuée à un traitement antidépresseur associé plus ou moins inefficace. Cette habitude de confondre les signes de la maladie avec les conséquences du traitement est dénoncée depuis 50 ans, de même que l'attribution de la dépression à une réaction à des phénomènes qui en sont, en fait, les conséquences. L'effet du tabou explique que d'excellents esprits scientifiques ne prennent même pas en compte dans cette attribution le type de molécule anti-dépressive incriminée, voire qu'ils attribuent le trouble à un «traitement psychotrope» (actif sur le psychisme) sans plus de précision, au mépris de toute rationalité pharmacologique.

Malgré 50 ans d'efforts de diverses origines, ces convictions illogiques restent solidement enracinées chez certains qui, pour tout autre sujet, comprennent fort bien que des médicaments de mécanisme d'action et de nature chimique différents n'ont aucune raison d'entraîner le même effet indésirable du seul fait qu'ils ont une finalité thérapeutique commune. D'autre part, il ne faut jamais oublier que corrélation statistique n'implique pas corrélation causale et, *a fortiori*, n'en détermine pas le sens.

Bien qu'il existe indiscutablement des maladies dégénératives des muscles viscéraux ou du système nerveux digestif entraînant des anomalies du tonus (état de contraction permanente) et de la motricité colique, bon nombre de colectomisés (résection du côlon) pour constipation sont en fait des déprimés. Ils se trouvent d'ailleurs souvent bien de l'intervention, en dehors de certains qui souffrent ensuite d'une diarrhée gênante. Toutefois, de nos jours, colectomiser un déprimé correspond un peu à faire une thoracoplastie (section des côtes pour affaisser le poumon sous-jacent) chez un tuberculeux pulmonaire.

Il existe aussi, bien sûr, des formes modérées beaucoup plus nombreuses, peu gênantes, sensibles aux laxatifs et aux précautions d'hygiène. Signalons dans ce cadre des selles parfois quotidiennes mais dont le faible volume inquiète le patient. Il suffit alors de le rassurer en lui expliquant qu'elles sont seulement trop digérées.

Diarrhée

La diarrhée de la dépression est une diarrhée motrice (avec accélération du transit). La dépression est même, et de très loin, la cause principale des diarrhées motrices. De manière typique à mon avis, la première selle est émise au réveil. Elle débute par un «bouchon» normal ou dur et se termine liquide. Elle est parfois unique. Dans le cas contraire, les selles suivantes sont de plus en plus liquides et de moins en moins abondantes, urgentes, purement matinales ou, parfois, associées à une selle après le repas de midi ou, rarement, du soir. Il n'y a pas de selle nocturne réveillant le patient quoique, exceptionnellement, il puisse faire une selle après un réveil spontané, comme il va uriner. Cette diarrhée, souvent indolore, peut être associée à une épreinte (colique précédant la selle et soulagée par elle), due, *a priori*, à la perception de la contraction motrice normale ou majorée. La douleur peut aussi survenir pendant la selle, voire durer quelques minutes après son émission, probablement par un retard à la relaxation du muscle colique, responsable également de la composante motrice de la sensation d'exonération incomplète transitoire. Les selles sont peu volumineuses dans l'ensemble, avec un poids total peu augmenté, de 150 à 300 grammes, en tout cas inférieur à 500 g/24 h, et variable selon les jours du recueil.

La présence d'aliments non digérés, type légumes, est évocatrice. Elle me paraît en rapport avec un début prématuré des contractions gastriques de vidange des résidus non digestibles (complexes migrants de phase III) qui ne débutent normalement qu'après digestion complète du repas par l'estomac, n'expulsant dans l'intestin que des fragments transformés par les contractions et les sécrétions gastriques et qui ne seront plus individualisables dans les selles.

J'ai constaté assez souvent, dans ces cas, sur les radios de l'intestin grêle des «*rushs*» : contractions descendant rapidement de l'estomac au côlon ou même au rectum en poussant le produit opaque. Je suppose qu'il peut en aller de même après certains repas.

Le temps de transit, mesuré par l'apparition du rouge carmin avalé avec le petit déjeuner, est de l'ordre de 4 heures, parfois plus court, parfois non significatif s'il n'y a plus de selle entre la prise et le lendemain. Il n'y a jamais de graisses visibles dans les selles ni de sang. La diarrhée est très améliorée par le jeûne, ce qui montre qu'il n'y a pas de composante sécrétoire importante. Son caractère impérieux peut la rendre très invalidante mais une petite dose de lopéramide prise avant de sortir constitue un traitement symptomatique souvent très efficace. Le caractère intermittent de la diarrhée est très évocateur.

Le traitement antidépresseur est efficace en soi et pas seulement en raison de son effet éventuel sur le parasympathique.

Signalons également la fréquente amélioration, voire la disparition de la diarrhée de colites microscopiques, pourtant de mécanisme bien différent, en traitant une dépression éventuelle associée, responsable d'une composante motrice

Glaires

Diarrhée et constipation sont dues, *a priori* et au moins principalement, à un dysfonctionnement musculaire. Les glaires traduisent, elles, un dysfonctionnement de la muqueuse qui sécrète en excès le mucus, lubrifiant normal, normalement invisible. Les glaires, d'abondance très variable, peuvent être humides, en blanc d'œuf, ou sèches, sous forme de «peaux» de formes diverses. On les rencontre moins souvent en France depuis 35 ans, mais elles sont fréquentes à Hanoï.

Elles donnent lieu aux interprétations les plus diverses, voire extraordinaires : «ce sont des vers», «je les ai vus bouger», ou délirantes «j'ai même vu leurs petits yeux noirs». Parfois les peaux sont rubanées et prises pour un tænia mais elles sont immobiles alors que le seul tænia en France est le saginata du bœuf qui est mobile et sort activement par l'anus. Il faut douter, en France, du diagnostic de tænia du porc, dit solium, même devant – et cela m'est arrivé une fois – le compte rendu d'un examen parasitologique du «ver». Les glaires, parfois colorées de matières, ne sont jamais intimement mêlées à du sang, ce qui correspondrait à une origine organique lésionnelle.

L'hypersécrétion de mucus et les anomalies de tonus du muscle lisse anal peuvent favoriser des suintements à anus normal.

Manifestations sensitives

En fait, quelque difficile que cela puisse paraître à admettre, les manifestations de ce que l'on a appelé la «colite» puis la «colopathie fonctionnelle» puis l'«intestin irritable» (SII) sont d'origine dépressive comme le montrent les signes associés recueillis par l'interrogatoire et l'effet d'un traitement judicieusement adapté. Les anomalies sensitives du SII ont été particulièrement étudiées, tant au niveau digestif que corporel, concluant, dans l'ensemble, à une allodynie viscérale à la perception de certaines stimulations mécaniques et à une sensibilité à la douleur variable au niveau corporel. Cette sensibilité périphérique dépend du mode de stimulation et de la présence d'une fibromyalgie associée. Il est intéressant de noter que des anomalies périphériques similaires ont été retrouvées dans la maladie de Crohn d'une part et que, d'autre part, l'hyperalgésie rectale est modulée par l'état psychique et a pu disparaître sous antidépresseur. Il est donc clair que des anomalies de la gestion centrale du message sensitif jouent un rôle essentiel dans les douleurs fonctionnelles digestives. Il existe également des anomalies du tonus et de la réactivité végétative et viscérale. Les anomalies de la fonction cérébrale ont été bien étudiées en imagerie, mais avec des résultats variables.

A mon avis, la douleur la plus caractéristique est souvent iliaque (en bas et sur le côté), soulagée par la position couchée, évocatrice quand elle est brève et répétitive, mais elle peut être continue. Elle est typique d'une origine dépressive si elle est réveillée par la stimulation des plans superficiels, associée au phénomène de la «tumeur fantôme», masse sensible disparaissant avec la douleur et correspondant à la palpation transitoire d'un segment intestinal spasmé ou soulagée par la pression ou par le décubitus homo-latéral. Comme pour les douleurs digestives hautes, elle est rarement nocturne. En effet, la dépression laisse le côlon dormir avec le cerveau.

En fait, le seul problème diagnostique est de ne pas méconnaître dans les formes récentes une diverticulite aiguë bénigne (infection d'une hernie de la muqueuse du côlon) surajoutée, mais son début est brutal, la douleur est très précise à la palpation, disparaît à la contraction musculaire et il coexiste une inflammation biologique avec une augmentation de la CRP. Il faut, bien sûr, se méfier, dans les formes semi-récentes, d'un cancer après l'âge de 45 ans. Quoique celui-ci se manifeste rarement par des douleurs, il faut avoir la première coloscopie facile.

D'autre part, il faut déterminer si le traitement de la dépression causale est vraiment nécessaire ou si l'on peut se contenter de rassurer le patient et se limiter aux précautions hygiéno-diététiques, voire aux «antispasmodiques» à la demande.

Il est intéressant de noter, dans les cas difficiles, si la progression du coloscope sans anesthésie reproduit la douleur spontanée. Ce serait un argument en faveur de son origine colique et donc d'une allodynie fonctionnelle du côlon, s'il n'y a pas de lésion.

Par ailleurs, j'ai démontré qu'il existe une relation entre la douleur colique lors de la progression de l'appareil et la présence de signes dépressifs. L'absence de ces signes permet, *a contrario*, de présager d'une coloscopie confortable, le plus souvent sans qu'une sédation soit nécessaire. Une allodynie pariétale est associée à une progression plus douloureuse.

MANIFESTATIONS ANO-RECTALES

La plupart des troubles fonctionnels proctologiques sont d'origine dépressive. Les douleurs *sine materia* (sans cause décelée) et les paresthésies sont, à mon avis, d'origine dépressive.

J'ai décrit par ailleurs la localisation péri anale du syndrome métamérique.

A mon avis, la constipation dyschésique vraie n'est pas particulièrement évocatrice d'une origine dépressive chez l'adulte. Chez l'enfant, les fécalomes (masses fécales ne pouvant être expulsées du rectum), cause majeure des incontinences fécales, sont souvent associés à une dépression quand ils sont récidivants. Celle-ci rend problématique la coopération de l'enfant, et parfois de sa famille.

L'anisme (contraction paradoxale des sphincters striés ano-rectaux lors de la défécation) est souvent associé à la dépression.

L'hypertonie (état de contraction permanente excessive) du sphincter interne (lisse) est souvent associée à l'allodynie du sphincter externe. Ce phénomène explique probablement pourquoi la dépression est nettement plus fréquente dans la fissure anale (ulcération chronique du canal anal) que dans les autres maladies organiques telles qu'abcès et hémorroïdes (données non publiées). En effet, la fissure anale est vraisemblablement causée par le tonus excessif du sphincter anal interne.

Un syndrome fissuraire sans fissure n'est pas exceptionnel, avec une douleur déclenchée par la selle et durant après elle. Il n'y a pas, dans ce cas, de fissure vraie et, sauf hygiène traumatique ou autre cause fortuite, pas de saignement.

Les diverses douleurs *sine materia*, de la proctalgie fugace (douleur brutale et brève, nocturne, au niveau du rectum) aux «névralgies» moins caractéristiques, sont dues à la dépression et disparaissent avec un traitement efficace Une localisation bilatérale et asymétrique est, ici aussi, évocatrice.

L'allodynie-hyperalgésie est susceptible de rendre l'examen proctologique très douloureux pour le patient, sans parallélisme avec la douleur à la selle. Douceur et progressivité rendent l'anesthésie locale le plus souvent inutile.

L'hyperalgésie peut aussi rendre anormalement douloureuses des suites opératoires objectivement simples, voire cauchemardesques pour le patient et l'opérateur si elles sont plus compliquées.

Ces suites hyperalgiques sont plus fréquentes en cas d'allodynie au toucher rectal, comme cela paraît logique. Il y a toutefois de bonnes surprises avec des suites peu douloureuses malgré une intense allodynie. Les suites très douloureuses sans allodynie au toucher rectal concernent des patient(e)s ayant une dépression évidente à l'interrogatoire. Ce phénomène est à rapprocher de la possibilité de dissociation entre douleur spontanée et douleur provoquée à tous les niveaux. Celle-ci m'avait frappé dès mes premières observations au niveau ano-coccygien.

Il est bon de prévenir le patient en préopératoire de cette possibilité de douleurs plus sévères qu'il n'est habituel, mais il faut l'opérer quand même si cela est indispensable, et, si possible, après avoir débuté un traitement antidépresseur. Il faudra ensuite savoir gérer pharmacologiquement et psychologiquement ces suites difficiles.

Prurit Anal

On peut diviser schématiquement le prurit (démangeaisons) anal en 3 catégories :

Cause évidente, type oxyure ou cancer.

Anus humide par suintement muqueux ou purulent, par fissure, fistule, prolapsus ou hygiène traumatique.

Anus sec sans cause évidente, normal en dehors d'éventuelles lésions de grattage plus ou moins sur-infectées. Le prurit peut être, de manière caractéristique, soit asymétrique, soit plus profond au niveau du rectum et non plus de l'anus.

Si le prurit ne se résout pas avec un traitement local simple et une hygiène, tous deux non agressifs, l'origine dépressive doit être évoquée et il faut savoir poser les bonnes questions. Comme dans les autres localisations, le prurit disparaît alors avec un traitement adapté.

AUTRES MANIFESTIONS SOMATIQUES

DERMATOLOGIQUES

Le prurit peut avoir toute localisation. Il faut évoquer la dépression en l'absence de lésion locale responsable, surtout s'il n'est pas diffus.

À mon avis, la région ano-génitale, la face antérieure des avant-bras et le dos sont des localisations évocatrices. Il reste volontiers durablement localisé au même endroit mais peut être diffus.

L'instabilité vasomotrice (tonus des vaisseaux) peut entraîner des placards congestifs rouges, pas toujours liés à l'émotion. Ces rougeurs sont volontiers déclenchées par la palpation et surviennent surtout dans les régions allodyniques et au niveau du décolleté. Elles sont à rapprocher des réflexes d'axone dans l'allodynie inflammatoire.

Une vasoconstriction permanente est responsable des fréquentes extrémités froides. Elle peut persister malgré une augmentation de la température centrale, comme lors de l'exercice physique. Les anomalies vasomotrices peuvent aussi entraîner des extrémités bleu violet.

Le dermographisme (écrire sur la peau : strie d'œdème et de rougeur avec prurit peu après le frottement, par exemple d'un ongle) peut avoir une composante dépressive, probablement par le même mécanisme.

Il est habituel que le psoriasis (croûtes cutanées) et le lichen plan soient associés à une dépression et, même sévères, s'améliorent ou disparaissent avec son traitement.

L'eczéma, surtout dyshydrosique (lésion touchant l'espace entre les doigts) est souvent amélioré, lui aussi, par le traitement antidépresseur.

La dépression est une cause de perte des cheveux, aiguë ou chronique, avec ou sans tendance à les arracher. La pulsion à se ronger les ongles ou leur pourtour est fréquente.

MANIFESTATIONS URO-GENITALES

Les manifestations urinaires ont été décrites en association avec les manifestations digestives, sans que leur cause dépressive commune soit habituellement reconnue. Elles sont également bien décrites dans les rares études portant sur les signes corporels associés à la dépression.

La dysurie (difficulté à uriner) n'est pas rare, surtout chez l'homme, mais elle est également possible chez la femme. Elle a pour caractéristique d'être fluctuante. La force du jet est très variable, ce qui témoigne vraisemblablement d'un manque de coordination également variable entre la contraction du muscle vésical et l'ouverture du sphincter. Après avoir vérifié en échographie que la vessie se vide bien, ce type de dysurie ne constitue pas une contre-indication aux tricycliques (famille d'antidépresseurs qui diminuent la contraction du muscle vésical).

La pollakiurie (envie d'uriner trop souvent) est encore plus fréquente, surtout chez les femmes.

Les mictions nocturnes sont habituelles. Elles dépendent, à mon avis, de deux mécanismes principaux diversement associés. Le premier est une absence ou une insuffisance de la diminution nocturne normale du débit urinaire, vraisemblablement par perte de l'augmentation nocturne normale de la sécrétion d'hormone antidiurétique. Elle se traduit par des mictions nocturnes abondantes et pâles. Il est prudent d'éliminer un diabète et une insuffisance rénale, voire surrénale.

Le second mécanisme, également responsable de la pollakiurie diurne (le jour), consiste en un dérèglement de l'arc réflexe médullaire ajustant la relaxation isotonique (augmentation de volume sans augmentation de la tension de la paroi) du muscle vésical. L'augmentation prématurée de la tension de la paroi aboutit à une petite vessie fonctionnelle qui entraîne des mictions fréquentes et peu abondantes, parfois urgentes, pouvant réaliser une vessie instable (envies irrépressibles). Les atropiniques (dérivés de l'atropine bloquant le parasympathique en périphérie) ont une efficacité palliative bien connue. Cet effet symptomatique n'est pas toujours suffisant. Les antidépresseurs, tricycliques ou non, sont beaucoup plus efficaces lorsqu'ils sont bien ajustés.

Le problème de l'énurésie (pipi au lit) est plus complexe mais l'enfant présente souvent une dépression et l'efficacité des tricycliques est établie depuis longtemps.

L'association d'une polydipsie (boissons excessives) et d'une polyurie (volume excessif des urines) se rencontre plus particulièrement en début de traitement, surtout chez les alcooliques.

Au plan génital

Il s'agit de troubles particulièrement fréquents quand on les recherche systématiquement.

Une baisse ou, plus rarement, une augmentation de la libido est habituelle.

Chez la femme

L'absence d'orgasme et la frigidité sont fréquentes dans les diverses formes de dépression.

La dyspareunie (douleur lors des rapports sexuels) n'est pas rare. Le plus souvent profonde, elle est très évocatrice lorsqu'il existe au toucher une allodynie des muscles pelviens, en dehors, bien sûr, d'une lésion organique type endométriose (diffusion anormale de la muqueuse utérine). Il n'y a toutefois pas toujours de parallélisme entre la douleur provoquée par le doigt rectal ou vaginal et celle provoquée par le pénis. Cette dyspareunie n'est, évidemment, pas spécifique.

Les règles peuvent être douloureuses, de fréquence anormale ou même s'arrêter comme le montrent les enquêtes systématiques chez les déprimées de diverses contrées. Ces anomalies sont en rapport avec le dérèglement des sécrétions hormonales hypothalamo-hypophysaires. Elles peuvent régresser avec le traitement antidépresseur.

Un déséquilibre hormonal d'origine dépressive peut être à l'origine de certaines mastodynies (douleurs des seins), parfois aussi dues à une allodynie régionale qui n'a pas de particularité par rapport aux autres localisations.

Les douleurs pelviennes chroniques sont souvent la conséquence d'une dépression, bien rarement reconnue.

Le problème du prurit et des brûlures vulvaires a été traité plus haut.

La dépression a été associée à des fausses couches à répétition par l'intermédiaire d'un déséquilibre immunitaire Th1-Th2.

Chez l'homme

Une éjaculation précoce, retardée, douloureuse, de volume insuffisant ou même absente, une érection insuffisante ou une impuissance ne sont pas rares et la dépression en est la cause la plus fréquente, surtout s'il n'y a pas d'anomalie clinique endocrinienne, vasculaire ou neurologique évidente. Il est habituel que la baisse associée de la libido rende l'impuissance moins gênante. Devant une impuissance, la persistance d'une érection nocturne ou matinale est, pour moi, très évocatrice.

Lors de l'équilibration du traitement, les troubles sexuels sont habituellement parmi les derniers à disparaître.

Dans le cadre des pathologies pulsionnelles qui seront traitées plus loin, les compulsions sexuelles entraînant des délits ou des crimes sont souvent (toujours ?) à composante dépressive.

Manifestations Endocriniennes

En dehors des manifestations génitales, des anomalies dynamiques de diverses fonctions endocriniennes sont connues depuis longtemps. Elles n'ont pas de manifestations cliniques évidentes mais sont d'un grand intérêt théorique en apportant une preuve de plus des effets de la dépression sur le corps. En effet, on a décrit des anomalies de sécrétion de la mélatonine, de l'hormone somatotrope, des hormones sexuelles, des anomalies de la sécrétion de la vasopressine (neuro-hormone à effet hypertenseur et antidiurétique) et du CRF (neuro-hormone commandant les glandes surrénales par l'intermédiaire de l'ACTH), de l'ocytocine (neuro-hormone favorisant la contraction utérine et l'euphorie). Les anomalies de la réactivité de la TSH (hormone stimulant la thyroïde) et de la prolactine (hormone de la lactation) lors de la stimulation par la TRH (neuro-hormone stimulant la TSH), comme celles de l'axe surrénalien ont même été proposées dans le passé comme tests objectifs de diagnostic de la dépression. Les perturbations peuvent porter sur la sécrétion totale mais aussi et presque toujours sur les rythmes de sécrétion, ce qui montre bien la perturbation des horloges biologiques dans la maladie dépressive.

L'augmentation de production cérébrale de CRF dans la dépression pourrait être un de ses mécanismes puisque l'injection de cette molécule, à la fois hormone et transmetteur chimique, entraîne expérimentalement des troubles de type dépressif. D'autre part, elle joue un rôle majeur dans le métabolisme corticoïde qui est très impliqué dans la dépression, tant au niveau du CRF qu'à l'autre extrémité de la chaîne, au niveau des récepteurs au cortisol de l'hippocampe qui sont moins sensibles au freinage.

Cette voie neurobiochimique n'a pas été abandonnée, loin de là. Elle constitue une des directions de recherche majeures pour améliorer notre compréhension de la dépression. De plus, le fait de disposer de chiffres pourrait intéresser les médecins qu'une teinture scientifique trop superficielle amène à penser que ce qui ne se mesure pas n'a pas d'existence réelle. Il existe d'ailleurs plusieurs périodiques consacrés à l'interface de la psychiatrie et de la neurobiochimie mais les études publiées n'ont pas le retentissement qui serait souhaitable, en France notamment.

Toutefois, ces tests sont relativement chers, complexes et surtout trop peu sensibles pour un usage clinique. Il n'y a d'ailleurs pas de raison théorique pour que ces signes hormonaux soient plus constants que les autres signes, y compris psychiques. Cependant, ces anomalies, associées aux troubles fonctionnels du corps, aux anomalies en imagerie fonctionnelle cérébrale, ainsi que leur normalisation sous traitement, pourraient, peut-être constituer une référence pour rattacher à la dépression diverses pathologies corporelles ou psychiatriques.

De fait, nous manquons cruellement d'une définition précise des limites de cette maladie et les instruments dont nous disposons actuellement, du MMPI au DSM V sont tous issus de présupposés psychogénétiques (origine et mécanisme psychologiques) et centrés sur les troubles psychiques classiques, ce qui interdit d'élargir la vision de la maladie. Ils ne permettent pas de définir la non-dépression.

La connaissance des relations entre le système neurovégétatif et l'immunité permet d'envisager la possibilité de conséquences encore peu explorées sur les divers aspects de cette immunité, des fausses couches à répétition à la résistance aux infections et au cancer et aux maladies auto-immunes. Notons qu'on a décrit un déséquilibre immunitaire différent selon que le sujet était ou non suicidaire.

On peut rapprocher des manifestations endocriniennes les anomalies des graisses plasmatiques et cellulaires et du métabolisme de l'acide folique (vitamine B_5), décrites dans la dépression et de l'efficacité des acides gras ω3 dans son traitement. La concentration des plaquettes sanguines en sérotonine est habituellement diminuée, ce qui peut modifier leur fonction.

Par ailleurs, on a décrit une association entre la dépression et les complications du diabète sucré, de type 1 ou 2, d'autant plus nette que la sévérité de la dépression est plus grande.

L'instabilité inhabituelle de l'équilibration hormonale (diabète ou thyroïde) pourrait être due aux fluctuations de la sécrétion des autres hormones

On peut aussi rapprocher de la pathologie endocrinienne les anomalies de l'appétit et du poids.

APPETIT ET POIDS

Une situation assez rare mais évocatrice est, comme d'habitude, l'association des contraires, baisse de l'appétit-prise de poids ou l'inverse, après avoir vérifié la normalité de la fonction thyroïdienne. On peut en rapprocher la constatation plus fréquente d'un contraste entre une perte de l'appétit entraînant une diminution importante de l'alimentation avec un poids non modifié.

L'appétit peut aussi bien être diminué qu'augmenté, ou perturbé dans le rythme journalier ou encore dans son intensité, sous forme de fringales ou de boulimie. La boulimie est souvent (toujours ?) une manifestation dépressive. Elle constitue une forme grave de la fringale, laquelle est un signe fréquent. *A minima*, il s'agit de grignotage entre les repas contribuant à la prise de poids.

La coexistence d'une anorexie (manque d'appétit) ou d'une satiété précoce (cf. infra) aux repas avec des fringales dans leur intervalle, est également très évocatrice. On peut en rapprocher la difficulté à contrôler ses ingestions alimentaires pour suivre un régime, lors des repas ou dans leur intervalle.

L'anorexie est un signe connu depuis fort longtemps. Elle n'est, évidemment, pas caractéristique, sauf quand elle survient principalement ou exclusivement le matin. La satiété précoce est évocatrice, avec une faim normale avant le repas, mais qui disparaît après quelques bouchées. Il est possible que, comme pour la vessie, des anomalies de la relaxation isotonique du fundus gastrique contribuent à l'expliquer.

Des dégoûts alimentaires spécifiques sont évocateurs chez l'adulte, surtout s'ils sont acquis. Ils portent volontiers sur la viande rouge et le son de blé. L'anorexie pseudo dysphagique a été décrite plus haut. Elle est particulièrement fréquente chez le sujet âgé. L'anorexie est un signe majeur du «glissement» du vieillard et contribue à son affaiblissement et à sa mort.

Parfois, au contraire, l'alimentation est conservée, le patient mangeant «parce qu'il faut», sans appétit mais absorbant une quantité normale de calories. Bien qu'il n'y ait pas de parallélisme strict, il est évident que la diminution des calories absorbées joue un rôle dans l'amaigrissement.

La place de la dépression dans l'anorexie mentale (amaigrissement extrême puis mortel, de jeunes filles hyperactives), surtout chronique, me paraît plausible, mais je n'en ai pas d'expérience. Les antidépresseurs peuvent être utiles.

Le poids peut aussi bien augmenter que diminuer, voire connaître des fluctuations anormalement importantes.

L'amaigrissement est un signe peu caractéristique. Il peut être dépressif mais, toujours inquiétant, il doit faire craindre une maladie organique associée. La reprise de poids sous traitement est rassurante mais doit être limitée au poids optimal par un régime hypocalorique volontaire, afin de n'être pas nocive pour les genoux et les artères. «Je vous règle l'allumage mais n'en profitez pas pour faire un excès de vitesse» ! L'association amaigrissement-augmentation de la prise alimentaire est rare mais très évocatrice, une fois éliminées l'hyperthyroïdie et les anomalies de la digestion ou de l'absorption intestinale.

Le problème du surpoids est plus complexe que celui de l'amaigrissement. Il existe, bien sûr, d'autres facteurs, en particulier culturels et génétiques. Dans le cadre de la dépression, le surpoids est typiquement associé à une prise de calories normale, voire basse, soit volontairement, soit faute d'appétit. La raison de cette dissociation n'est pas claire et implique, à l'évidence, un problème de rendement excessif du métabolisme, comme à l'occasion d'une famine. Ces oppositions sont d'ailleurs évocatrices de la dépression, quel que soit le système en cause.

Il est, *a contrario*, frappant d'observer, sous traitement antidépresseur finement adapté, que l'appétit augmente parallèlement à une perte rapide du tissu gras. Cet amaigrissement s'arrête net lors du retour au poids normal, alors que le médecin commençait parfois à s'inquiéter.

Cependant, en moyenne, le surpoids est un des derniers signes à disparaître sous traitement, comme nous le verrons plus loin.

Le problème se complique du fait qu'indiscutablement, certains traitements psychotropes font prendre de la graisse aux malades. Il s'agit, certes, des neuroleptiques (traitement des psychoses) qui n'ont aucune indication durable dans la dépression mais aussi de «régulateurs de l'humeur» et, parfois, de l'antidépresseur lui-même. Contrairement aux autres effets indésirables, la prise de poids n'implique pas l'inefficacité du traitement. Il est cependant habituel que le surpoids disparaisse lorsque l'équilibration parfaite est enfin obtenue.

Il est évident qu'un régime hypocalorique modéré, équilibré et durable ne peut jouer qu'un rôle favorable, comme un exercice physique fréquent, régulier, prolongé et mettant en œuvre les membres inférieurs, également utile sur le plan étiologique. L'imipramine est particulièrement adaptée, dans mon expérience, au traitement des dépressions avec surpoids.

De toute façon, il est clair que le bilan calorique ne suffit pas à expliquer les variations de poids.

Dans certains cas, le dépôt de graisse est relativement localisé, en particulier au niveau abdominal, réalisant une stéatomérie (accumulation localisée de tissu gras) pouvant mimer une ascite (épanchement de liquide dans le péritoine) et favorisant une résistance à l'insuline, avec ses graves conséquences sur les plans vasculaire, cancéreux et hépatique.

Manifestations Neurologiques

L'individualisation de manifestations neurologiques est évidemment artificielle puisque la dépression est précisément une maladie neurologique.

Sur le plan anatomique, il ne faut pas oublier l'atrophie (réversible) de l'amygdale et de l'hippocampe. Sa présence doit toujours faire penser à la dépression.

Des sensations brèves d'instabilité non liées à un mouvement du corps, de la tête ou du cou et sans sensation de rotation ni chute sont très évocatrices dans mon expérience. D'autres types d'instabilité prolongée, voire de vertige rotatoire, sont également possibles, mais moins évocateurs. Ils sont pourtant fréquemment rapportés dans les enquêtes systématiques. Le «vertige» au redressement est compatible.

Un tremblement fin et rapide, de type hyperactivité sympathique n'est pas rare. Il a pour caractéristiques d'être variable et souvent sensible aux bêtabloquants (médicaments bloquant les récepteurs bêta du sympathique). Il n'est, bien sûr, pas spécifique. Il s'agit parfois également d'une sensation, difficile à définir mais très caractéristique, de «tremblement intérieur».

Des maladresses sont fréquentes avec tendance à lâcher des objets et donc à les casser, ainsi qu'à heurter son corps aux angles ou aux portes.

Ces maladresses peuvent gêner l'activité professionnelle, comme la frappe dactylographique avec une baisse de la vitesse et inversion de touches.

Il existe un risque majoré lors d'activités à risque telles que la conduite automobile ou le travail sur machine. La fréquence des distractions qui peuvent confiner à un état crépusculaire transitoire, aggrave encore le risque d'accident, de même que la somnolence. Il serait dramatique que la confusion habituelle entre les signes de la maladie et les effets secondaires des traitements amène à interdire la conduite automobile aux patients sous antidépresseurs. De fait, il existe une relation statistique entre le risque d'accident et la prise d'antidépresseurs. Elle est due au fait que le traitement étant habituellement peu efficace, la prise d'antidépresseurs est un marqueur de la dépression qui, elle, est la vraie cause des accidents, comme le prouvent deux études allemandes. Il ne faut, en effet, jamais oublier qu'une relation statistique n'implique nullement une relation causale et, encore moins, son sens.

Parmi les manifestations sensitives, on peut noter les paresthésies et les cénesthopathies (sensations non douloureuses simples ou complexes), en particulier de la tête, difficiles à définir mais décrites comme «tête vide», «tête floue», «tête brouillée», «tête bizarre» et au niveau ano-rectal, à type de «vers», de chatouillements, de pesanteurs ou de faux besoins. Elles sont assez fréquentes et très évocatrices.

Il peut aussi s'agir d'une sensation de froid surtout au niveau du tronc, mais aussi au niveau des extrémités. Un surdosage en tricycliques peut aussi en être responsable.

Les troubles de la mémoire sont également fréquents et évocateurs s'ils sont acquis. Ils portent principalement sur l'indisponibilité transitoire d'une information bien connue. C'est ce que l'on appelle le «trou de mémoire». Ils peuvent porter sur d'autres fonctions de la mémoire comme, par exemple, le jeu de la carte au bridge.

Les distractions sont fréquentes. Qu'étais-je en train d'aller chercher ? Où ai-je mis…?

Ces troubles de la mémoire sont à rapprocher de l'atrophie de l'hippocampe par diminution de la production neuronale.

Les anomalies de la motricité musculaire striée (muscle volontaire) jouent un rôle dans les troubles du fonctionnement de l'articulation temporo-maxillaire ainsi que dans les douleurs type «fibro-myosite», les morsures de la langue en mangeant, la diminution de la mimique (d'interprétation difficile au Vietnam) et, probablement dans les douleurs du dos et de la nuque.

La dépression peut aussi entraîner des contractions plus ou moins rythmiques de faisceaux musculaires. Il en va de même des tics. L'hémispasme facial peut disparaître sous traitement antidépresseur efficace.

Les impatiences des membres inférieurs (jambes sans repos) sont habituellement dépressives quand elles ne sont pas la conséquence d'un traitement médicamenteux, type neuroleptique. L'agitation rythmique d'un ou des membres inférieurs est un bon test d'approche, comme la main moite.

L'écriture peut être modifiée, petite, maladroite et difficile.

La cataplexie ou narcolepsie (syndrome associant des endormissements anormaux et des suspensions de tonus musculaire) a un rapport avec la dépression, mais je n'en ai pas d'expérience.

Il existe aussi un rapport bilatéral entre la dépression et les apnées du sommeil. On a d'ailleurs récemment insisté sur le rôle du cerveau dans ces mêmes apnées en réduisant à une plus juste proportion l'influence des facteurs locaux, tant en ce qui concerne le pharynx que l'obésité globale. Par ailleurs, il n'est pas rare, dans mon expérience, que le traitement de ces apnées par le port d'un masque de pression positive continue, améliore les troubles dépressifs associés et, parfois, de manière spectaculaire.

Il est fréquent que la performance physique et/ou intellectuelle chute, de manière d'ailleurs très variable. Cette chute n'est pas seulement due à la baisse de la motivation, du dynamisme, de la concentration et de la mémoire, mais aussi à une baisse, d'ailleurs très variable elle aussi, des capacités opérationnelles supérieures qu'on peut qualifier d'intelligence. L'ensemble de ces déficits, même modestes, peut avoir des conséquences professionnelles redoutables dans un milieu hautement concurrentiel et parfois définitives quand il s'agit des études supérieures.

La spasmophilie représente une manifestation aiguë qui est très souvent (toujours ?) sous la dépendance d'une dépression associée.

Une astasie (impossibilité de se tenir debout) avec abasie (impossibilité de marcher) associée à une rétro pulsion (tendance à tomber en arrière) est évocatrice d'une dépression. Elle se voit surtout, mais non exclusivement, chez le vieillard.

Chez les personnes âgées, outre le glissement, la dépression peut aussi entraîner un état pseudo-démentiel. Le diagnostic est important puisque cet état est parfaitement réversible, au moins si le traitement est précoce. Un moyen fort simple pour éliminer une démence vraie débutante est de rechercher des troubles du calcul mental qui manquent toujours dans la dépression. Si 2+2 = 4 correspond, en fait, à un test de mémoire des faits anciens, le franchissement de 10 ou, surtout de 100, en montant et encore plus en descendant, est très discriminant. En effet, le patient qui répond exactement à 101-3 = 98 a très peu de chances d'avoir une démence vraie, et donc, dans le contexte, a probablement une dépression pseudo-démentielle. La capacité de lire à l'envers est aussi très discriminante. L'effet du traitement judicieusement ajusté viendra confirmer le diagnostic en apportant la guérison. Contrairement à l'Alzheimer, la dépression pseudo-démentielle entraîne rapidement une altération de l'état général et la mort. Le problème se complique du fait qu'une maladie d'Alzheimer n'exclut nullement une dépression qui la complique fréquemment et peut l'annoncer. L'erreur troubles de la mémoire = démence = Alzheimer est aussi fréquente que dramatique.

La TEP à l'amyloïde vient de confirmer la très faible robustesse des diagnostics d'Alzheimer.

L'association de la dépression avec la maladie de Parkinson est habituelle et est constante avec celle de Huntington.

Il n'est pas rare que le traitement de la dépression associée permette la stabilisation de l'effet du traitement du Parkinson.

Manifestations cardiologiques et respiratoires

La baisse de la tension artérielle est un signe fréquent et anciennement connu. Son caractère récent et persistant lui donne une valeur diagnostique. Elle n'est pas la cause de la fatigue.

L'hypotension orthostatique est évocatrice si elle est récente. Elle se manifeste par un malaise ou une instabilité au redressement rapide. Elle est due à une lenteur d'ajustement des artères, des veines et du cœur à un changement de position. Elle n'est, évidemment, pas spécifique. Il ne faut pas l'attribuer trop facilement au traitement.

L'hypertension est plus souvent systolique pure et intermittente que systolo-diastolique (portant sur les 2 chiffres) et permanente.

Les malaises de type vagal (dus à une activation excessive du parasympathique) associent un pouls lent, une perte progressive de connaissance soulagée par la position allongée, des sueurs et, éventuellement, des nausées. Ils sont habituellement associés à la dépression et disparaissent avec son équilibration. L'atropine intraveineuse, à bonne dose (1 mg), est un traitement très efficace. Ils peuvent être favorisés par l'émotion, la douleur et la stimulation viscérale, comme lors de l'endoscopie. Pourtant, en moyenne, le tonus parasympathique semble être diminué. Cette baisse peut contribuer à expliquer la fréquente tachycardie sinusale (accélération simple du rythme cardiaque). Elle peut s'intégrer dans un tableau simulant une hyperthyroïdie. Elle est souvent associée à un éréthisme vasculaire (battements des vaisseaux trop forts), bien visible en échographie abdominale au niveau de la veine cave inférieure et de l'aorte qui battent en alternance. Des malaises de mécanisme mal défini sont également possibles.

Des palpitations sont fréquentes. Elles sont d'autant plus évocatrices qu'elles ne sont pas associées à des extrasystoles (contractions cardiaques prématurées) objectivées par l'ECG. Toutefois, les extrasystoles elles-mêmes peuvent être d'origine dépressive.

Nous ne reviendrons pas sur les douleurs thoraciques pariétales ni les spasmes œsophagiens qui peuvent simuler une douleur coronarienne. On sait d'ailleurs que leurs relations avec l'ischémie (défaut d'irrigation sanguine) du muscle cardiaque sans rétrécissement artériel sont complexes. En tout cas, les douleurs dépressives ne sont pas déclenchées de manière reproductible par l'exercice physique. La dépression augmenterait notablement le risque de vieillissement vasculaire athéromateux, surtout chez les femmes. Celui-ci est à rapprocher des anomalies plaquettaires et lipidiques associées à la dépression d'une part et d'autre part de l'association à une augmentation du risque coronarien, bien établie tant chez les cardiaques que chez les non-cardiaques.

Par ailleurs, la dépression aggrave considérablement le pronostic après accident coronarien et en cas d'insuffisance cardiaque. Son traitement en améliore le pronostic.

Rappelons la sensibilité de l'aorte à la palpation qui est, pour moi, très évocatrice.

Au plan respiratoire, on rappellera la dyspnée *sine materia* avec soif d'air et ouverture de la fenêtre, manifestation fréquente et quelquefois dominante d'une crise d'angoisse, sans rapport constant avec les troubles psychiques, ainsi que l'hyperpnée (respiration ample et rapide) responsable de l'alcalinisation du sang, facteur déclenchant de la crise de spasmophilie ainsi que les apnées du sommeil, décrites plus haut.

Des soupirs sont parfois anormalement fréquents, sans rapport avec le contexte, parfois saccadés. Le patient peut avoir également noté des bâillements anormaux. Le ronflement peut être d'origine dépressive, surtout si le patient n'est ni obèse ni alcoolique et s'il persiste sur le côté.

On peut en rapprocher l'intérêt des antidépresseurs dans le sevrage tabagique, au moins lorsque la dépression empêche le fumeur de lutter en sapant sa volonté et son désir d'aller bien. Ils pourraient aussi bloquer l'effet dépressogène du sevrage, facteur de rechute précoce.

MANIFESTATIONS STOMATO ET ORL

En dehors des troubles du goût et des douleurs de langue, il faut citer les troubles de la salivation. Il s'agit surtout de la bouche sèche qui a pour caractéristiques d'être transitoire, variable et souvent liée à la tension émotionnelle. Ces caractères, d'ailleurs inconstants, la différencient d'un syndrome sec (maladie immunitaire entraînant le tarissement des sécrétions muqueuses, en particulier des larmes et de la salive) comme d'un effet du traitement, qui donnent une bouche sèche permanente, avec parfois un œil sec qui n'est pas, *a priori*, dépressif.

Une salivation excessive ou un larmoiement sont plus rares.

Une impression de bouche pâteuse ou âpre est fréquente mais peu spécifique.

L'intolérance à des prothèses, en particulier dentaires ou à des lunettes successives est évocatrice du diagnostic. Il en va de même du grincement de dents habituel.

Nez sec, hyper sécrétant ou obstrué, en particulier la nuit, sont également possibles.

Une sensibilité labyrinthique (organe de l'équilibration) anormale aux transports est également un signe compatible, tout au moins chez l'adulte. Il est habituel que le mal des transports disparaisse après équilibration de la dépression.

Les acouphènes (bruits perçus sans cause) sont bien connus quoique peu fréquents dans mon expérience. Ils sont habituellement aigus et médians, variables dans le temps.

Les troubles de la voix peuvent être d'origine dépressive. Il faut, bien sûr, éliminer les autres causes locales, neurologiques et le reflux gastro-œsophagien. Il peut s'agir d'un défaut d'articulation ou d'une élocution faible, sourde, d'intensité et de vitesse irrégulière, confuse, difficile à comprendre, aggravée par l'imprécision de la pensée et du vocabulaire. Les nodules sont une conséquence aggravante et non une cause. L'origine dépressive de la dysfonction laryngée n'exclut pas l'efficacité de la rééducation, toujours plus facile sur le muscle strié que sur le muscle lisse viscéral dont le contrôle volontaire est beaucoup plus difficile et aléatoire.

Comme il y a des œsophages et des intestins irritables, il y a aussi des larynx irritables, responsables de toux de cause obscure. Il faut bien entendu éliminer une cause locale ou médicamenteuse et un reflux gastro-laryngé.

Manifestations Rhumatismales

Les signes rhumatologiques sont étroitement dépendants des anomalies motrices et sensitives et ont été en grande partie décrits ci-dessus.

On retiendra essentiellement les douleurs de nuque et du dos entre les épaules, particulièrement caractéristiques quand elles sont à type de brûlure et/ou associées à une allodynie locale.

Contrairement à une idée classique, les lombalgies (douleurs du bas du dos), le sont moins, sauf quand elles ont un horaire matinal, avant le lever.

Les points douloureux multiples qui ont été regroupés sous le terme de «fibro-myosite» ou «fibromyalgie» relèvent, en fait, de la maladie dépressive, ainsi que les signes généraux associés. Ces points douloureux sont en rapport avec des anomalies de la gestion centrale du message sensitif. Les antidépresseurs en sont le traitement le plus efficace.

Il en va de même des douleurs tendineuses multiples, en particulier aux points d'insertion osseux, syndrome qui se recouvre plus ou moins avec la fibromyalgie. Il est habituel que le pincement de la peau recouvrant le tendon soit douloureux. Ceci montre bien que le processus n'est pas limité au tendon et que la douleur de ce dernier n'est pas seulement due à son surmenage mais s'intègre dans un trouble sensitif global.

Ces douleurs tendineuses peuvent être spontanées ou déclenchées par l'exercice physique.

Rappelons, bien sûr, les diverses douleurs métamériques qui peuvent affecter tous les segments du corps mais plus volontiers le tronc.

Enfin, les douleurs peuvent être diffuses : «j'ai mal partout», souvent attribuées à une arthrose diffuse. La présence d'une arthrose radiologique n'implique nullement sa responsabilité dans les douleurs.

La dépression est une cause de crampes parmi d'autres. Il en va de même des jambes lourdes surtout si elles sont matinales.

MANIFESTATIONS DIVERSES

Pour terminer la liste des signes corporels, il faut parler des bouffées de chaleur et de froid ainsi que des sueurs qui ne relèvent pas d'un système bien précis.

En dehors de la période péri ménopausique de quelques années et en cas de traitement hormonal de la ménopause, les bouffées de chaleur sont très évocatrices de dépression : il s'agit d'une impression brutale de chaleur excessive avec rougeur et sueurs. Il en va de même, à tout âge, des bouffées de froid et de leur association. Une frilosité récemment acquise et non expliquée par ailleurs peut en être un équivalent. Une sensibilité excessive à la température externe est possible, diffuse ou localisée, en particulier au niveau de la tête ou du ventre.

En dehors des bouffées de chaleur, des sueurs anormales sont fréquentes, à l'effort, appréciées par rapport au passé ou à d'autres personnes faisant le même travail et/ou au repos, spontanément et, en particulier, la nuit. Elles peuvent aussi survenir lors des repas.

Ces sueurs peuvent être généralisées ou localisées et alors essentiellement au niveau des mains, des pieds et des aisselles. Cette sudation anormale est encore plus évocatrice dans un contexte d'extrémités froides. Elle peut être majorée par la tension émotionnelle. La main moite est un signe immédiat d'orientation, dès la poignée de main d'accueil.

Enfin, une fièvre modérée, jusqu'à 38 °C dans les conditions basales (le matin au réveil ou après 1/2 h de repos allongé), n'exclut pas le diagnostic.

Les Troubles Psychiques

Il est clair que les troubles psychiques sont plus rares à Hanoï qu'en Charente pour un même type de recrutement gastro-entérologique, et en dehors, semble-t-il, d'une simple notion de contexte culturel. Il semble qu'en plus, leur expression directe soit plus rare, exprimée sous le nom de «soucis». Le psychisme étant une des expressions de la neurobiochimie, la manifestation de la dépression par son intermédiaire est compréhensible, mais il n'y a pas de raison pour que les troubles du psychisme soient plus constants que ceux des autres systèmes.

La psychiatrie considère souvent les signes psychiques comme spontanément régressifs, tentant de faire passer pour un raisonnement des jeux de mots du type «queue de dépression» utilisés pour qualifier la persistance des signes corporels. Dans mon recrutement à base corporelle chez l'adulte, les signes psychiques ne sont habituellement pas régressifs spontanément.

L'Anosognosie

L'anosognosie (méconnaissance du caractère anormal d'un phénomène ou de son existence), bien connue dans certaines lésions cérébrales, est un mécanisme fondamental pour bien comprendre plusieurs modes d'expression de la dépression.

Cette anosognosie a toujours paru étonnante chez des patients par ailleurs sains d'esprit. Elle est fréquente dans la dépression, quoique d'intensité variable. Elle modifie les données de l'interrogatoire, ce qui fait qu'il est utile de recouper les informations auprès d'un tiers, habituellement le conjoint. Le témoignage de celui-ci permet de détecter des anomalies dont le patient n'est pas conscient, par exemple les difficultés relationnelles comme l'irritabilité.

Par ailleurs, c'est l'absence de conscience du caractère pathologique de l'humeur qui joue un rôle décisif dans le suicide. En effet, c'est parce que le patient n'est pas conscient du caractère anormal de sa vision déformée qu'il projette ou réalise un suicide. Une fois traité efficacement, le même patient ne comprend plus du tout les raisons pour lesquelles il voulait se suicider. Ceci explique pourquoi il est monstrueux, sauf rarissime exception non dépressive, d'aider un malade à se suicider (et, pire encore, de l'euthanasier) en «comprenant» les raisons qu'il expose, sans se rendre compte que c'est sa vision déformée et non la réalité objective qui est à l'origine de sa motivation.

À ce propos, il faut souligner que la vision négativiste du déprimé s'étend au présent, à l'avenir, mais aussi au passé et même aux autres. Il faut toujours accepter avec réserves les affirmations de sévices sur le plan physique, psychique ou sexuel, tant que leur réalité n'a pas été établie par le témoignage de tiers.

C'est ainsi qu'on peut se demander si la corrélation entre les sévices de l'enfance, surtout sexuels, et les troubles fonctionnels de l'adulte, très à la mode actuellement, est bien causale. En effet, il est également possible que l'importance réelle du traumatisme à l'époque où il est survenu, ait été bien moindre que l'adulte ne l'affirme ultérieurement. Il est même possible que les épisodes aient été, en fait, purement fantasmatiques. C'est souvent la description du passé qui est pathologique plutôt que le passé objectif lui-même.

On pourrait même aller plus loin et se demander si la psychanalyse se fonde bien sur l'influence de son passé sur l'état actuel du patient comme elle l'affirme. Il se pourrait, en fait, que ce passé n'apparaisse anormal que parce que le patient le voit tel à travers sa dépression, au moment où il l'évoque, ce qui est caractéristique d'un raisonnement circulaire.

Il ne viendrait pas à l'idée d'un policier sérieux d'accepter comme causale une relation avec un fait passé dont la réalité et l'importance ne reposent que sur l'allégation d'une personne unique, impliquée et dont, en plus, la vision du passé et du présent est déformée. Il existe une corrélation entre les antécédents de sévices physiques ou sexuels, au moins allégués, et les signes de dépression, au moins corporels. Une autre étude montre que c'est la perception subjective des événements et non les événements eux-mêmes qui est liée à l'aggravation des maladies inflammatoires intestinales.

L'effet aggravant bien connu de la psychanalyse sur la dépression pourrait être dû au fait qu'elle pousse le patient à remuer la boue d'un passé qu'il perçoit souvent comme négatif de manière majorée et, parfois, purement imaginaire. De plus, ses modalités sont idéales pour induire de faux souvenirs.

Schématiquement, le déprimé repeint souvent en noir son présent, son avenir et son passé. D'autre part, il ne faut pas imprudemment chausser ses verres déformants pour adhérer sans critique à ses affirmations.

L'anosognosie explique aussi pourquoi des philosophes déprimés ont décrit leur vision pathologique comme un système de pensée normal.

L'anosognosie du patient est le plus souvent partielle, ce qui permet parfois de l'aider à en prendre conscience, en profitant des fluctuations spontanées du pessimisme pour lui expliquer que s'il voit différemment la même réalité d'un jour à l'autre, c'est que sa vision en est déformée. Cette méthode peut aider le patient à s'analyser, à prendre ses symptômes au deuxième degré et à ne pas trop adhérer à sa vision spontanée grâce à un détachement critique. La prise de conscience du caractère pathologique implique la possibilité d'un traitement, la présence d'une sortie au bout du tunnel et rend le suicide moins «logique».

Le suicide est la cause principale de mortalité par dépression avec le glissement. Il ne faut pas oublier qu'il tue environ 15.000 personnes en France par an, sans compter les formes déguisées en accident, en overdose et les formes larvées et indirectes par conduite à risque, intoxications diverses ou refus d'une aide salvatrice.

Il est fondamental de poser la question des «idées noires» et d'éventuels projets suicidaires dont, le plus souvent, le malade ne refuse pas de parler. Il faut lui redonner confiance, le faire patienter en attendant l'efficacité du traitement : «Ne jetez pas le moteur, on va juste régler l'allumage et il remarchera très bien».

Le suicide peut, au maximum, être «altruiste» en tuant les autres, souvent sa famille, car le patient a la conviction délirante que c'est le meilleur service à lui rendre. Il est habituel qu'il tente aussi de se tuer lui-même. Il s'agit d'une des caractéristiques de la forme dite mélancolique de la dépression, actuellement oubliée.

La vision négative, en se projetant aussi sur les autres, peut l'amener à prendre, sur divers plans, des décisions contraires à ses intérêts ou à ceux de ses proches. Il est important de lui conseiller de remettre des décisions importantes en attendant l'amélioration de son état. En effet, il pourrait les regretter ensuite, qu'il s'agisse d'un divorce, d'un changement de travail ou d'habitation ou encore d'un placement financier. Ses décisions inadéquates peuvent aussi être contraires à l'intérêt de ses enfants, ascendants, conjoint et, en ce qui concerne le médecin, de son patient. Il n'est, en effet, pas rare que le médecin déprimé pense : «à son âge» ou «dans son état», «ça ne vaut pas la peine de vivre», ou «moi si j'étais à sa place je...» et, de manière le plus souvent passive, contribue au décès d'un patient dont l'opinion était peut-être, ou aurait pu devenir bien différente, en cas de dépression traitée. Il s'agit là de causes de mortalité indirecte de la dépression.

Enfin, il est maintenant clairement démontré que la fréquence du suicide diminue parallèlement à l'usage des antidépresseurs, même s'il existe un problème non résolu chez les adolescents.

SIGNES RECONNUS COMME DEPRESSIFS

Je ne m'étendrai que sur les aspects méconnus de ces signes classiques.

Il est exact de dire que le moral du déprimé est souvent mauvais et variable mais faux d'affirmer que tous ses symptômes découlent de ce dérèglement de l'humeur, et même d'affirmer que ce signe est constant.

L'angoisse est également bien classique. Elle doit être distinguée de l'anxiété, également fréquente qui repose, elle, sur un motif à base objective dont le retentissement est anormalement intense, par exemple peur excessive en voiture.

Sur un plan psychique, il s'agit de la survenue sans motif ni cause immédiate évidente de l'impression d'un risque de mort imminente, d'une catastrophe ou d'un environnement inexplicablement hostile. Il est habituel que le patient soit conscient du caractère anormal du phénomène.

Sur un plan corporel et sans parallélisme absolu avec les signes psychiques, diverses manifestations sont possibles. La soif d'air avec oppression et blocage respiratoire en inspiration est une des plus caractéristiques. L'absence de bruit respiratoire la différencie des dyspnées bronchique et laryngée. La tachycardie, les palpitations, l'impression de malaise, les sueurs souvent froides, et les douleurs sont moins spécifiques. L'essentiel reste la survenue par crises et l'analyse des signes associés. L'angoisse peut aussi être la conséquence d'une crise organique telle qu'un infarctus.

Passons sur l'impression de culpabilité qui trouve toute son importance dans l'alcoolisme et qui joue un rôle dans le suicide. Il faut tout faire pour lutter contre la culpabilité qui entraîne le repli sur soi.

La baisse du dynamisme est fréquente avec une diminution de l'envie d'agir en général, de s'amuser et de faire son travail en particulier. Il existe un continuum (une relation sans séparation) avec le désintérêt pour les «hobbies», pour la famille et pour les enfants (souvent culpabilisé), avec la clinophilie (tendance à rester au lit), le coucher précoce, le lever tardif et la diminution de la performance. Par ailleurs, l'indécision est parfois frappante, et crispante pour les tiers. On en rapproche la tendance à remettre à plus tard ce qui devrait être fait de suite (procrastination).

Là encore, c'est la comparaison au passé et la fluctuation de ces signes sans seuil qui permet de confirmer leur caractère pathologique.

Dans certains cas, au contraire, le patient est hyperactif, avec le «syndrome du vélo» qui tombe quand il s'arrête. Il s'agit de gens très productifs, avec le besoin d'avoir une occupation programmée permanente et qui sont très malheureux quand ils sont désœuvrés, en vacances ou en retraite.

Il faut insister sur la perte d'une sensation normale de «bien être» et de «joie de vivre». Il est fréquent que le malade n'en prenne conscience que lors de la récupération de son état normal. C'est là souvent le bénéfice le plus important du traitement antidépresseur, même s'il s'agit d'une notion subjective.

Quand les troubles sont récents, l'interrogatoire des proches permet presque toujours de noter que le patient, «a changé», «n'est plus le même», «ne rigole plus», «ne bricole plus», «on ne le (la) reconnaît plus»…

THEORIES CLASSIQUES

Les théories psychologiques classiques font découler tous les signes de la dépression de l'anomalie de l'humeur, parfois diversement associée à la baisse du dynamisme (aussi appelé «élan vital») et à l'angoisse. Il est clair que cette vision réductrice ne peut pas rendre compte de l'ensemble des autres signes, en particulier corporels. Elle ne peut pas non plus rendre compte des autres aspects psychiques.

Par ailleurs, il faut se méfier des explications pseudo évidentes telles que «je suis fatigué parce que je dors mal» parce que l'association qui peut exister chez ce patient n'est pas constante chez les autres et que (voir plus loin) la disparition des deux signes sous traitement est souvent successive. L'analyse des signes des patients montre que la conséquence prétendue peut exister sans la cause. L'explication «en chaîne» des signes divers à partir d'anomalies psychiques plus ou moins nombreuses n'est donc pas tenable. En fait, chaque «centre» nerveux est déréglé de manière aléatoire et relativement indépendante.

De plus, c'est le socle commun corporel qui permet de rattacher à la dépression des manifestations psychiatriques qui sont habituellement considérées comme indépendantes. On notera à ce propos que les DSM III, IV et V précisent que l'élimination préalable de la dépression est un critère nécessaire au diagnostic de divers états pathologiques. Cependant, comment faire quand la non-dépression n'est pas définie ? Par ailleurs, il est évident pour un clinicien attentif, que des formes modérées de ces troubles sont fréquemment associées aux divers aspects de la dépression et que ces symptômes disparaissent sous traitement antidépresseur efficace. Il est donc probable que le mécanisme causal est le même, quel que soit le nom qu'on lui donne et, pourquoi pas, celui consacré par l'usage, de dépression.
Il en va de même pour bien des prétendues psychoses avec des résultats catastrophiques pour le patient et sa famille.

On évoque des «co-morbidités» sans plus d'explication, alors que ce type d'association devrait évoquer, *a priori*, une origine commune.

PATHOLOGIES PSYCHIQUES HABITUELLEMENT NON CONSIDEREES COMME DEPRESSIVES

Phobies

Les phobies de toute sorte, même très anciennes, et y compris celle de l'altitude dite «vertige» et les phobies par procuration disparaissent sous traitement antidépresseur efficace.

Troubles Compulsifs

Plus important encore, les compulsions diverses, que ce soit pour se ronger les ongles, que ce soit vers l'alcool, et nous y reviendrons, vers le chocolat, vers le vol, mais aussi vers le crime, sexuel ou non, sont susceptibles d'être traitées. Prenons, à titre d'exemple, l'histoire du meurtrier pulsionnel en série Francis Heaulme. Après plus de 100 hospitalisations psychiatriques, le diagnostic de dépression n'a pas été posé, alors qu'il m'est apparu évident en quelques minutes, en écoutant son histoire à la radio. Un traitement adapté aurait soulagé le patient et sauvé bien des victimes.

Idées Obsessionnelles

Les idées obsessionnelles sont variées, habituellement négatives, qu'il s'agisse de jalousie, de ruine ou de maladie grave cachée. Cette dernière obsession, portant souvent sur le cancer ou le SIDA, voire l'Alzheimer en cas de troubles de la mémoire, est la responsable principale de la consultation des patients. Elle explique la multiplication des examens inutiles faits «pour rassurer». Cette réassurance (du patient ou du médecin ou des deux !) ne dure qu'un temps assez bref, ne saurait pallier à l'incompétence et n'empêche pas la crainte d'autres localisations. Il s'agit là de l'explication principale du problème de la consultation ou de la non-consultation des malades fonctionnels et aussi d'une «mine d'or pour prospecteurs avertis».

On a montré dans les troubles obsessionnels-compulsifs une hyperactivité du striatum (un des noyaux gris centraux du cerveau).

Les antidépresseurs sont efficaces, comme dans l'angoisse et les phobies.

Enfin, les troubles obsessionnels-compulsifs sont bien connus chez les animaux comme composante d'une dépression.

Tics

Les tics divers régressent habituellement sous antidépresseurs donnés pour d'autres raisons, en particulier chez l'enfant. Je n'ai pas d'expérience de la maladie de Gilles de la Tourette (tics majeurs). Une étude récente montre qu'elle est souvent associée à des syndromes que je juge dépressifs.

L'Irrationalité

Elle explique que la dépression est la seule maladie que ne veuillent ni envisager ni traiter ni les patients, ni leur famille, ni les médecins.

L'irrationalité des conduites parait moins fréquente à Hanoï qu'en Charente. Elle peut s'appliquer à tous les aspects de la vie. Elle contribue à la difficulté des relations médecin-malade et peut compromettre l'adhésion au programme de traitement en dépit des efforts d'explication persévérants, visant à une compréhension de sa problématique par le patient et sa famille. Elle peut tout simplement amener le patient à rejeter le diagnostic sans réflexion avec une réaction du type : «je ne me sens pas déprimé» (un tuberculeux non pulmonaire dirait il : «je ne me sens pas tuberculeux»?), «je ne suis pas fou», «je vais mal, j'irais mieux en me soignant, mais je ne vais pas me droguer», «j'en ai marre d'être malade et de me soigner». L'irrationalité peut faire refuser le traitement d'un état déclaré comme très inconfortable. Elle est fréquemment la cause d'un arrêt prématuré et parfois répété du traitement, souvent dans le cadre d'un rejet des médicaments, de la chimie voire de tout traitement. Le contexte culturel contribue à ces conceptions. Par ailleurs, cette vision déformée peut s'appliquer au diagnostic et au traitement des proches en agissant par procuration, comme souvent dans la dépression.

L'irrationalité, associée à une vision déformée, peut contribuer aux mauvais choix du déprimé tant pour sa vie que sa santé, pour ses affaires personnelles ou professionnelles et par procuration. Il est bon de lui recommander de s'abstenir de choix décisifs non urgents tant qu'il n'ira pas mieux.

En fait, c'est le cerveau reptilien (paléocortex) qui commande et non plus le cerveau mammifère (néocortex).

Anxiété

L'augmentation de l'anxiété est habituelle et qualifiée de «stress» (voir plus haut). Son importance diagnostique dans la dépression est sous-estimée, probablement parce qu'elle est souvent considérée comme indépendante. En fait, il s'agit d'un signe facile à reconnaître et dont l'association à des troubles corporels est très évocatrice d'une origine dépressive. Elle est plus ou moins sensible aux tranquillisants, selon l'intensité de la dépression causale.

On peut en rapprocher le «syndrome de stress post-traumatique» qui n'est, en fait, qu'une dépression de cause particulière et qui réagit aux antidépresseurs.

Irritabilité

L'augmentation de l'irritabilité est souvent mieux notée par la famille que par le patient. Elle est souvent associée à une impulsivité et peut entraîner des violences diverses, et en particulier sur les enfants dont le patient «ne supporte plus» les bruits ou l'agitation. On peut en rapprocher l'impression de «révolte», de «haine» plus ou moins diffuse, fréquente chez les adolescents et la tendance des déprimés à traîner en justice leur médecin ou celui de leur parent décédé.

Retentissement sur les Rapports Humains

La dépression diminue la quantité et la qualité de la communication, que ce soit dans le travail ou dans la famille. Elle augmente la fréquence des divorces, le conjoint ne reconnaissant plus celui ou celle avec qui il ou elle avait choisi de faire sa vie. Le risque de tension familiale, de violences et de divorce est encore aggravé quand les deux conjoints sont déprimés et en cas d'alcoolisme.

La dépression retentit fréquemment sur les rapports avec les autres avec une baisse de la sociabilité, contrastant d'ailleurs avec une intolérance à la solitude. Les patients sont souvent désagréables, agressifs, contredisants, distributeurs de reproches perpétuels, envoyant des «ondes négatives» vers leur entourage (dont leur médecin) qui répondra habituellement de façon négative, sans s'apercevoir du caractère pathologique du comportement de l'intéressé.

Finalement, cet employé souvent patraque, distrait, désagréable, peu efficace et «cyclothymique» sera souvent le premier licencié. Il sera aussi la victime désignée des diverses persécutions professionnelles ou scolaires.

La conjonction d'une perception inhabituelle, d'une gêne à la conceptualisation, de trous de mémoire et d'une difficulté d'expression et d'élocution compromet la compréhension du déprimé par les autres.

Enfin, la dépression constitue au moins une des explications de certains systèmes philosophiques, de la méchanceté, de l'agression et du «Mal» en général.

Émotivité

L'émotivité est souvent augmentée. Elle participe à l'impression de «stress». Le moyen le plus simple de l'appréhender est de demander au patient s'il a «les larmes aux yeux» en regardant les informations télévisées ou les films alors que ce n'était pas le cas antérieurement. Cet aspect de la dépression peut être positif en augmentant l'émotion esthétique de l'amateur mais aussi du créateur et il n'y a pas besoin de chercher bien loin pour trouver dans le présent et le passé nombre d'artistes de toutes spécialités qui sont ou étaient déprimés.

Le patient traité peut signaler que son émotion esthétique s'émousse, en fait revient à la normale. Toutefois, l'importance de l'amélioration des troubles associés compense largement cet inconvénient.

Quant à la perte de création pour la société, ce n'est pas le rôle du médecin de laisser souffrir l'individu demandeur d'une amélioration pour faciliter la production d'œuvres d'art, mais il faut en signaler la possibilité.

L'émotivité peut être, au contraire, diminuée, classique «anesthésie affective». Le patient souffre souvent de son impression de ne plus aimer ses proches, d'autant plus qu'il a tendance à s'en sentir coupable.

Hystérie ou Pithiatisme

L'hystérie est souvent, sinon toujours, une manifestation de la maladie dépressive.

Manifestations psychotiques :

Celles-ci étaient bien reconnues jusque dans les années 90, dans le cadre d'une dépression mélancolique dite endogène, par exemple la mère qui saute par la fenêtre avec ses enfants dans les bras, convaincue que c'est le meilleur service à leur rendre ou les meurtres de masse suivis de suicide.

Les idées délirantes, essentiellement négatives, ne sont pas si rares et ne sont nullement un critère d'exclusion du diagnostic de dépression.

La solution n'est pas seulement, dans ces cas, le traitement des manifestations psychotiques par neuroleptiques mais le traitement de la dépression causale.

Le Traitement

L'efficacité indiscutée des traitements non psychothérapiques de la dépression est un élément de plus pour démontrer son mécanisme neurobiochimique, s'il en était besoin. En effet, comment peut-on penser de manière cohérente que «l'âme» et le corps fonctionnent séparément et que diverses molécules dont personne ne peut nier l'existence et l'efficacité, puissent agir sur «l'âme» ? Il est temps d'évoluer depuis Platon !

Jusqu'à une période récente, on pensait que l'effet des antidépresseurs passait par l'augmentation de la concentration des transmetteurs chimiques dans la fente synaptique.

Il est bien clair que l'action immédiate et transitoire des médicaments antidépresseurs sur la concentration des transmetteurs chimiques est dissociée de l'effet antidépresseur retardé. Par ailleurs, certains médicaments antidépresseurs agissent sur plusieurs transmetteurs chimiques et d'autres sur un seul, qui plus est, variable d'un antidépresseur à l'autre, noradrénaline pour la trimipramine (Surmontil®), dopamine pour feu l'Alival®, sérotonine pour la famille de la fluoxétine (Prozac®). Cette diversité cadre mal avec un mécanisme biochimique unique, cause de l'effet thérapeutique. Enfin, l'absence d'équivalence entre des produits au même mécanisme d'action synaptique, la possibilité d'échappements suivant ou non un arrêt transitoire de la molécule et la variabilité de l'effet antidépresseur des molécules augmentant la concentration des mêmes transmetteurs synaptiques, indiquent que le mécanisme intime de l'action des antidépresseurs est différent.

Depuis une dizaine d'années, une nouvelle voie de recherche s'est ouverte avec la découverte de l'effet des antidépresseurs et stabilisants de l'humeur sur d'autres composés du tissu nerveux qui se rapprochent des facteurs dits «neurotrophiques» ou «neuroprotecteurs» car ils permettent la conservation ou la multiplication des cellules nerveuses. On a envisagé le rôle de l'AMP cyclique (traducteur intracellulaire de la stimulation de récepteurs membranaires), des G-protéines, des IGF (*insulin growth factor*), de la neurotrophine 3, avec un rôle central pour le CREB et le BDNF (*brain derivated neurotrophic factor*). Des modifications de la transcription nucléaire semblent aussi en cause. La cinétique lente de ces phénomènes est beaucoup plus compatible avec un mécanisme réellement responsable de l'efficacité thérapeutique, d'autant que les différents antidépresseurs chimiques et les électrochocs qui constituent également une thérapeutique efficace, semblent agir de la même manière sur ces composés. De plus, leur injection intracérébrale produit un effet antidépresseur retardé et prolongé chez le rat.

La substance P, médiateur chimique, dont on connaît l'implication dans la douleur et l'inflammation, serait augmentée dans la dépression et diminuerait sous traitement. Ses antagonistes pourraient constituer une nouvelle classe d'antidépresseurs. Il en va de même pour la mélatonine et son agoniste l'agomélatine.

Cette même efficacité de procédés thérapeutiques de nature aussi différente a d'ailleurs été retrouvée sur la multiplication des cellules nerveuses de l'hippocampe. Il s'agit là d'un centre du cerveau très important dans les processus touchant l'affectivité et la mémoire. On a pu démontrer à son niveau un renouvellement régulier des cellules nerveuses. Dans la maladie dépressive cette zone cérébrale est atrophiée en raison d'une diminution de la production de nouvelles cellules sans modification de leur destruction normale. Une production normale est restaurée, aussi bien par les divers antidépresseurs que par la course de fond, la méditation ou les électrochocs mais sans qu'un neuroleptique (traitement des psychoses) ait d'effet. Le même mécanisme pourrait intervenir au niveau de l'hypothalamus et du lobe préfrontal qui jouent un rôle majeur dans la dépression et dont la population neuronale est, elle aussi, variable dans le temps.

On peut donc considérer qu'il s'agit là d'un mécanisme vraisemblable pour expliquer l'effet des antidépresseurs sur la maladie dépressive, beaucoup plus que l'effet sur les transmetteurs. Ce dernier mécanisme pourrait n'être qu'un épiphénomène (associé mais non causal). En dehors de son intérêt théorique majeur, cette nouvelle voie de recherche doit dissuader d'envisager le choix des antidépresseurs et de leurs éventuelles associations sur la base de leurs seuls effets sur les transmetteurs.

L'efficacité du traitement antidépresseur est également un argument majeur pour réunir des manifestations diverses dans un même groupe de maladies. On peut comparer ce problème à celui de la tuberculose si le BK (bacille tuberculeux) n'était pas connu. Il est clair que dans ce cas l'efficacité d'un traitement similaire dans des conditions apparemment aussi différentes que la tuberculose du poumon, de l'os, du rein ou de l'intestin constituerait un argument majeur pour les rattacher à une cause commune.

Même sans tenir compte du fait qu'il s'agit d'une maladie unique, il n'y a pas de raison pour ne pas faire bénéficier du traitement dit «antidépresseur» les divers troubles auxquels il pourrait porter remède. Même si la dépression ne constitue qu'une partie du problème du patient, son traitement est possible et efficace, ce qui permet d'améliorer le malade sur les plans subjectif et objectif et de clarifier, en plus, le tableau clinique quand cela est nécessaire. Elle constitue souvent la seule variable modifiable.

Si cela n'est pas habituellement fait, il y a de bonnes raisons.

La première est liée au tabou du patient. Parler de dépression à un patient est souvent ressenti comme une insulte, la dépression étant perçue comme la réaction normale d'un esprit faible à un environnement hostile : l'esprit serait donc d'autant plus faible (fou ?) que l'environnement est moins hostile.

La seconde raison est constituée par les préjugés du médecin : «l'antidépresseur est fait pour la dépression (et encore !) et pas pour autre chose». Toutefois, des tentatives ont été faites dans diverses indications en suivant l'exemple de la fluoxetine (Prozac®) dont la promotion a été menée de manière remarquable.

La troisième raison est qu'une étude classique en double insu contre placebo se heurte à divers obstacles. Tout d'abord, la dose doit souvent être augmentée progressivement, ce qui n'est pas commode pour monter un protocole. L'efficacité, même partielle, d'une molécule donnée est inconstante et non linéaire. L'effet n'est pas reproductible d'un patient à l'autre et chez un même patient. Le délai d'action est important et variable, les signes disparaissent successivement et la dose la plus efficace est strictement individuelle. De plus, certains effets secondaires peuvent permettre de reconnaître le produit actif du placebo. Cependant, quelques études ont montré l'efficacité de molécules antidépressives sur une pathologie fonctionnelle ou psychiatrique non classiquement reconnue comme dépressive.

Enfin, la dépression est un syndrome et non une maladie. Cette variabilité des causes et la méconnaissance de nombreux aspects expliquent les insuffisances des études génétiques.

Il est donc fondamental de bien prescrire les antidépresseurs pour prouver leur efficacité et, par là, l'origine dépressive du trouble, grâce à un pourcentage élevé d'équilibration parfaite (à peu près 80 %). Celle-ci peut être obtenue par un traitement adapté selon une méthode adéquate qui a d'ailleurs été en partie décrite par d'autres. Cette méthode est voisine de celle qui vise à l'équilibration d'une hypertension artérielle. En effet, les anti-hypertenseurs posent des problèmes thérapeutiques relativement voisins de ceux des antidépresseurs, l'aspect dynamique en moins.

Le traitement adapté de la dépression, en faisant disparaître les signes corporels qui en sont la conséquence, facilite le diagnostic de leur origine et évite de se lancer dans des explorations inutiles «des musiciens» qui se remettent «à bien jouer leur partition» après traitement du «chef d'orchestre».

Le progrès des neurosciences depuis la publication de la version de 2011 conduit à prendre en compte l'effet antidépresseur indiscutable de l'exercice physique et de la méditation, tant sur les symptômes que sur la neurogenèse. En effet, si le comportement est d'origine biochimique, les afférences sont converties en neuro-biochimie dans le système nerveux. De toute façon, une approche ne semble pas exclusive des autres. Les deux autres progrès sont les effets rapides de la stimulation cérébrale profonde et de l'eskétamine en pulvérisation nasale. Ces voies doivent être précisées et développées.

Des bêta-bloquants peuvent avoir un effet bénéfique.

Des «bricolages» peuvent avoir une efficacité et ont parfois déjà été utilisés par le patient, comme les psychothérapies d'obédience variable, en tout cas pas analytique, les cures thermales, les manipulations vertébrales, la relaxation, la sophrologie, le yoga, l'engagement politique ou autre, de préférence fanatique et sectaire. La fermeture des filtres sensitifs par la stimulation des plans profonds explique l'efficacité souvent remarquable des massages sur les douleurs.

On rapprochera de ces «bricolages» la prescription isolée d'anxiolytiques, mais ils peuvent suffire à faire disparaître des symptômes isolés, type anxiété ou insomnie.

On doit mettre à part les électrochocs qui sont efficaces et qui ne méritent pas leur mauvaise image mais qui n'ont guère d'indications dans les troubles fonctionnels, compte tenu de leur efficacité peu durable et du nombre d'antidépresseurs disponibles. Mon expérience en est négative dans les formes rebelles aux médicaments.

Les stimulations magnétiques trans-crâniennes sont efficaces mais restent encore de pratique exceptionnelle, comme la stimulation vagale ou cérébrale profonde et je n'en ai aucune expérience. La privation transitoire de sommeil, totale ou sélective, a une efficacité bien établie mais ne saurait représenter une solution à long terme. L'illumination rétinienne peut avoir une efficacité, au moins partielle, dans les dépressions à aggravation hivernale.

La respiration en pression positive, prescrite pour traiter des apnées du sommeil, peut avoir un effet bénéfique franc sur la dépression associée, par un mécanisme qui m'échappe.

Le traitement antalgique le moins inefficace est, dans mon expérience, l'association Diantalvic® (malheureusement retirée). On peut aussi essayer gabapentine ou prégabaline comme pour les autres douleurs neurologiques.

De plus, innombrables sont les traitements symptomatiques médicamenteux, physiothérapiques ou autres, plus ou moins efficaces sur les conséquences corporelles de la dépression.

Enfin, il ne faut pas oublier d'arrêter, si possible, les produits aggravants, type réserpine, anti-hypertenseurs centraux, vitamine A acide et alcool.

Les Effets Secondaires

Il n'y a pas d'antidépresseur clairement supérieur aux autres ce qui ne signifie pas qu'ils sont interchangeables. Leur tolérance est variable. Il existe des effets secondaires prévisibles avec certains médicaments, en général la somnolence. Il faut en prévenir le patient. Grâce à une posologie progressive, ces effets sont peu gênants, car ils diminuent rapidement. Si cela n'est pas le cas ou s'ils sont majeurs pour une dose initiale faible, il s'agit d'une intolérance. Celle-ci peut aussi se manifester par des effets inattendus. Il faut alors se méfier d'un effet placebo négatif. Si cela n'est pas le cas, il ne faut pas insister, car le produit sera peu ou pas efficace.

Il est faux, à mon avis, de penser que ces effets secondaires, considérés comme plus ou moins constants, pourraient empêcher par leur importance, d'atteindre la dose efficace. Il n'est pas question «d'échanger» l'amélioration contre des effets secondaires prétendument inévitables. À l'inverse, il est intéressant de constater que la prescription de tricycliques à des patients non déprimés, par exemple à titre antalgique, entraîne fréquemment, même pour des doses faibles, un effet atropinique de bouche sèche et de constipation.

Toutefois, j'ai rencontré des patients, en particulier à Hanoï, chez lesquels l'effet thérapeutique de l'amitryptiline se développait pleinement malgré une bouche sèche.

Pourtant, il est stupéfiant de voir combien d'antidépresseurs sont poursuivis au long cours alors qu'ils sont inefficaces et mal tolérés. Cette situation paraîtrait inconcevable s'il s'agissait d'anti-hypertenseurs et contribue à la mauvaise réputation de ces traitements : «mon voisin qui se drogue avec ces produits est devenu un légume».

Par ailleurs, la dépression entraîne souvent des «intolérances» médicamenteuses diverses compliquant les traitements de tout ordre. Leur mécanisme est ou non psychologique, avec une tendance à attribuer aux médicaments des troubles divers, y compris ceux dus à la maladie traitée. Cette attribution erronée ne concerne pas les seuls patients. Il suffit de lire les notices (dissuasives) des divers antidépresseurs pour y découvrir à peu près tous les signes de la dépression elle-même. Cette attribution abusive est dénoncée sans grand succès depuis 50 ans. Si le signe précédait la prise du produit, il est facile d'éliminer sa responsabilité. Parfois, l'attribution est moins évidente. Le signe qui persiste avait pu être masqué par des signes majeurs dont la disparition lui redonne de l'importance.

Rarement, un signe nouveau peut apparaître. Si les autres s'améliorent, ce signe disparaîtra bientôt.

Il faut se garder d'attribuer à l'antidépresseur une somnolence qui peut être due à l'augmentation de l'effet des sédatifs, liée justement à l'efficacité du traitement.

La pression négative des proches est souvent redoutable.

CHOIX DE LA MOLECULE

On peut débuter le traitement avec n'importe quelle molécule, mais il est plus logique de préférer les molécules tricycliques ou assimilées anciennes, d'une part parce qu'elles sont moins chères, d'autre part parce que leurs très rares effets indésirables graves sont bien connus, que leur effet me paraît plus stable et enfin parce qu'elles pourraient être plus efficaces, en particulier sur la douleur.

Toutefois, une maladie associée peut faire préférer, ou rejeter une molécule : cardiopathie, dysurie mécanique, épilepsie. On n'oubliera pas que le glaucome chronique à angle ouvert ne contre-indique pas les tricycliques, pas plus que les dysuries variables, elles-mêmes d'origine dépressive. Dans ce dernier cas, il est prudent de s'assurer en échographie de la qualité de la vidange de la vessie. Les glaucomes aigus à angle fermé sont toujours opérés dès qu'ils se manifestent et ne posent donc pas de problème en dehors de celui de leur révélation.

Il ne faut pas méconnaître le risque suicidaire et rien n'est plus désolant que d'apprendre que le patient sortant de la pharmacie, a avalé toute la boite de comprimés. Il est toujours très important d'interroger le patient sur ses idées noires et sur ses projets suicidaires, que, le plus souvent, il ne cache pas, pour autant qu'on lui pose la question.
Pour certains produits, en particulier imipramine et clomipramine, une prise massive est dangereuse. Il vaut mieux, en cas de doute, préférer un produit moins toxique à haute dose et/ou ne donner au patient que la dose nécessaire jusqu'à la prochaine consultation. Le petit stock du médecin pourra être constitué par la restitution des boites d'antidépresseurs inefficaces ou mal tolérés par un patient donné, et dont celui-ci ne peut avoir aucun usage sauf, éventuellement, le suicide. Il ne faut donc pas s'arrêter à une réglementation stupide.

Le plus souvent, je débute en France par l'amoxapine (Défanyl®), la dosulépine (Prothiaden®) ou la maprotiline (Ludiomil®) 25 puis 50 mg ou et, au Vietnam, pour des raisons de disponibilité et de coût, par l'amitryptiline (Elavil® ou Laroxyl®) 12, 25 puis 50 mg le soir.

Il ne faut pas oublier que tout produit récent peut donner, de manière imprévisible, des effets secondaires immuno-allergiques graves, voire mortels, en particulier une hépatite. Leur rareté explique qu'ils ne peuvent être détectés qu'après la mise sur le marché. Certains antidépresseurs donnent des effets indésirables exceptionnels mais graves tels que l'aplasie médullaire (blocage de la fabrication des globules). Il faut, bien sûr, prévenir le patient de cette éventualité et de la conduite à tenir, c'est-à-dire contacter le prescripteur. Il faut également souligner le caractère rarissime de ces accidents.

Il est extrêmement important de prévenir le patient que la prise quotidienne d'alcool peut diminuer l'effet thérapeutique de manière dépendante de la dose d'alcool, avec un seuil qui peut être zéro. On limitera donc la dose des boissons alcoolisées à deux verres par semaine maximum. Il me semble qu'une prise irrégulière d'alcool n'a pas d'effet inhibiteur. Le cannabis régulier pourrait avoir le même effet négatif.

La dose initiale, atteinte en quelques jours, sera choisie modérée pour être, *a priori*, supraliminaire (supérieure au seuil d'efficacité) mais infra-optimale. En effet, il existe le plus souvent une dose seuil au-dessous de laquelle aucun effet ne se produit. On risquerait alors de méconnaître une molécule active à plus haute dose. La courbe dose-effet pour une molécule donnée, débute par un plateau à 0 jusqu'à une dose-seuil variable d'un patient à l'autre, puis, si la molécule est efficace, augmente jusqu'à un maximum dont l'ordonnée (l'efficacité) et l'abscisse (la dose du médicament pour laquelle cet effet maximum est obtenu) sont strictement individuelles. La courbe peut être plus ou moins pointue.

La dose optimale classique des psychiatres, en particulier américains, est élevée, surtout pour les tricycliques, entre 100 et 300 mg/j. Les études sur les formes somatiques montrent que la dose optimale est habituellement plus faible. Il faut aussi noter qu'une étude montre que, même dans les formes psychiatriques classiques, il n'y pas de supériorité évidente de ces doses fortes de principe par rapport à des doses plus faibles, de l'ordre de 50 à 100 mg/j qui sont, en plus, mieux tolérées.

La dose choisie dépend de la surface corporelle, estimée au «pifomètre». Pour les tricycliques et apparentés, on pourra débuter par un demi-comprimé à 75 mg ou 25 mg x 2, en moyenne. Il est prudent d'atteindre cette dose en quelques jours en fonction de la tolérance d'une dose initiale choisie faible, ou très faible dans le cas d'un terrain faisant craindre un effet placebo négatif.

Pour les ISRS (famille du Prozac®), on débutera par la moitié de la dose standard, par exemple 50 mg par jour pour la fluvoxamine (Floxyfral®). La sertraline et l'escitalopram sont très efficaces. Le second a une dose optimale particulièrement variable.

Le sulpiride (Dogmatil®) peut avoir un certain intérêt dans les troubles digestifs et les céphalées chez les patients ne voulant pas d'antidépresseur ou un traitement bref. La sulbutramine (Arcalion®), vendue comme «anti-fatigue» non remboursable, est en fait, un antidépresseur. Ces caractéristiques peuvent la rendre plus acceptable par certains patients.

On peut en rapprocher le millepertuis qui pose un problème un peu particulier. Son efficacité est démontrée quoique le mécanisme soit mal connu. Il faut, bien sûr, s'assurer d'une dose connue et suffisante d'hypéricine, en débutant par 200 mg 2 fois par jour, l'optimum étant habituellement compris entre 400 et 1000 mg/j. Il faut se méfier des formes sous dosées. La nature végétale de ce produit peut permettre de contourner des obstacles psychologiques à la prise d'un produit d'origine chimique. Par ailleurs, l'usage éventuel en tisanes et l'absence de remboursement peuvent flatter les tendances ésotériques particulièrement fréquentes chez les déprimés. On peut, au passage, regretter l'oubli de tant de produits naturels découverts par nos ancêtres, puis oubliés définitivement.

LE SOUTIEN PSYCHOLOGIQUE

Un soutien psychologique par le médecin est indispensable pour que le patient prenne durablement son médicament.

Les explications visent à faire prendre conscience au patient du programme prévu. Cette responsabilité ne peut, évidemment, être déléguée. Le malade doit réaliser qu'il monte dans un avion dont le pilote est compétent et a un plan de vol pour l'amener au bon aéroport, même si des turbulences sont possibles. Le commandant de bord reste toujours disponible au téléphone.

En effet, le malade ne perçoit pas de conséquence bénéfique immédiate du traitement, alors que le négativisme dû à sa maladie l'amène à penser qu'il est inutile de se traiter puisqu'il est incurable. De plus, il recevra souvent des conseils d'autant plus dangereux qu'ils sont mieux intentionnés. Des explications prolongées, souvent répétées, sont nécessaires ainsi que la présence d'un proche, dans le meilleur des cas le conjoint. En effet, il faut lui expliquer également la vraie nature du trouble pour qu'il puisse aider au mieux le patient. On peut donner des explications du type «il s'agit d'un dérèglement de la chimie cérébrale, de l'unité centrale, du chef d'orchestre, de l'allumage, qui perturbe le fonctionnement de l'organisme, de l'ordinateur, du moteur». «On procède à un réglage, certes délicat, mais tout fonctionnera progressivement à nouveau aussi bien et, peut être même, encore mieux qu'avant».

La prise de conscience de la nature pathologique et non volontaire et vicieuse, de comportements mal compris auparavant, aide l'entourage à les supporter. Le principal bénéficiaire du traitement antidépresseur est d'ailleurs souvent la famille, conjoint, enfants et parents, plus encore que le patient lui-même. «Quand on règle l'allumage, le moteur est content mais le conducteur encore plus, en retrouvant le moteur tel qu'il le connaissait (ou meilleur encore...)».

LE SUIVI ET L'AJUSTEMENT

Le délai avant le prochain rendez-vous dépendra du contexte psychiatrique, fonctionnel, social, familial, de la facilité de déplacement, de la qualité relationnelle et de l'aptitude à suivre le programme thérapeutique. Il peut varier de un jour (en alcoologie) à un mois (pour les troubles fonctionnels), souvent une semaine. Il est utile, comme toujours en médecine et en chirurgie mais là plus encore, d'être joignable et disponible, car les «gags» sont très fréquents. Quelquefois positifs d'ailleurs, ils sont souvent négatifs voire catastrophiques du fait de la dynamique évolutive.

On demandera au patient, dans la mesure du possible, de téléphoner le surlendemain puis une fois par semaine pour vérifier que tout va bien, qu'il n'y a pas eu d'erreur de compréhension ou d'intolérance.

Le plus souvent, et contrairement à l'opinion commune, les premiers effets positifs surviennent après un délai de trois à dix jours mais peuvent être retardés jusqu'à trois semaines. Si, alors, aucun effet positif sur aucun des signes n'est net, il est inutile de poursuivre le traitement qui ne développera pas d'efficacité ultérieure. On peut noter les deux exceptions que sont le millepertuis et la tianeptine (Stablon®). Il est toutefois exceptionnel, même dans ces cas, que l'effet débute après un mois. On passera donc à un autre produit, en se méfiant de la fluoxétine (Prozac®) dont la demi-vie est très longue, raison de plus pour ne pas l'utiliser en première intention. Il est clair que les échecs antérieurs diminuent la probabilité d'un succès lors de la tentative suivante, mais le nombre de molécules disponibles fait que l'on finit, sauf rare exception, par trouver un produit efficace. Notons à ce propos, que le retrait d'une molécule, pour des raisons plus ou moins sérieuses, est aussi dangereuse pour les malades qui en tirent profit (on leur tire le tapis sous les pieds) que pour ceux qui auraient pu en profiter ultérieurement. Encore un risque indirect. Merci à l'Agence du Médicament !

La vitesse de l'amélioration est très variable et ne permet pas d'en inférer l'effet maximal. Les signes disparaissent successivement dans un ordre imprévisible. Par exemple, si dans un tiers des cas insomnie et fatigue disparaissent ensemble, dans un autre tiers la fatigue disparaîtra avant l'insomnie et ce sera l'inverse dans le dernier tiers. Il en va de même pour les différents types de fatigue et de somnolence. Toutefois, en moyenne, la pulsion vers l'alcool est l'un des premiers signes à disparaître quand elle existe. Il s'agit d'un hasard heureux, car la prise régulière d'alcool bloque le patient dans le cercle vicieux : l'alcool gêne l'effet du traitement antidépresseur, ce qui implique la persistance des pulsions donc la poursuite de l'alcoolisation et ainsi de suite…

Les troubles corporels, en particulier les douleurs abdominales s'améliorent souvent précocement, ce qui confirme le diagnostic et rassure patient et médecin.

Les signes les plus tenaces sont, le plus souvent, les troubles sexuels et surtout le surpoids dont la disparition nécessite habituellement une équilibration parfaite mais il y a des exceptions.

Il faut tenir compte de la fluctuation spontanée des signes à court et moyen terme et il est difficile d'affirmer que l'amélioration ne se développe plus sur une période de moins d'une semaine. On poursuivra la dose initiale tant que l'effet se développe indiscutablement de semaine en semaine, sur les plans physique, psychique et relationnel, la diminution des fluctuations et le besoin de sédatifs. Il sera utile d'utiliser l'avis du conjoint, que le point soit fait avec ou sans le médecin. En effet, les opinions du patient, du médecin et du conjoint se complètent pour mieux appréhender une situation pluridimensionnelle, comme la vision d'une statue sous plusieurs angles permet de mieux la comprendre.

En cas d'amélioration lente et prolongée, on pourra porter la période de référence à un mois.

Dans certains cas, un ou, rarement, deux signes dépressifs peuvent apparaître ou s'aggraver alors que l'amélioration est massive par ailleurs. Dans ces cas, presque toujours, ces signes vont s'améliorer, puis disparaître ultérieurement. Si la moyenne des différents signes n'évolue pas clairement vers une amélioration, cette dissociation sera l'équivalent d'une stagnation.

Il faut dire et redire au patient de ne pas laisser stagner son état. Il n'a que trop tendance à sous-estimer son potentiel de hausse et à se contenter d'un résultat «suffisamment bon». Il n'est pas rare en effet que la stagnation précède la régression car il n'y a pas, en matière d'antidépresseurs, de correspondance fixe dans le temps entre une dose d'un produit et un effet antidépresseur donné.

Dès que l'amélioration n'est plus évidente, on augmentera la dose d'environ 50 % au début (de 1/2 à 3/4 de comprimé par exemple). Il est préférable d'utiliser, si possible, une seule présentation du produit, à la fois pour éviter les erreurs et minimiser les stocks. Si les unités thérapeutiques ne sont pas commodément sécables, rien n'empêche d'alterner les prises : 1/2, 2 ou 4 les jours pairs, car le nombre d'unités à prendre est pair comme celui du jour du mois, et 1, 3 ou 5 les jours impairs. L'essentiel est que le patient n'oublie pas et ne se trompe pas. Il peut s'aider d'un pilulier hebdomadaire. L'horaire de prise importe peu en dehors des premiers jours et seulement en ce qui concerne les produits à effet fortement sédatif qu'il vaut mieux débuter le soir.

La mono-prise est préférable, sauf avis contraire du patient ou lorsque l'équivalence avec la multiprise n'est pas démontrée pour ce produit. On finit par arriver ainsi, par paliers plus ou moins longs, à une dose supra-optimale pour laquelle l'effet sera moins bon que celui de la dose précédente. On testera alors la dose intermédiaire. Le patient doit être prévenu de cette détérioration pour ne pas en tirer des conclusions erronées. Il faudra faire très attention à ne pas laisser se développer une dynamique négative qui pourrait s'auto-aggraver. On essaiera ensuite d'approcher la posologie optimale par fractions plus faibles.

Si le résultat final est médiocre, on abandonne le produit et on retourne à la case départ.

Si le résultat est parfait, c'est-à-dire : aucun traitement symptomatique nécessaire, aucun symptôme ou signe à seuil (y compris la douleur au toucher rectal) ni fluctuation des signes sans seuil et jamais mieux dans le passé, on passera au traitement d'entretien.

Toutefois, si l'absence de ces critères permet d'affirmer que l'équilibration n'est pas parfaite, leur présence de permet pas d'en être sûr si les anomalies sont très anciennes voire pré-pubertaires. En effet, l'absence d'état de référence ne permet pas de connaître le niveau de normalité des paramètres sans seuil lorsqu'ils ne fluctuent pas. Il n'est, d'ailleurs, pas rare qu'un «gag» positif entraîne une amélioration, parfois importante, qui montre *a posteriori*, que le résultat précédent était, en fait, sub-optimal. Il est donc prudent de tester une augmentation modérée pour confirmer la perfection du résultat

Si le résultat maximal est bon mais pas parfait, il ne faut pas abandonner la molécule dans l'espoir d'en trouver une meilleure. En effet, l'arrêt du médicament entraîne dans un tiers des cas une inefficacité totale en reprise, dans un autre tiers une efficacité moins bonne et seulement dans un tiers des cas une efficacité identique. On risque donc d'avoir «lâché la proie pour l'ombre».

Le patient doit être prévenu de cette éventualité car une interruption involontaire de trois ou quatre jours peut suffire pour le faire rechuter. Il peut s'agir d'un week-end prolongé pendant lequel il a oublié de prendre ses médicaments, d'un médecin soucieux «d'alléger l'ordonnance» en cas d'hospitalisation ou d'un anesthésiste «prudent».

Il peut aussi s'agir d'un ami, d'un paramédical voire d'un médecin qui lui conseille «d'arrêter ces saloperies». Rappelons que le code de déontologie impose, à juste titre, de ne pas modifier un traitement sans l'avis du prescripteur.

Il est intéressant de noter au passage que le mauvais sommeil en cas d'oubli de la prise précédente de l'antidépresseur est un assez bon indice d'une équilibration imparfaite.

LES PRINCIPAUX PIEGES

Il faut, tout d'abord tenir compte de l'aggravation habituellement en cours qui se poursuivra tant que le traitement n'aura pas développé d'efficacité.

Le tabou portant sur les antidépresseurs est tel qu'innombrables sont ceux qui voudront sauver du «Grand Satan» le consommateur de ces médicaments. Il est donc prudent de conseiller au patient, parfois naïf, d'en parler le moins possible autour de lui.

Il est bien triste d'entendre le conjoint ou un enfant raconter l'histoire de celui ou de celle qu'on a repêché, dépendu ou dont on a ramassé les morceaux après un coup de fusil réussi dans les jours ou les semaines qui ont suivi ce conseil «bien intentionné».

Le piège est d'autant plus sournois que le patient a tendance à penser, à tort, qu'il sera aussi facile de trouver une molécule efficace au second essai qu'au premier. Il n'en est rien et on peut très bien ne trouver aucune molécule efficace pour remplacer celle dont l'effet a été sottement gâché.

Ce piège est parfois le fait de l'industrie pharmaceutique ou de l'Agence du Médicament (quel que soit son nom) elle-même, lorsqu'un antidépresseur efficace est retiré du commerce en raison d'un effet secondaire qui est toujours rare, et même parfois, cas de l'Alival®, facile à prévenir. On a pu aller jusqu'à prendre prétexte du possible usage toxicomaniaque de la molécule, cas de l'amineptine (Survector®), pour en interdire l'usage à ceux qui la prenaient raisonnablement et en tiraient bénéfice. Pire encore, la toloxatone (Humoryl®) et la viloxazine (Vivalan®) ont été retirées du marché sans aucune raison médicale ! Il est faux de penser qu'un antidépresseur peut être remplacé par un autre sans modification de l'état du patient. Ce n'est pas parce que deux molécules ont des effets similaires sur les transmetteurs ou cliniques statistiquement identiques qu'elles sont interchangeables. L'absence de rationalité est vraiment consternante ! À chaque retrait du commerce d'une molécule, il y a eu beaucoup plus de morts par suicide que d'accidents thérapeutiques prévenus. J'ai eu la douleur de perdre un patient au retrait de l'Upstène® et de ne pouvoir rééquilibrer de nombreux autres patients, après le retrait de la molécule qui était efficace chez eux et qu'ils toléraient parfaitement bien.

L'obsession de leur sécurité personnelle, s'accentuant avec la pression judiciaire, pousse les administratifs publics et privés à retirer des molécules actives. Cependant, ils ne devraient pas oublier qu'en privant les malades de médicaments qui leur sont nécessaires, ils prennent aussi le risque d'être attaqués pour mise en danger de la vie d'autrui et ce, même en l'absence d'accident. La prise de conscience de ce risque indirect les amènera, peut être, à des comportements plus responsables.

Associations

En cas d'efficacité bonne mais imparfaite, il me paraît donc indispensable d'associer un second antidépresseur, en appliquant, là encore, une méthode qui est habituelle pour ajuster le traitement d'une hypertension artérielle. Le second produit sera choisi pour rechercher un effet de potentialisation (1+1=3) ou, au moins, additif (1+1=2). Le résultat n'est pas plus prédictible que lors de l'essai de la première molécule. J'associe volontiers à un traitement tricyclique, une petite dose (37,5 mg et, en cas d'inefficacité 75 mg) de venlafaxine (Effexor®) ou miansérine (Athymil®) (5, 10 puis 20 mg) qui ont souvent cet effet de potentialisation. Il est habituel qu'en cas de potentialisation, une petite dose suffise, alors qu'en cas d'addition, il faille une dose habituelle.

On peut aussi associer un IMAO sélectif réversible à 1/2 vie courte : le moclobémide (Moclamine®). À condition de bien prévenir le patient des signes d'un syndrome sérotoninergique éventuel (que je n'ai jamais rencontré) et en lui demandant de téléphoner au moindre problème sans reprendre le nouveau médicament, le risque paraît à peu près nul. Il n'y a, là encore, aucune raison rationnelle de se priver d'une association souvent très efficace, les avantages de cette attitude excédant largement les inconvénients éventuels.

Quoique moins logique *a priori*, l'association tricycliques-ISRS peut être additive et permettre d'obtenir l'équilibration. Il n'y a pas de raison de se priver de principe d'une triple association dans les rares cas où elle paraît nécessaire. Il est clair que rien ne permet d'en prévoir l'effet mais, sous surveillance clinique d'un patient clairement informé et en préférant des médicaments à demi-vie brève, le risque objectif est faible en l'absence d'insuffisance viscérale dont la présence doit, évidemment, rendre très prudent. Il est également possible qu'une association ait un effet nul (1+1=1) ou, même, inhibiteur (1+1=0)

J'ai une courte expérience positive de l'association avec le millepertuis qui semble, au mieux, additive, sans effet secondaire.

La dose optimale de la première molécule peut être modifiée par l'addition de la seconde et nécessiter un ajustement dans un second temps.

De toute façon, il faut éviter de modifier deux paramètres à la fois.

EN CAS D'ÉCHEC

En cas d'échecs répétés, il est sage de demander un dosage de la molécule, quand celui-ci est possible. Il n'est pas exceptionnel que la concentration soit nulle, ce qui n'est pas toujours facile à négocier avec le patient. Il peut aussi s'agir d'une dépression secondaire, par exemple due à une insuffisance thyroïdienne, qu'il faudra dépister et traiter pour permettre au traitement d'être efficace.

Je n'ai pas constaté jusqu'à présent de syndrome de sevrage (symptômes survenant après l'arrêt), et ne vois pas l'intérêt (mais clairement les inconvénients) d'une période libre entre 2 traitements.

Je n'ai jamais rencontré non plus, en 35 ans de pratique, d'inversion de l'humeur de type maniaque (excitation anormale). J'ai souvent noté que la famille du patient était surprise, voire préoccupée, par l'importance de l'amélioration de l'activité quand elle n'avait pas connu celui-ci avant sa maladie. Cependant, comme le patient finissait ce qu'il entreprenait et dormait bien, il ne s'agissait pas d'une manie vraie mais d'une amélioration inespérée. Il ne faut surtout pas «tirer le tapis sous les pieds» du patient en diminuant le traitement ou en lui donnant un neuroleptique. Il ne faut pas prendre les fluctuations de la dépression pour une maladie bipolaire, si à la mode mais bien rare dans mon expérience.

Finalement, un thérapeute averti et un patient persévérant peuvent espérer un résultat bon à excellent dans 80 et 90 % des cas. Malheureusement, les divers «gags» font qu'à peine la moitié des patients atteint ce but.

L'ÉCHAPPEMENT

Un des phénomènes les plus frustrants est l'échappement à l'effet thérapeutique. Il peut se produire malgré une prise régulière, même sans plateau prolongé préalable. Il est nettement moins fréquent quand l'équilibration parfaite a été obtenue. Il peut être favorisé par un traumatisme physique ou surtout psychique et il faut conseiller aux patients d'user largement d'anxiolytiques pour servir «d'amortisseur» en cas de stress. Si la dose d'antidépresseur était *a priori* infra optimale, il est logique de tenter une augmentation significative, de l'ordre de 50 %. Toutefois, assez souvent, avec le temps, le besoin en antidépresseur diminue et la dose initialement optimale devient supra optimale. Il est donc prudent de tester aussi une baisse de la dose avant de renoncer au produit.

Après un, et surtout deux échappements sans cause évidente, il est sage d'ajouter un stabilisant de l'humeur. Le valpromide (Dépamide®) a l'avantage d'être facile à manier et bien supporté dans l'ensemble. Sa dose optimale est de 2 à 4 cp/j. En cas d'inefficacité ou d'intolérance, il reste le lithium et la carbamazépine (Tégrétol®) qui nécessitent une surveillance biologique, à la fois de la concentration et des effets indésirables. Les stabilisants peuvent parfois potentialiser l'effet antidépresseur, comme le laisse espérer leur effet neurobiochimique que l'on commence à découvrir et qui passe aussi par les neuroprotecteurs. Je n'ai pas d'expérience positive de la potentialisation par la tri-iodothyronine ou les nouveaux neuroleptiques atypiques.

Il arrive que l'on ne réussisse pas, dans l'immédiat, à atteindre un résultat parfait. Celui-ci n'est pas toujours instable et le patient est amélioré de manière substantielle dans l'ensemble et, souvent, de manière parfaite pour une partie de ses symptômes.

LES GAGS

Enfin, l'irrationalité amène souvent le patient à modifier lui-même son traitement malgré les instructions. Les conséquences en sont le plus souvent négatives, mais il faut savoir exploiter les «gags» dont les résultats sont positifs. En effet, le conseil donné à chaque consultation n'est bénéfique que statistiquement et il est tout à fait possible qu'une modification *a priori* néfaste se révèle, en fait, bénéfique. Il serait sot de ne pas profiter de cette expérience pour mieux comprendre le problème et ajuster la thérapeutique.

PLACE DES PRODUITS SYMPTOMATIQUES

Reste la place des anxiolytiques, sédatifs ou somnifères. Il n'est, bien sûr, pas question de se contenter d'une équilibration approximative de la dépression qui ne serait acceptable qu'avec le cache-misère d'un traitement symptomatique associé, comme cela est, malheureusement, la règle actuellement. D'ailleurs, il ne viendrait pas à l'esprit d'un pneumologue d'accepter de contrôler la toux du tuberculeux avec des antitussifs ou d'un cardiologue de soigner les maux de tête dus à l'hypertension artérielle avec un antalgique.

Toutefois, ces traitements symptomatiques doivent être discutés avec le patient en début de traitement, surtout si l'obtention d'un effet tarde. Certains patients préfèrent se limiter au traitement causal antidépresseur, ce qui a l'avantage de leur faire plus clairement percevoir son efficacité. Cependant, il n'y a aucune raison de refuser des anxiolytiques ou des somnifères aux patients qui le nécessitent et le désirent. Plus la dépression est sévère, plus le patient a besoin de cette aide symptomatique et moins elle est efficace, malgré de fortes doses.

Très souvent, et la neurophysiologie l'explique fort bien, malgré une dose massive de sédatifs, le patient ne dort pas, tout simplement parce que son centre du sommeil étant à 0, on ne pourrait en augmentant encore la dose de sédatifs pour diminuer l'éveil que le mettre dans le coma (comme pour Michael Jackson). En effet, le sommeil n'est pas une absence d'éveil mais un mécanisme actif en équilibre permanent avec celui de l'éveil. Le sommeil est la conséquence d'un niveau supérieur d'activité du centre du sommeil par rapport au centre de l'éveil, comme on peut l'expérimenter pendant une conduite de nuit prolongée.

La résistance aux benzodiazépines (classe principale des anxiolytiques), partagée par les alcooliques, est variable et souvent mise en évidence lors d'une sédation intraveineuse à l'occasion d'une endoscopie digestive, en particulier haute. Des doses élevées n'arrivent pas à obtenir la détente du patient. On rencontre la même augmentation des besoins d'anesthésiques lors des anesthésies générales pour endoscopie.

La diminution des besoins en sédatifs et somnifères est un des moyens de suivre l'amélioration de la dépression sous traitement.

À ce propos, il est proprement scandaleux d'envisager d'empêcher des patients qui en bénéficient à titre plus ou moins transitoire, d'utiliser des benzodiazépines à forte dose, sous le prétexte fallacieux que certains toxicomanes en abusent et que des médecins que l'on espère de plus en plus rares, se contentent de ce traitement symptomatique sans donner les antidépresseurs nécessaires.

Il faut cependant souligner que des formes modérées peu symptomatiques de dépression, à type d'anxiété ou d'insomnie, peuvent bénéficier d'un traitement anxiolytique ou somnifère exclusif mais seulement après avoir recherché d'autres signes éventuels, expliqué le problème au patient et si le traitement symptomatique est simple, efficace et bien toléré.

Le Traitement d'Entretien

Une fois l'équilibration parfaite obtenue, il faut un palier prolongé, au minimum de 4 mois en cas de dépression très récente, surtout traumatique, sans antécédent familial ni personnel, avant de baisser lentement et prudemment la dose par paliers de 2 mois, en s'assurant de l'absence de réapparition des symptômes et signes initiaux. Le plateau habituel est de six mois mais parfois jusqu'à un an en cas de pathologie très ancienne voire apparemment congénitale, *a fortiori* en cas d'antécédents familiaux importants. Il est rare que se produise un échappement quand l'équilibration est vraiment parfaite. Celui-ci est habituellement la conséquence d'une équilibration «pseudo-parfaite» ou de l'amélioration du mécanisme sous-jacent rendant la dose actuelle supra optimale.

Toutefois, il peut arriver que des traitements courts avec arrêt brutal, soit par «gag», soit par méconnaissance par le médecin traitant de cette nécessaire durée actuellement bien démontrée, entraînent une amélioration prolongée ou très prolongée. Malheureusement, le résultat le plus fréquent est une rechute précoce avec, souvent, inefficacité de la molécule en reprise.

Il paraît plus prudent de «n'ouvrir le plâtre» qui a été «bien moulé» que plus tard et très progressivement, pour déterminer si «la fracture a bien consolidé» avant de faire courir le patient…

Une baisse par paliers de deux mois est nécessaire pour ne pas se faire «rattraper» par l'effet retardé de la baisse précédente lorsqu'on a à nouveau diminué la dose. En cas de réapparition d'un signe, on augmente la dose, comme lors de la baisse de la corticothérapie d'une maladie inflammatoire, avant de tenter à nouveau une diminution, après un palier d'environ deux mois. On arrive ainsi, dans les dépressions chroniques, à arrêter finalement les antidépresseurs chez un patient sur deux environ. Les autres auront besoin d'un traitement d'entretien qui n'est pas, sauf tabou, plus choquant ni plus dangereux qu'un traitement contre l'hypertension artérielle, le cholestérol, la goutte ou le diabète. L'arrêt est plus souvent possible dans la dépression de début brutal et de cause connue, sans antécédent familial. Ces antécédents peuvent être une dépression diagnostiquée, mais il ne faut pas oublier que l'immense majorité passe inaperçue. On peut en profiter pour faire rire le patient (rire dont la présence et la qualité sont des critères d'amélioration) en lui demandant s'il y a dans sa famille des gens qui dorment mal, qui sont fatigués, qui râlent tout le temps et qui ont mal partout.

Au contraire, on peut prédire au patient avec des antécédents familiaux et un début ancien et progressif, la probable nécessité d'un traitement d'entretien. Cette prédiction peut être décisive dans le choix par le patient de débuter ou non un traitement étiologique. En particulier, en cas de dépression peu gênante, elle peut lui faire préférer un traitement symptomatique qui peut être efficace avec, en plus, le mérite de la simplicité et de la prise intermittente éventuelle.

Après l'arrêt du traitement, on signalera au patient qu'il reste fragile, qu'il vaut mieux qu'il évite les stress tels que les disputes, l'expatriation et les produits dérivés sur les marchés à terme… Il n'hésitera pas à prendre des anxiolytiques pour limiter la tension émotionnelle lors des stress inévitables tels que les deuils. La rechute durable des signes anciens implique la reprise d'un traitement antidépresseur.

Tout ceci montre bien que le traitement antidépresseur n'est pas symptomatique comme il est habituel de le dire mais bien étiologique, responsable de la guérison.

LE PROBLEME DES GROSSESSES

Il faut toujours demander aux femmes jeunes si elles désirent une grossesse. En effet, malgré la probable innocuité des antidépresseurs, il vaut mieux les éviter, si possible et par principe, au moins pendant les 3 premiers mois. Toutefois, il faut se souvenir qu'il n'y a pas de malformation possible avant le retard de règles. La fréquence des malformations spontanées doit rendre très prudent, surtout dans le contexte actuel. Enfin, des données récentes laissent penser que le traitement antidépresseur de la mère pourrait avoir un effet bénéfique pour l'enfant, qu'il soit pris pendant ou après la grossesse.

Le valpromide est contre-indiqué.

Dans l'état actuel des connaissances, il vaut mieux éviter la paroxétine, surtout en début de grossesse. On préférera escitalopram, sertraline, clomipramine, imipramine, amitrytiline ou venlafaxine.

Pendant l'allaitement, on peut utiliser sertraline, clomipramine, imipramine, amitrytiline dont le faible passage dans le lait maternel est démontré.

ASPECTS ALCOOLOGIQUES

Le milieu alcoologique est encore plus imperméable que le milieu gastro-entérologique à l'hypothèse d'un rôle causal de la dépression. Peut-être faut-il y voir l'influence de l'ancienne prise en charge psychiatrique et celle des motifs personnels qui ont orienté le praticien vers l'alcoologie.

Toutefois, il y a eu dans le passé des tentatives diverses de classification de l'alcoolisme reconnaissant l'existence de formes secondaires à une pathologie psychiatrique.

Mon expérience est fondée sur 35 ans de pratique alcoologique. Mon recrutement provient d'un Centre d'Hygiène Alimentaire, justement mais maladroitement rebaptisé Centre de Cure Ambulatoire en Alcoologie et des patients posant un problème d'alcool détecté lors de la pratique hépato-gastro-entérologique générale ou préférant être suivis au cabinet de gastro-entérologie, lieu plus discret et moins marqué par le tabou que le Centre. Je n'ai pas d'expérience exploitable de l'alcoolisme à Hanoï.

DEPENDANCE PAR ACCOUTUMANCE OU PULSIONNELLE

Le recrutement concentre la population avec dépendance d'origine dépressive : il est clair que cette population du Centre d'Hygiène Alimentaire n'est pas représentative de la population alcoolique générale, ne serait-ce qu'en raison d'une consultation habituellement volontaire pour le problème d'alcool.

Cette démarche volontaire suppose la reconnaissance de ce problème, la recherche d'une solution et l'échec des tentatives précédentes. Cette sélection est donc susceptible de concentrer les alcoolisations d'origine dépressive dont les victimes ont plus tendance à consulter.

En effet, l'autre type de dépendance à l'alcool survient (survenait) par accoutumance à la suite d'une consommation libre plus ou moins longue. Elle peut se comparer à la dépendance au tabac.

Dans cette dépendance par accoutumance, les alcooliques ont souvent tendance à nier la réalité de leur problème, en particulier en le banalisant : «Je bois comme tout le monde» et donc à peu consulter spontanément. De plus, l'effondrement de la consommation familiale quotidienne de vin a fait diminuer le nombre des accoutumances.

Au contraire, les alcooliques dont la dépendance est due à la dépression ont de toute façon un problème plus nettement différent de la norme et une consommation nettement moins sociale que celle des buveurs d'habitude, plus ou moins excessifs et dépendants. Ils sont plus conscients du caractère pathologique de leur consommation, ce qui ne veut pas dire, d'ailleurs, qu'ils consultent toujours facilement

De plus, la souffrance engendrée est habituellement supérieure, tant en ce qui concerne l'alcool lui-même que les autres conséquences de la dépression. Notons à ce propos qu'en cas d'injonction thérapeutique (contrainte judiciaire de traitement), il est beaucoup moins difficile de renverser la relation de contrainte en relation d'aide que dans le cas d'une alcoolisation par accoutumance.

Enfin, comme aucun médecin n'a utilisé la clé, la porte ne s'est jamais ouverte et, sauf exception, l'alcoolisation ou les pulsions perdurent.

LA MECONNAISSANCE DE LA DEPRESSION A L'ORIGINE DE LA DEPENDANCE AMENE PATIENTS ET MEDECINS A DESESPERER

L'absence de reconnaissance de la cause principale de la maladie responsable a même amené certains médecins alcoologues à oublier tous les principes de la médecine pour se contenter d'accompagner leurs patients sans espoir de guérison et sans même tenter de les traiter. On essaie souvent d'apprendre au patient à «s'agripper à la paroi pour ne pas retomber», au lieu d'essayer «d'horizontaliser la pente». Certains patients, certes rares, réussissent à vivre en contrôlant leurs pulsions mais au prix d'efforts perpétuels et en conservant leurs autres signes dépressifs.

En effet, l'une des caractéristiques des alcoolisations d'origine dépressive est que l'arrêt du toxique entraîne certes une amélioration, mais qu'il persiste des pulsions vers l'alcool, avec, bien sûr, les autres signes découlant de la même cause. L'amélioration du carburant ne règle pas le problème de l'allumage !

DIFFERENCES AVEC LE TRAITEMENT DE L'ACCOUTUMANCE

Au contraire, le sevrage d'un patient dépendant par accoutumance fait vite disparaître sa dépendance physique. La dépendance psychique, qui reste le problème essentiel, est plutôt la tentation irrationnelle du sujet de reprendre volontairement le toxique, contrairement à son intérêt objectif, mais sans réelle pulsion. En d'autres termes, le déprimé lutte (plus ou moins) contre un adversaire puissant (plus ou moins), alors que l'accoutumé se rend sans combat à la désinformation de son «démon» et lui «ouvre volontairement la cage» pour redevenir son esclave. Cette démarche, incompréhensible pour qui n'a jamais été dépendant par accoutumance, sera parfaitement comprise par bien des fumeurs actuels ou passés (excellente occasion de se faire un ennemi mortel).

Le mécanisme fondamental de l'alcoolisation dépressive est donc la pulsion. Il conditionne le rythme assez souvent intermittent de cette alcoolisation en fonction des fluctuations de cette pulsion comme pour tous les signes dépressifs. Même quand l'alcoolisation est permanente, il est très fréquent que le patient puisse suspendre sa consommation. Il «s'accroche à la paroi» pendant un certain temps, si on réussit à bien le motiver, le temps, qu'avec un peu de chance, l'antidépresseur commence à agir et diminue l'intensité de la pulsion, c'est-à-dire la «pente de la paroi». En cas d'impossibilité, l'hospitalisation et/ou le baclofène, bien négociés, peuvent être décisifs.

Le traitement rationnel, c'est-à-dire par antidépresseurs ajustés par essais successifs, va alors pouvoir développer son activité. Heureusement, la pulsion vers l'alcool est souvent un des premiers signes à s'améliorer, ce qui permet à l'action pharmacologique de prendre le relais de l'action psychologique.

En attendant le développement de l'effet de l'antidépresseur, le soutien psychologique reste très important. Le développement de l'amélioration permet d'alléger le traitement d'accompagnement sédatif et/ou somnifère, puis, quand les pulsions vers l'alcool ont disparu, on est ramené au problème de l'équilibration d'une dépression sans alcoolisme. Le traitement symptomatique de ce dernier, type acamprosate (Aotal®), naltrexone (Revia®), topiramate (Epitomax®) ou disulfirame (Espéral®), peut alors être arrêté progressivement. Il est évident que ce schéma simplissime n'est pas le plus fréquent et n'est pas si facile à mettre en œuvre. Les obstacles principaux sont les suivants.

Il faut tout d'abord faire le diagnostic de la dépression, ce qui est le plus souvent évident. Je reviendrai sur les formes de diagnostic délicat.

Il faut ensuite déterminer si la dépression est bien la cause de l'alcoolisation. En effet, l'association fortuite de deux maladies de prévalence élevée est évidemment possible. Toutefois, pour des raisons que je ne connais pas, elle est beaucoup plus rare en pratique qu'on pourrait le penser *a priori*.

LA DEPRESSION CONSEQUENCE DE L'ALCOOLISME

La dépression peut aussi être la conséquence de l'alcoolisation, ce qui n'implique pas toujours d'ailleurs sa régression à l'arrêt de l'intoxication, elle-même entretenue par l'accoutumance. S'il est possible d'obtenir le sevrage sur une durée d'au moins un mois, la régression des symptômes sera alors le plus souvent massive, d'environ 80 à 90 %, après une latence de quelques jours à quinze jours, pour se compléter plus lentement ensuite sur quelques mois. La rechute est rapide en cas de ré-alcoolisation. S'il n'est pas possible, quelle qu'en soit la raison, d'obtenir un sevrage aussi durable, il n'est pas déraisonnable d'associer un antidépresseur au traitement de la dépendance par accoutumance, lequel constitue un autre sujet. Toutefois, son efficacité est improbable en cas de poursuite d'une alcoolisation continue et il ne faut pas, sauf rares exceptions, «gâcher» des antidépresseurs successifs dans l'espoir d'une amélioration. Un arrêt de l'alcool d'une semaine peut être suffisant pour améliorer la combativité et la force morale du patient et débuter un cercle vertueux conduisant à un sevrage durable. Il se posera ensuite le problème de l'arrêt de l'antidépresseur qui devra être très prudent, car la régression de la dépression à l'arrêt de l'alcool est inconstante. *A contrario*, il faudra aussi savoir accompagner l'amélioration de la dépression sous-jacente par une diminution des doses.

Par ailleurs, la dépression peut aussi être la conséquence du sevrage. Elle régresse alors en environ un mois. Le traitement antidépresseur transitoire éventuel est affaire de cas particuliers.

La Double Dependance

Enfin, on rencontre parfois des patients, le plus souvent des femmes, chez lesquels une alcoolisation chronique d'origine dépressive entraîne une seconde dépendance par accoutumance. La gestion à long terme des deux problèmes est fort délicate, car il y a deux maillons faibles sur la même chaîne et une consommation occasionnelle d'alcool, sans importance majeure chez un alcoolique d'origine dépressive pure, entraînera ici une rechute par réactivation de l'accoutumance, avec rechute de la dépression par inactivation de l'antidépresseur en raison de la prise continue d'alcool.

D'autre part, une rechute dépressive, quelles qu'en puissent être les raisons, risque d'entraîner la réapparition des pulsions et la réactivation de l'accoutumance dès le premier verre.

La prise en charge initiale est théoriquement identique puisque le sevrage est une nécessité pour obtenir une efficacité de l'antidépresseur. Toutefois, l'association de la dépendance par accoutumance rend beaucoup plus difficile l'arrêt initial de l'alcool. De plus, même si l'antidépresseur est efficace, persistent toutes les difficultés du sevrage durable de l'autre type de dépendance.

Arguments en Faveur de la Responsabilite de la Depression a l'Origine de l'Alcoolisme

Les arguments principaux pour conclure à la causalité de dépression comprennent, évidemment, la précession des signes dépressifs sur l'alcoolisme. La relation est le plus souvent facile à établir, même en cas de faits anciens, car le début de l'alcoolisation pathologique est habituellement brutal. Il est facile de retrouver des signes corporels ou psychiques dépressifs ayant précédé l'alcoolisme. Le sexe féminin est un argument majeur, car la dépression est à peu près deux fois plus fréquente chez la femme d'une part et d'autre part, les habitudes sociales encore en vigueur rendent l'accoutumance beaucoup moins fréquente que chez l'homme. De fait, il est habituel que les femmes boivent moins et surtout moins régulièrement que les hommes.

Une consommation irrégulière, pulsionnelle, solitaire, cachée, le soir, culpabilisée, souvent massive, comportant des alcools forts ou, *a fortiori*, inhabituels type eau de Cologne, contraste avec l'alcoolisation antérieure, sociale, modérée, intermittente ou nulle. Le caractère massif et brutal de ces alcoolisations est susceptible d'entraîner une hépatite alcoolique aiguë ou subaiguë ainsi que sa récidive si la dépression n'a pas été traitée.

Si le diagnostic de dépression préalable est souvent facile, il faut savoir s'aider dans les cas délicats de signes somatiques faciles à tracer, tels que les réveils nocturnes, la phantogueusie, la fatigue par exemple. L'alcoolisme de la mère, presque toujours d'origine dépressive, est un argument en faveur de l'origine dépressive de l'alcoolisme de l'enfant.

Le début de l'alcoolisme et de la dépression peut être simultané et souvent brutal, à l'occasion d'un traumatisme habituellement psychique, tel qu'un deuil ou un divorce. Dans ce dernier cas, il faut évidemment envisager l'hypothèse d'un divorce conséquence de la dépression, voire de l'alcoolisme lui-même. En effet, le patient expose souvent une version qui n'est pas conforme à la vérité historique. Cette situation n'est pas rare, tant en ce qui concerne l'alcoolisme lui-même que la maladie dépressive. Là encore, l'avis d'un proche, ayant connu le patient à l'époque, est précieux. Dans certains cas, la dépression n'est pas évidente et il faut savoir rechercher systématiquement tous ses signes, surtout corporels, par l'interrogatoire et l'examen physique.

Le traitement systématique de l'alcoolisme par antidépresseur ne me paraît pas raisonnable.

La Satiete Inversee : Forme Particuliere de l'Alcoolisme Depressif

La satiété inversée réalise un aspect très particulier d'alcoolisme. Elle est presque toujours associée à une dépression aux signes modestes.

La notion de satiété est bien connue. Prenons l'exemple de l'eau. Mourant de soif, dans le désert, on se précipitera sur une eau croupie que l'on boira avec délice. Avec une soif modérée, on sélectionnera plus sa boisson, pour se limiter au liquide préféré si l'on n'a plus guère soif et refuser ce dernier énergiquement si l'on est déjà trop hydraté.

Il en va normalement de même pour l'alcool. Dans le cas de l'alcoolisme, quel que soit le type de la dépendance, il existe une tendance spontanée à consommer de l'alcool avec un niveau de satiété anormal et plus ou moins élevé.

Dans le cas de la satiété inversée, le patient raconte qu'il n'a pas d'envie spéciale de boire mais qu'il a beaucoup de mal, ou même, ne peut pas s'arrêter s'il dépasse une certaine dose seuil qui va d'un à quelques verres. Ce phénomène, dont le patient perçoit très bien le caractère pathologique et qui peut entraîner des ivresses particulièrement déplacées, conduit très souvent à une consultation précoce comme dans le cas d'un cadre qui participe à un «pot» dans son entreprise et qui, au lieu de s'arrêter à 2 verres, termine complètement ivre.

Le patient est fréquemment d'un niveau socioculturel plus élevé que la moyenne des consultants. La dépression associée, constante, ne comporte le plus souvent que peu de signes peu intenses.

L'effet du traitement est presque toujours brillant, mais il n'est pas toujours nécessaire. En effet, l'explication du phénomène peut être suffisante pour éviter de déclencher la réaction en chaîne. De plus, la gêne découlant des signes associés peut être modeste. Comme toujours, le choix thérapeutique doit être négocié avec le patient.

On peut en rapprocher la satiété inversée pour d'autres nutriments, comme le chocolat ou les bonbons, le patient ne pouvant s'arrêter avant la fin du paquet dès lors qu'il l'a entamé.

Aspect Psychologique de la Prise en Charge

L'aspect psychologique de la prise en charge est encore plus fondamental dans les formes de dépression avec alcoolisme que dans les formes habituelles. Comme pour l'électroménager si le courant ne passe pas, ça ne marche pas !

Tout d'abord, il faut essayer de profiter de la dynamique positive de la consultation quand elle est volontaire.

Il faut donc, dans toute la mesure du possible, poser son diagnostic très vite et proposer au patient qui a parfois déjà arrêté l'alcool depuis quelques jours, une explication claire et rationnelle du mécanisme de sa maladie et du plan de traitement, sans en dire trop à la première consultation, de peur que l'essentiel ne «déborde». Il faut accompagner la dynamique par un optimisme résolu, d'ailleurs justifié, mais sans dissimuler les difficultés, en particulier la possibilité que la première molécule agisse tard, ou pas du tout. Il est important de négocier avec le patient au cas par cas, l'association de médicaments à usage transitoire et on expliquera clairement ce qu'on attend de chacun d'eux. Par exemple, tiapride (Tiapridal®) pour éviter une réaction de sevrage, en fait rare dans ce mécanisme, acamprosate (Aotal®), naltrexone (Revia®) ou topiramate, éventuellement associés, pour diminuer l'envie de boire au début, avec une efficacité très variable, anxiolytiques, somnifères, bêtabloquants en cas de tremblement matinal très gênant, disulfirame (Espéral®) pour l'aider à reprendre sa décision chaque matin ou même rien du tout, ce que préfèrent certains malades. Cette dernière attitude a l'avantage de limiter le risque de mauvais usage volontaire ou non, des médicaments. De plus, elle clarifie la démonstration de la corrélation entre l'antidépresseur et la disparition des pulsions vers l'alcool puis, ultérieurement, des autres signes dépressifs. Le patient n'est donc pas tenté d'attribuer l'effet principal aux médicaments auxiliaires.

SELECTION DE L'ANTIDEPRESSEUR ET SUIVI INITIAL

Comme cela a été rappelé plus haut, il n'y a aucune raison de renoncer aux tricycliques au profit de molécules récentes qui ne sont pas plus efficaces. Il faut essayer de sélectionner la molécule en fonction du risque présumé de suicide et des essais thérapeutiques antérieurs. Un échec précédent dissuade de reprendre ce médicament. Sans interdire sa famille, il incite à en préférer une autre. Un succès franc dans le passé, sans être une garantie d'efficacité présente, incite à reprendre le même médicament, ne serait-ce que pour des raisons psychologiques. La dose doit être progressive mais ajustée le plus rapidement possible, en tenant compte d'effets secondaires initiaux prévisibles, tel que la somnolence. Je préfère choisir d'emblée une posologie, *a priori* juste infra optimale, type 75 mg de tricycliques, dans l'espoir d'obtenir plus vite un début d'effet permettant de diminuer la force de la pulsion vers l'alcool et en diminuant en cas de signes de surdosage.

Le baclofène (Liorésal®) me paraît être un antidépresseur aux doses conseillées en alcoologie, soit de 80 à 300 mg. Sa tolérance est variable et son effet est inconstant, comme pour tous les antidépresseurs. Il se pourrait qu'il soit efficace malgré une consommation d'alcool continue. Sa posologie a été, sottement, limitée par l'ANSM (alias actuel de l'Agence du Médicament).

Il est indispensable que le patient reparte avec un rendez-vous précis. Dans les cas sévères, il est imprudent de dépasser sept jours. Il peut être utile de revoir le patient le lendemain et le troisième jour ou, au moins, de lui demander de téléphoner. Dans certains cas, le contact téléphonique quotidien peut être décisif mais l'appel doit venir du patient. À ce propos, il faudra, comme toujours, lui demander de téléphoner à la moindre intolérance supposée. Il est préférable qu'un proche accompagne le patient, au mieux dès la première consultation. Il fournit des informations utiles et restitue ultérieurement au patient ce que celui-ci n'a pas bien mémorisé. On en profite pour lui apprendre à aider le malade, conformément à la vision nouvelle de la maladie que l'on vient de lui exposer. Celle-ci porte sur le mécanisme de la maladie, les difficultés de la prise en charge, mais aussi l'excellent pronostic potentiel.

En effet, tout ce qui peut aider le patient à «tenir» en attendant l'effet antidépresseur est précieux. Toutefois, il faut bien expliquer qu'une consommation d'alcool, même massive, si elle est unique, ne compromet pas l'effet du traitement antidépresseur. Celui-ci ne doit en aucun cas être arrêté parce que «l'on ne peut pas prendre en même temps l'alcool et le médicament», «d'ailleurs c'est marqué (avec tous les signes de la dépression décrits comme étant des effets secondaires du médicament !) sur la notice». Il est prudent d'expliquer au patient que ces notices sont plus faites pour protéger ceux qui les écrivent que ceux qui doivent les lire. Entre nous, une alcoolisation un jour sur trois, quoique de mauvais augure, est encore compatible avec une certaine efficacité de l'antidépresseur permettant d'espérer le déclenchement d'une spirale vertueuse.

Le plus souvent, c'est à la consultation du 7e jour qu'on note une amélioration qui a débuté deux à trois jours plus tôt, avec, habituellement, une diminution des pulsions vers l'alcool.

Cet effet pharmacologique se distingue de l'effet placebo (psychologique) qui est, en fait, rare et qui se caractérise par une amélioration immédiate. Si l'effet pharmacologique ne prend pas le relais, le «retour à la case départ» se produit en dix à quinze jours.

Cette amélioration n'est pas une raison pour «mollir» mais pour encourager le patient qui voit ainsi la démonstration de la théorie formulée la semaine précédente avec son corollaire, le bon pronostic. On peut alors commencer les efforts explicatifs détaillés en vérifiant la compréhension des explications fournies précédemment et en s'aidant de métaphores du type «allumage du moteur», «chef d'orchestre travaillant mal», «déréglage de l'unité centrale de l'ordinateur», etc. *Castigat ridendo mores* !

Il est essentiel d'aider le patient à s'analyser et à se comprendre pour faire lui-même les bons choix suivant la maïeutique, base de la prise en charge alcoologique, mais ces méthodes ne diffèrent finalement guère de l'alcoologie générale.

CONDUITE A TENIR EN CAS DE DIFFICULTES

Parfois, c'est moins rose ! Il arrive que le patient ne revienne pas. S'il a le téléphone, un appel est justifié pour savoir ce qui ne va pas, essayer de rétablir le contact et, à défaut, expliquer que «la porte sera toujours ouverte» et que l'on ne lui en veut absolument pas. La prévention du sentiment de culpabilité chez le patient doit être une préoccupation constante. Cette tendance à la culpabilité dans l'alcoolisme, est également habituelle dans la dépression et contribue à la rupture éventuelle du lien thérapeutique, transformant un incident en catastrophe, parfois récupérable, mais après quels dégâts ! Il n'est en effet pas rare que le contact ne se rétablisse que tardivement. Le patient peut avoir alors perdu son travail ou son conjoint et avoir altéré sa santé de manière irréversible.

À ce propos, mais ce n'est pas particulier à la dépression, il faut s'élever contre la notion de contrat, profondément immorale avec une personne qui, par définition, n'est pas libre. La rupture de ce prétendu contrat ne peut qu'aggraver la culpabilisation du patient, augmenter la probabilité d'une rupture du lien et diminuer celle d'une reprise ultérieure de contact.

Parfois également, le patient revient mais ne va pas mieux. Surtout ne pas laisser retomber le soufflé ! Essayer de maintenir la dynamique positive ! Il faut détecter de petits signes d'amélioration et alors rappeler que les signes disparaissent successivement et que le petit signe peu gênant qui s'améliore annonce probablement le développement de l'effet qui ne culminera pas forcément moins haut du fait qu'il se développe lentement, etc.

Parfois encore, le patient ne boit toujours pas, mais il n'y a aucun signe d'amélioration dépressive sur aucun plan. Là encore, il faut l'encourager en rappelant que l'action est assez souvent retardée, ajuster le traitement symptomatique, développer les explications, bref aider le patient à «tenir» et le revoir au maximum sept jours plus tard. S'il n'y a toujours pas d'effet, après une reprise minutieuse de l'examen, signe par signe, il faut, dans le cas général, repartir à la case départ en testant une autre molécule et en poursuivant le travail explicatif ainsi que le soutien.

Si le patient revient en ayant bu, le problème se complique. Je demande toujours au patient de souffler dans un éthylomètre au cours de chaque consultation, dès la première, mais pas au début de l'entretien. Depuis vingt ans que je dispose d'un appareil, un seul patient a refusé de le faire. Le caractère systématique, vite ritualisé vers la fin de l'entretien, évite l'aspect inquisitoire. Une comparaison souriante avec le GPS qui donne le point nécessaire pour tracer la route vers le port, aide à faire «passer la pilule». En fait, l'utilité est plus grande pour le patient que pour le médecin et l'éthylotest est nettement moins utile qu'en cas d'accoutumance.

Enfin, si l'alcoolisation est restée permanente, il faut placer le patient dans un cadre rationnel, prévu si possible dès la première consultation (en cas d'échec on pourra recourir à une méthode moins simple...) et envisager une hospitalisation pour l'aider «à se mettre à l'abri de lui-même», le temps que l'antidépresseur développe son effet. Outre l'acceptation de l'hospitalisation elle-même et de son lieu (Ah ! La peur de l'hôpital psychiatrique et de la vie au milieu de la psychiatrie lourde...), celle-ci pose trois problèmes principaux. Tout d'abord, elle nécessite une rupture dans la continuité, un arrêt de travail et une garde des animaux éventuels, ce qui peut être difficile à gérer pour diverses raisons. Ensuite, elle implique souvent l'abandon de la responsabilité du traitement à un médecin hospitalier qui ne partage pas toujours les mêmes conceptions. Enfin et surtout, l'hospitalisation entraîne fréquemment un effet antidépresseur placebo et si la molécule n'a pas (encore ?) d'efficacité pharmacologique, le patient rechute dès sa sortie, ce qui est très mal perçu par tout le monde et très démotivant pour le malade.

Bien sûr, dans tous ces cas, la visite au patient, même si l'on ne peut pas avoir d'influence sur le traitement, est précieuse sur le plan technique pour «créer du lien», en plus de son aspect éthique. La rupture dans les continuités est encore plus mauvaise en alcoologie que dans le reste de la médecine. À ce propos, la collaboration avec le médecin généraliste doit être recherchée chaque fois que possible.

Le Suivi ulterieur du Traitement

Une fois la phase de «décollage» terminée, le suivi régulier est progressivement espacé et permettra d'apprécier l'amélioration. On rappellera à chaque consultation la nécessité de téléphoner au moindre problème ou dès que l'amélioration culminera avec, comme référence, la semaine précédente. Dans ce cas, il ne faudra pas attendre le rendez-vous fixé qui ne constitue qu'un terme maximal. Tout rendez-vous manqué nécessitera une tentative de contact.

Ce suivi comportera, avant tout, l'équilibration fine de la dépression par la méthode détaillée ci-dessus. On diminuera puis on arrêtera rapidement les produits à visée purement alcoologique dès que les pulsions auront disparu. On diminuera prudemment les anxiolytiques en soulignant toujours que le but n'est pas de les arrêter mais de ne plus en avoir besoin. Il ne faut pas hésiter à les reprendre s'ils redeviennent utiles pour des causes internes ou externes. Leur reprise implique une nouvelle consultation rapide pour mise au point.

Dans l'ensemble, on arrive à sevrer durablement, et, surtout, à faire aller bien globalement, à peu près 90 % des patients qui réussissent à appliquer le protocole mais, du fait d'innombrables incidents de tout ordre, dont l'arrêt prématuré du traitement, seuls 70 % environ des patients vont durablement bien, ce qui n'est déjà pas si mal.

Reprise de l'Alcool

Rien n'empêche le patient équilibré de boire de temps en temps de l'alcool s'il juge que le risque, modeste, est justifié par un bénéfice psychologique suffisant. Cette possibilité aura été soulignée d'emblée, à la première consultation. Ce test doit être programmé à l'avance par le patient qui s'assurera qu'il s'est limité à un verre et que cette consommation ne lui a pas donné envie de boire plus ni de reboire le lendemain. Au contraire, une consommation régulière quotidienne, même faible voire hebdomadaire, doit être, sauf rares exceptions, formellement déconseillée.

SUIVI AU LONG COURS

Quel que soit le mécanisme de la dépendance, on est désolé de constater la faible adhésion au suivi conseillé deux fois par an pour les patients qui vont bien. Ceci ne veut pas dire qu'ils ont rechuté mais le fait de vouloir «tourner la page» est dangereux et augmente le risque de rechute de manière démesurée par rapport à la contrainte objective que représentent ces deux consultations par an.

Il ne faut jamais oublier son but en poursuivant ses moyens. L'arrêt de l'abus d'alcool n'est qu'un moyen pour que le patient aille bien et non pas un but en soi.

Il est illogique et inefficace de se limiter au seul arrêt de l'alcool.

Il faut faire les choses à fond et c'est la guérison de la dépression responsable qui est le seul moyen de régler le problème d'alcool durablement et de rendre au patient la plénitude de sa vie physique, psychique, relationnelle et professionnelle pour lui, sa famille et la société. L'équilibration dépressive permettra ensuite de traiter le tabac.

Le médecin assure au moteur un bon carburant et un bon allumage puis c'est le patient qui fait le rallye !

CONCLUSION

La dépression, syndrome neurobiochimique à expression pluri-systémique, est fréquente, mal connue, mal reconnue et rarement bien traitée.

Pourtant, elle constitue une clé qui ouvre de nombreuses serrures diagnostiques et thérapeutiques.

Elle constitue un modèle explicatif indispensable pour la psychiatrie, les troubles fonctionnels, les douleurs rebelles, l'alcoolisme et la compréhension du monde.

Sa prise en charge permet d'apporter une réponse globale, économique, performante et relativement rapide à de nombreux problèmes qui resteraient autrement sans solution.

Cette prise en charge rationnelle permet, en outre, d'éviter les frais et les dangers inutiles d'explorations et de traitements inefficaces. Le coût des arrêts de travail et invalidités est encore plus élevé. La prévention des conséquences indirectes, type alcoolisme, dysfonctions, voire violences familiales et suicide, en dehors de l'aspect humain, est aussi un bénéfice social et économique.

Grâce à un traitement adapté et persévérant, on peut faire bénéficier de nombreux patients d'une amélioration massive, globale et durable.

De plus, cette amélioration va bien au-delà du symptôme qui les a fait consulter. La qualité de vie du patient et de son entourage est transformée par le traitement. Mieux encore, celui-ci rend au patient le bien le plus essentiel qui est la joie de vivre.

Bien que la dépression ne soit pas de nature psychologique, sa prise en charge fait intervenir la psychologie à plusieurs niveaux, dont le moindre n'est pas la lutte contre le tabou qui la frappe.

GLOSSAIRE

A

Accoutumance : mode de déclenchement d'une dépendance à la suite d'une consommation libre plus ou moins prolongée comme pour le tabac. L'arrêt de la consommation est la condition nécessaire et suffisante pour la disparition des pulsions à consommer.

Acétylcholine : transmetteur chimique, effecteur du parasympathique.

Acouphènes : bruit simple perçu sans objet.

Acquis : par opposition à inné, qui n'a pas toujours été présent.

ACTH : hormone hypophysaire sécrétée sous l'influence du CRF et stimulant la sécrétion de cortisol par la surrénale.

Adényl cyclase : enzyme synthétisant l'AMP cyclique, important effecteur intracellulaire.

ADH : voir vasopressine.

Adrénergique : qui a trait à l'action de l'adrénaline ou de la noradrénaline, effecteurs du sympathique.

Afférent : qui vient vers. Voies nerveuses allant vers les centres. Par opposition à efférent.

Alcoolisme : état de dépendance à l'alcool avec consommation pathologique.

Allodynie : perception douloureuse anormale d'un stimulus normalement non douloureux.

Alzheimer : maladie dégénérative fréquente du cerveau entraînant une démence.

Aménorrhée : absence de règles.

Amitryptiline : antidépresseur tricyclique.

Analgésie = antalgie : effet de blocage de la douleur.

Angoisse : sensation de nature anormale, de mort ou de catastrophe imminentes ou d'environnement hostile, sans cause objective, associée à diverses manifestations corporelles.

Anorexie : manque d'appétit.

Anosognosie : méconnaissance pathologique de sa maladie par le malade.

Antre : partie distale, propulsive, de l'estomac.

Anxiolytique (ou tranquillisant) : médicament visant à diminuer l'anxiété.

Apnées du sommeil : arrêts respiratoires pendant le sommeil dont l'origine pharyngée ou neurologique est incertaine.

Asthénie : synonyme de fatigue. Elle peut être physique, psychique et/ou sexuelle. Elle n'est pas toujours facile à distinguer de la somnolence et du manque de dynamisme. Son horaire et son mode de survenue sont essentiels pour en comprendre la cause.

Atropine : molécule bloquant l'effet de l'acétylcholine, effecteur du parasympathique.

AVP : voir vasopressine.

Axone : fibre nerveuse principale partant du corps neuronal.

B

Ballonnement abdominal : gonflement ou impression de gonflement abdominal.

BDNF : un des facteurs neurotrophiques cérébraux.

Benzodiazépines : classe principale des anxiolytiques dont le chef de file est le diazépam (Valium®)

Biochimie : chimie des systèmes de la vie.

Boulimie : compulsion à manger, habituellement suivie de vomissements provoqués. *A minima*, fringale.

C

Cacosmie : perception d'une odeur mauvaise sans cause objective.

Cardia : système sphinctérien inférieur de l'œsophage.

Cataplexie : voir narcolepsie.

Cénesthopathie : sensation anormale non douloureuse de tonalité complexe.

Céphalées : maux de tête.

Chondro-sternales : articulations entre les cartilages costaux et le corps du sternum.

Cinétique : mode temporel de développement de l'action.

Circadien : se dit d'un rythme biologique qui varie au cours de la journée, par opposition à infradien (>24h) et ultradien (<24h).

Clinophilie : tendance à rester au lit exagérément.

Coccygodynie : douleur de la région du coccyx non expliquée par une lésion locale.

Coccyx : extrémité de la colonne vertébrale en arrière et au-dessus de l'anus.

Cognitif : qui a trait à la connaissance et au traitement des informations la concernant.

Cohorte : groupe de population suivi de manière prolongée dans une étude statistique.

Complexes migrants de phase III : contractions propagées répétées survenant en fin de digestion puis à jeun, «balayant» le circuit digestif de haut en bas. Les phases I et II sont des contractions non propagées survenant en période digestive.

Complexe majeur d'histocompatibilité : ensemble de marqueurs immunitaires exprimés sur certaines cellules et permettant au système immunitaire de les reconnaître.

Compulsion : tendance pathologique plus ou moins irrépressible à accomplir un geste ou un acte. Souvent associée aux obsessions.

Confondant (facteur) : facteur variant avec le paramètre étudié et expliquant tout ou partie de sa corrélation dans une étude statistique. Par exemple, la taille peut expliquer une partie du paramètre poids.

Continuum : structure continue.

Corrélation statistique : liaison entre deux événements ne permettant pas de préjuger de la nature ni du sens de cette liaison.

Corticoïdes : hormones ou médicaments de la famille du cortisol (glucocorticoïdes) ou de l'aldostérone (minéralocorticoïdes), d'origine corticosurrénalienne.

Cortisol : hormone de réponse au stress, principal glucocorticoïde naturel, sécrété par la glande corticosurrénale sous l'influence de l'ACTH provenant de l'hypophyse.

CRF ou CRH : neuro-hormone hypothalamique stimulant la sécrétion d'ACTH qui stimule les corticosurrénales qui produisent du cortisol. Il a aussi une fonction intracérébrale.

Crohn : maladie inflammatoire intestinale chronique de cause inconnue.

CRP : C-réactive protéine, protéine variant de manière rapide et fiable parallèlement à l'inflammation aiguë, quelle que soit sa cause.

Cytokines : molécules sécrétées par les cellules, essentiellement immunitaires et permettant de transmettre l'information à d'autres cellules. On distingue les cytokines pro-inflammatoires, anti-inflammatoires et immuno-modulatrices, se regroupant en profils Th1 et Th2. Citons le TNF alpha, les interleukines et l'interféron gamma.

D

Dépendance : perte de la liberté de ne pas consommer.

Dermatome : voir métamère.

Diarrhée motrice : diarrhée dont le mécanisme principal est une accélération du transit intestinal.

Distal : qui est (plus) éloigné, s'oppose à proximal.

Distorsion : déformation.

Dopamine : transmetteur chimique jouant un rôle particulier dans le plaisir et les mouvements automatiques.

Double insu ou double aveugle = *double blind* : se dit des études dans lesquelles ni le patient ni l'expérimentateur ne savent quelle est la formulation contenant le produit actif ou le placebo.

DSM III, IIIR, IV ou V : système américain de diagnostic psychiatrique descriptif, sans préjuger de la cause des troubles.

Dys… : préfixe signifiant mauvais.

Dyschésie : mécanique défectueuse de la défécation.

Dysfonctionnement : mauvais fonctionnement

Dysménorrhée : règles douloureuses.

Dyspareunie : douleurs chez la femme lors des rapports sexuels.

Dyspepsie : mauvaise digestion.

Dysphagie : difficulté à avaler.

Dyspnée : difficulté à respirer, avec ou sans cause organique.

Dysthymie : vocable américain pour dépression d'intensité modérée et d'évolution chronique.

Dysurie : difficulté à émettre les urines.

E

ECG : électrocardiogramme : étude de la fonction électrique du cœur.

ECT : électroconvulsivothérapie = électrochocs.

EEG : électroencéphalogramme. Analyse de la production électrique du cortex cérébral.

Effecteur : qui réalise. Organe réalisant l'acte commandé, par exemple sécrétion de sueur ou contraction musculaire.

Efférent : qui part de. Voies nerveuses partant des centres vers la périphérie et les effecteurs. S'oppose à afférent.

Encéphale : ce qui est contenu dans la boite crânienne : différentes parties du cerveau, tronc cérébral et cervelet.

Endocrine : par opposition à exocrine, glande sécrétant des produits de type hormonal vers l'intérieur du corps.

Endogène : d'origine interne. Dans la conception des années 70, forme de dépression non due à l'environnement.

Endoscopie : exploration interne visuelle, comme la gastro ou la coloscopie.

Enzyme : protéine catalysant une réaction biologique.

Épicritique : se dit de la sensibilité cutanée superficielle fine.

Épidémiologie : étude de la répartition des maladies dans les populations.

Épigastre : région de l'estomac, au-dessous de la convergence des cartilages costaux.

…ergique : qui a trait à l'activité du produit en cause.

Étiologique : qui a rapport à la cause des maladies.

Exogène : qui vient du dehors.

Expulsive : se dit d'une constipation terminale, par défaut d'expulsion ano-rectale.

F

Faux négatif : se dit en statistiques d'un résultat négatif alors que la maladie est présente.

Faux positif : se dit en statistique d'un résultat positif alors que la maladie n'est pas présente.

Fibromyalgie ou fibro-myosite : trouble fonctionnel rhumatologique caractérisé par la présence de points sensibles trop nombreux par rapport aux témoins, associés à une fatigue et une raideur matinale.

Fluctuant : s'oppose à fixe, change d'un moment à l'autre.

Fonctionnel : qui fonctionne mal sans lésion causale évidente, par opposition à organique.

Fosses iliaques : parties inférieures et latérales de l'abdomen.

Fundus : partie proximale de l'estomac ayant une fonction de stockage et de sécrétion acide.

G

Génétique : qui a trait au patrimoine héréditaire.

GH, Growth Hormone ou STH : hormone somatotrope ou de croissance.

Glissement : forme particulière de dépression du vieillard qui «se laisse aller».

Glucocorticoïdes : voir corticoïdes.

Grands droits (muscles) : Deux muscles verticaux abdominaux antérieurs para-médians.

H

Hépatologie : étude du foie.

Hippocampe : partie primitive du cortex qui joue un rôle dans la mémoire, l'affectivité et la régulation du cortisol.

Hyperalgésie : perception d'un message douloureux avec une intensité excessive.

Hypo… : préfixe signifiant sous quelque chose ou diminué.

Hypocondrie : crainte irrationnelle ou conviction non fondée d'avoir une ou des maladies.

Hypoesthésie : sensibilité diminuée.

Hypogueusie : diminution de l'intensité du goût.

Hypomimie : diminution des mouvements expressifs du visage.

Hypophyse : glande située à la base du cerveau, sous l'hypothalamus et commandée par lui, soit par l'intermédiaire d'un circuit veineux particulier pour la partie antérieure, soit par commande nerveuse directe pour la partie postérieure.

Hypothalamus : ensemble de noyaux cérébraux organisant la régulation et la commande végétative.

I

Idiopathique : sans cause précise reconnue.

IMAO : inhibiteurs de la monoamine oxydase, enzyme dégradant certains transmetteurs chimiques et qui augmente ainsi leur concentration. Ils constituent 2 familles d'antidépresseurs, les sélectifs réversibles et les non sélectifs irréversibles. Ces derniers sont très efficaces mais avec de nombreuses intolérances.

Imipramine : premier des antidépresseurs tricycliques.

Immunité, Immunitaire : Système très complexe qui gère les relations avec les molécules extérieures tout en maintenant la reconnaissance des molécules propres.

Incidence : nombre de nouveaux cas d'une pathologie dans une population donnée pendant un temps donné (habituellement 1 an).

IRM : Imagerie par résonance magnétique. IRMf : mode d'imagerie montrant la fonction du tissu cérébral et non seulement sa morphologie.

ISRS : inhibiteurs sélectifs de la recapture de la sérotonine. Classe d'antidépresseurs inhibant sélectivement la recapture synaptique de la sérotonine dont le chef de file est le Prozac®.

L

Latence : délai avant la survenue d'un phénomène.

LCR : liquide céphalo-rachidien circulant dans les ventricules et autour du SNC, entre les méninges

Libido : envie de faire l'amour.

Lithium : métal voisin du sodium qui, à une concentration bien précise, joue un rôle majeur de stabilisant de l'humeur dans la psychose maniaco-dépressive et peut potentialiser les antidépresseurs.

Lymphocytes : type principal des cellules immunitaires se subdivisant en de nombreuses sous catégories (B, T, NK, etc.) aux fonctions diversifiées mais complémentaires. Ils se reconnaissent par des marqueurs spécifiques.

M

Maladie cœliaque : allergie au gluten des céréales, dominée par une atrophie intestinale entraînant un défaut d'absorption des nutriments.

Maladies auto-immunes : groupe de maladies liées à la réaction anormale du système immunitaire contre son propre organisme.

Mastocytes : type de cellules neuro-immunitaires.

Médullaire : qui a trait à la moelle.

Mélatonine : hormone épiphysaire et neurotransmetteur de rôle physiologique mal défini.

Métamère (ou dermatome) : tranche du corps, équivalent d'un segment de mille-pattes, rattaché à un segment médullaire et ayant un fonctionnement partiellement autonome.

Méta analyse : analyse statistique d'un regroupement d'études, permettant ainsi une plus grande robustesse.

Miction : émission des urines.

Migraine : maladie fonctionnelle du cerveau et des méninges survenant par crises, le plus souvent associées à un mal de tête et à des vomissements, parfois précédées de signes neurologiques et/ou visuels.

MMPI : système de diagnostic psychiatrique américain séparant arbitrairement différents groupes de symptômes.

Moelle épinière : partie du SNC contenue dans le canal rachidien. Transmet l'information dans les 2 sens par des faisceaux de matière blanche entourant un «papillon» de matière grise dans laquelle cette information est traitée avec une modulation originaire de l'encéphale. Les structures sensitives sont essentiellement dans la corne postérieure et les motrices dans la corne antérieure de ce «papillon».

Monoprise : prise du médicament en une seule fois par jour.

Mono-symptomatique : ne se manifestant que par un seul symptôme, par opposition à plurisymptomatique.

Multivarié (par opposition à univarié) : en statistique, technique permettant d'analyser un paramètre en fonction de la variation des autres et donc, d'extraire le *primum movens*.

Myéline : gaine isolante lipidique discontinue accélérant la transmission de l'information et entourant les grosses fibres nerveuses.

N

Naloxone : antagoniste des morphiniques.

Narcolepsie ou cataplexie : anomalie du sommeil avec endormissement en sommeil rapide (REM), hallucinations à l'endormissement, endormissements dans la journée et pertes de tonus des membres inférieurs

Nausée : envie de vomir.

Neurobiochimie : biochimie du système nerveux.

Neuroglie : tissu de soutien nerveux jouant un rôle complexe et encore partiellement élucidé.

Neuroleptiques : classe de médicaments aux effets multiples, servant à traiter les psychoses.

Neurone : cellule nerveuse transmettant ou gérant l'information.

Neuropathie : maladie nerveuse organique.

Neurotrophique : favorisant le développement et la survie des cellules nerveuses.

NK : *natural killer*. Cellules lymphocytaires ayant une activité spontanée de destruction des éléments étrangers et tumoraux.

NMDA : Acide N Méthyl D Aspartique, transmetteur chimique à la fonction excitatrice. Il est neurotoxique.

Nociceptif : qui a trait à la perception de stimuli agressifs, douloureux.

Noradrénaline : transmetteur chimique central et, en périphérie, effecteur principal du sympathique.

Nosophobie : crainte irrationnelle d'avoir une ou des maladies.

Nycthéméral : (nuit jour), se dit d'un rythme biologique à variation quotidienne comme le sommeil.

O

Objectif : par opposition à subjectif, se dit d'un paramètre dont la réalité peut être confirmée par un test.

Obsession : idée fixe parasitant la pensée.

Oddi : sphincter d'Oddi, muscle fermant les voies biliaires et pancréatiques.

Odds Ratio (ou OR ou risque relatif) : rapport de probabilité d'un événement dans 2 groupes.

Œstradiol (ou Estradiol) : principale hormone féminine.

Opiacés, opioïdes : molécules à action voisine de celle de la morphine exogène ou endogènes, type endorphines.

Optimal : le meilleur. Infra optimal ou suboptimal : inférieur à l'optimum. Supra optimal : supérieur à l'optimum.

Organique : qui est en relation avec une lésion objective, par opposition à fonctionnel.

P

P : p est la probabilité statistique que deux événements d'une étude ne soient reliés que par le hasard. On considère habituellement que la relation est significative au-dessous de 0,05.

Palpitations : impression d'irrégularité du rythme cardiaque, souvent due à des contractions prématurées (extrasystoles).

Parasympathique : un des 2 systèmes neurovégétatifs de perception et de commande.

Para-sympatholytique : qui diminue l'action du parasympathique, comme l'atropine.

Paresthésies : sensations anormales non douloureuses simples sans objet.

Pariétal : au niveau de la paroi.

Parkinson : (maladie de) : maladie neurologique dégénérative fréquente, touchant le thalamus dopaminergique.

Paroxystique : qui survient par crises, s'oppose à continu.

Pathogénie : étude des mécanismes d'origine des pathologies.

Pathologie : trouble, syndrome, maladie.

PET scan : étude de la répartition d'une molécule, marquée par un atome radioactif qui se désintègre en émettant un positon.

pH-métrie : mesure sur 24 h de l'acidité (pH), en général de l'œsophage permettant de préciser un éventuel reflux gastro-œsophagien acide.

Phantogueusie (ou fantogueusie) : goût anormal dans la bouche sans cause objective.

Phasique : par opposition à tonique se dit d'une activité intermittente, par exemple musculaire.

Phobie : situation précise déclenchant une angoisse, comme l'altitude pour le «vertige».

Physiologique : se dit du fonctionnement normal.

Physiopathologie : mécanisme des signes et des maladies.

Placebo : produit sans activité pharmacologique servant de témoin dans les études de médicaments. Il peut développer un effet, parfois important, par des mécanismes mal connus.

Pluri... : préfixe désignant la multiplicité, pluri-systémique, pluri-symptômatique, etc.

Pollakiurie : envies trop fréquentes d'uriner.

Polysomnographie : étude de multiples paramètres pendant le sommeil : principalement EEG, ECG, respiration et fonction musculaire.

Posologie : manière de donner un médicament, en particulier sa dose.

Postprandial : après le repas.

Potentialisation : augmentation de l'effet d'une autre action supérieure à la simple addition des 2 effets.

Prandial : qui a trait au repas.

Présynaptique : se dit de la transmission de l'information par une fibre modulant une autre fibre avant la synapse de celle-ci avec la cellule effectrice.

Prévalence : fréquence d'une pathologie donnée dans une population donnée à un moment donné.

Primaire : qui n'est pas dû à une autre pathologie associée, s'oppose à secondaire.

Proctalgie : douleur du rectum.

Proctologie : science de l'anus et du rectum.

Propulsif ou de transit : se dit d'une constipation par défaut de progression dans le côlon.

Proximal : qui est (plus) près. S'oppose à distal.

Prurit : démangeaison.

Psychogène : d'origine psychique.

Psychose maniaco-dépressive : ancien nom de la dépression bipolaire avec alternance de phases de normalité, de phases de dépression mélancolique et d'excitation maniaque.

Psychotrope : médicament ayant une action sur le psychisme

Pulsion : compulsion.

R

Randomisé : se dit d'une méthode statistique de tirage au sort des sujets d'une étude pour déterminer s'ils feront partie du groupe traité ou du groupe témoin.

Raynaud (syndrome de) : accès de vasoconstriction des doigts, souvent déclenchés par le froid.

RCH : rectocolite hémorragique, maladie inflammatoire du rectum et du côlon.

RDC : grille américaine de diagnostic psychiatrique, restrictive, centrée sur les aspects psychiques lourds. Elle a été prévue pour garantir une bonne spécificité pour un usage dans la recherche psychiatrique.

Récepteur : molécule à cheval sur la membrane des cellules, nerveuses ou non, fixant un produit extérieur spécifique et traduisant son effet à l'intérieur de la cellule.

Relaxation isotonique : remplissage d'une cavité comme la vessie ou l'estomac, sans augmentation de la tension de la paroi ni de la pression. Elle est gérée par un arc réflexe.

Releveurs : muscles symétriques fermant l'orifice inférieur du petit bassin et fermant l'anus en tirant la jonction ano-rectale vers l'avant et le haut.

REM : *rapide eye movements* : sommeil dit rapide ou paradoxal, avec des mouvements oculaires rapides.

Risque relatif : voir *odds ratio*.

Rome (critères de, version I, II puis III) : critères de diagnostic des SII, essentiellement adaptés à la recherche.

S

Satiété : perte de l'envie de consommer au-delà d'une certaine dose.

Secondaire : qui est dû à une autre pathologie, s'oppose à primaire ou primitif.

Sédatif : qui calme.

Séméiologie : étude des signes.

Sensibilité : se dit en statistiques de la probabilité de trouver un résultat positif si la maladie est présente.

Sérotonine : transmetteur chimique impliqué dans la dépression et la modulation de la douleur.

Sevrage : arrêt d'une prise habituelle d'alcool ou de médicament. Syndrome de sevrage : ensemble des troubles qui suit transitoirement l'arrêt d'un produit.

SII : syndrome de l'intestin irritable, IBS en anglais, dernière dénomination des troubles fonctionnels digestifs bas, ex-«colopathie fonctionnelle», ex «colite».

Sine materia : sans cause organique décelable.

SNC : système nerveux central, par opposition au système nerveux périphérique. Comprend le cerveau, cervelet, tronc cérébral (encéphale) et la moelle épinière.

Somatique : qui touche le corps, par opposition à psychique. S'oppose également, en neurologie, à viscéral.

Somatisation : concept psychiatrique de la manifestation au niveau du corps d'un problème psychique, par un «vocabulaire corporel». Par extension, manifestation au niveau du corps sans explication organique évidente.

Somatoformes : dans le jargon psychiatrique américain, troubles fonctionnels sans cause décelée.

Somatotopique : organisation spatiale d'un centre nerveux représentant les régions avec lesquelles il correspond.

Somatostatine : hormone inhibant de nombreuses activités sécrétoires et motrices viscérales.

Spasmophilie : tétanie sans anomalie biologique permanente.

Spécificité : se dit en statistiques de la probabilité de ne pas trouver un résultat positif si la maladie n'est pas présente.

Sphincter : muscle fermant un conduit anatomique, tel que l'anus.

Sternum : os antérieur du thorax. Il comprend de haut en bas, le manubrium, le corps et l'appendice xiphoïde.

Stimulus : stimulation induisant une réponse.

Stress : réaction d'un organisme à un événement perçu comme menaçant.

Subjectif : par opposition à objectif. Se dit de l'appréciation par le sujet de sa perception d'un paramètre.

Substance blanche : zone du SNC riche en fibres myélinisées transmettant l'information.

Substance grise : zone du SNC riche en corps cellulaires.

Substance P : transmetteur chimique associé à la douleur et à l'inflammation.

Surpoids : poids excessif.

Sympathique : un des 2 systèmes neurovégétatifs de perception et de commande.

Symptomatique : par opposition à étiologique, se dit d'un traitement qui ne porte que sur le symptôme sans s'intéresser à sa cause, par exemple un anti-diarrhéique. Se dit aussi d'une pathologie qui se manifeste spontanément. S'oppose alors à asymptomatique : qui ne se manifeste pas.

Pauci-symptomatique : qui a peu de symptômes.

Symptôme : manifestation pathologique notée par le patient. S'oppose au signe, retrouvé grâce à sa recherche par le médecin

Synapse : espace séparant la terminaison de la fibre nerveuse qui amène l'information du corps de la cellule suivante qui la reçoit.

Syndrome : association relativement fixe de certains signes entre eux mais dont la cause peut être diverse.

Syndrome métamérique : trouble de la gestion du message sensitif (et éventuellement effecteur) dans un métamère, se traduisant essentiellement par une allodynie-hyperalgésie.

Syndrome sérotoninergique : ensemble de troubles liés à une hyperactivité de la sérotonine, parfois déclenché par l'association de certains antidépresseurs

Système nerveux : associe le système nerveux périphérique : les nerfs et le système nerveux digestif intrinsèque avec le système nerveux central : encéphale et moelle épinière.

Systémique : d'origine générale, s'oppose à local et régional.

T

Temporomaxillaire (ou mandibulaire) : articulation de la mâchoire dont le mauvais fonctionnement est considéré comme responsable d'une gêne régionale souvent importante.

Tétanie : état d'hyperexcitabilité neuromusculaire évoluant par crises. Elle peut être due à des troubles divers, en particulier le manque de calcium ou de magnésium. En l'absence d'anomalie décelée, ce qui est, de loin, le plus fréquent, il s'agira d'une spasmophilie d'origine nerveuse.

Thalamus : noyau gris central cérébral bilatéral jouant un rôle important dans la perception de la douleur et la motricité automatique.

Thrombose : obstruction de vaisseau par un caillot d'origine locale.

TOC : troubles obsessionnels compulsifs. Ils associent diversement des idées obsessionnelles et des compulsions type vol, arrachage des cheveux, lavage des mains, etc.

Tonique, tonus : par opposition à phasique, se dit d'une activité durable, plus ou moins continue.

Tonkin : tiers Nord du Vietnam, autour de Hanoï et du Fleuve Rouge.

Transculturel : qui compare les différentes cultures humaines.

Transmetteur : qui transmet, en l'occurrence molécule chimique transmettant l'information dans la fente synaptique depuis la fibre afférente vers le corps cellulaire suivant.

TRH : hormone hypothalamique stimulant la libération de TSH qui stimule la thyroïde.

Tricycliques : classe la plus ancienne des antidépresseurs, avec imipramine, clomipramine, amitryptiline, etc.

Trophique : qui favorise le développement.

Troubles végétatifs : anomalies diverses du fonctionnement du système nerveux automatique telles que malaises, sueurs, diarrhée, etc.

V

Variance : valeur statistique permettant d'apprécier l'importance d'un facteur quantitatif dans un phénomène complexe.

Vasopressine (ou AVP ou ADH) : neuro-hormone augmentant la pression artérielle et diminuant le débit urinaire ; elle a aussi une fonction de transmetteur.

Végétatif : système nerveux de la vie automatique par opposition au système de la vie de relation qui est conscient et volontaire.

Viscéral : qui concerne les viscères à perception imprécise et à commande végétative. S'oppose en principe au somatique à perception fine et commande volontaire.

W

Wind up : phénomène central de sommation temporelle (addition dans le temps) des influx douloureux quand ils arrivent à certaines fréquences.

Z

Zygote : Monozygote désigne les vrais jumeaux, ayant le même patrimoine génétique et dizygote les «faux» jumeaux.

Criteres Diagnostiques Simples

Les signes doivent être acquis, nets, fréquents et sont habituellement fluctuants.

Signes Tres Évocateurs, Quel Que Soit le Contexte

Réveils nocturnes vers 3 h avec difficulté à se rendormir.
Fatigue à prédominance matinale.
Démarrage matinal difficile.
Somnolence prédominant après les repas.
Goût spontané dans la bouche sans prise médicamenteuse causale.
Manque d'appétit avec diminution franche des apports sans amaigrissement ou associé à des fringales.
Boulimie.
Nausées matinales et/ou déclenchées par la vue ou des odeurs, en l'absence de grossesse et d'alcoolisme.
Ballonnements habituels.
Transit intestinal irrégulier avec impression de mauvaise propulsion.
Sueurs anormales au niveau des mains et des aisselles.
Envies d'uriner la nuit avec jet de force normale le jour.
Perceptions anormales au niveau de la tête de type «tête vide», «tête bizarre».
Douleur brûlante en dehors d'une maladie neurologique, du reflux gastro-œsophagien et de l'infection urinaire.
Sensation anormale de froid localisé, sauf au niveau des extrémités.
Pertes très brèves d'équilibre sans sensation rotatoire et sans chute, non déclenchées par les mouvements du corps ou de la tête.
Sensibilité du sternum, des dernières côtes ou du coccyx à la pression.
Baisse de l'envie d'agir non expliquée par la fatigue.
Crises d'angoisse.
Diminution des investissements affectifs.
Mauvais moral.

Idées noires de type : «la vie ne vaut pas la peine d'être vécue» ou suicidaires.
Phobies, y compris le «vertige».
Alcoolisation pulsionnelle.
Antécédent de tentative de suicide.

SIGNES ÉVOCATEURS EN L'ABSENCE D'AUTRE EXPLICATION

Fatigue permanente ou par «coups de pompe».
Fatigabilité.
Baisse de l'appétit. Fringales.
Amaigrissement ou prise de poids de plus de 4 kg.
Digestion pénible.
Diarrhée matinale ou irrégulière. Constipation propulsive.
Douleurs ou perceptions anormales anales, rectales ou génitales sans cause locale.
Diminution de la sexualité.
Démangeaisons sans anomalie objective.
Bouffées de froid ou de chaleur en dehors de la période ménopausique.
Sueurs excessives spontanément, à l'effort ou après les repas.
Envies fréquentes d'uriner, sans faiblesse du jet ou avec bonne vidange vésicale.
Maladresses.
Maux de tête, de nuque ou du haut du dos. Lombalgies couché.
Baisse de la mémoire, à type de «trous». Distractions.
Allodynie sans cause évidente.
Visage figé.
Anxiété.
Irritabilité.
Émotivité, envies de pleurer.
Baisse de la sociabilité.
Cauchemars.
Idées obsessionnelles, en particulier d'une maladie grave cachée.

BIBLIOGRAPHIE

Cette bibliographie ne se veut pas exhaustive. Elle a pour but de montrer les résultats d'autres études portant sur différents aspects des problèmes abordés. On notera ainsi que les données que j'ai exposées ne sont pas, pour la plupart, nouvelles. Certaines sont même fort anciennes. Depuis l'édition précédente, les nouveautés sont essentiellement la démonstration de l'effet antidépresseur de l'exercice physique et de la méditation de pleine conscience, associé à une normalisation de la production de nouveaux neurones.

Les références sont présentées dans l'ordre suivant : les 3 premiers auteurs, le titre, la revue (nom année;volume:pages) selon la méthode habituelle. Les références les plus importantes sont **en gras**. Un résumé en français suit chaque référence pour en faciliter la compréhension. Les opinions exposées sont celles des auteurs. Dans un souci de concision, les termes techniques ne sont pas expliqués à chaque fois mais pourront être retrouvés dans le glossaire.

Il m'a semblé intéressant de rapprocher les articles portant sur un même sujet mais sans les citer plusieurs fois quand ils portent sur des sujets multiples, comme cela est fréquent. Enfin, les articles ont été rangés dans chaque groupe par ordre de date de parution afin de mieux faire ressortir l'ancienneté des idées développées et la médiocrité des progrès en termes de recherche clinique.

SYMPTOMES CORPORELS DE LA DEPRESSION

Hempel J. Die "vegetativ-dystone Depression". Nervenartz 1937; 10:22-6.

Description des signes végétatifs de la dépression : sueurs, douleurs pseudo ulcéreuses, pseudo angineuses, préoccupations morbides et plaintes multiples, fatigue, caractère fluctuant des troubles, palpitations, insomnie, ralentissement. Ils témoignent d'un dérèglement nerveux global. Les troubles somatiques constituent un bon moyen d'aborder la dépression au plan diagnostique comme thérapeutique.

Lemke R. Über die vegetative Depression. Psychiatrie, Neurologie und medizinische Psychologie 1949;1:161-6.

Ces patients ne sont pas, habituellement, vus par le psychiatre. Il est difficile de savoir si ce sont les troubles psychiques ou les troubles somatiques qui constituent le socle de la maladie. Ces troubles ne sont pas fondamentalement différents des troubles somatiques bien connus dans la mélancolie : céphalées, troubles du sommeil, tétanie, cénesthopathies, impuissance, aménorrhée. Il faut savoir penser à la dépression devant ces troubles somatiques. Ils sont probablement dus à un dysfonctionnement de l'hypothalamus.

Stoeoeckle JD, Davidson GE. Bodily complaints and other symptoms of depressive reaction. JAMA 1962;180:134-9.

La dépression est souvent associée à des troubles fonctionnels. Il s'agit habituellement d'une distorsion des perceptions corporelles et d'une modification des fonctions psychiques et relationnelles. Le signe le plus fréquent est une perte du bien être avec fatigue ou sensations de pesanteur, difficulté à démarrer le matin, insomnie avec somnolence diurne, anorexie et/ou boulimie, amaigrissement ou prise de poids, hypogueusie, baisse du désir et de la performance sexuelle, maux de tête, troubles digestifs, nausées, gaz, ballonnements. L'expression de la douleur est souvent «colorée» : brûlure, vide. Les douleurs rhumatologiques ne sont pas habituellement articulaires. À noter également : crampes des mollets, prurit, brûlures oculaires. Parmi les troubles relationnels notons l'irritabilité et l'intolérance aux bruits et aux enfants.

Dorfman W. Somatic components of depression. Psychosomatics 1967;8:4-5.

Valeur diagnostique des signes dépressifs somatiques. Fréquence des troubles neurovégétatifs : mictions fréquentes, sueurs, bouche sèche, cœur rapide, constipation, fatigue, baisse de la libido, troubles des règles. L'association à une maladie organique n'est pas rare. La dépression peut révéler un cancer, en particulier du pancréas ou du poumon, une tumeur cérébrale, des anomalies métaboliques, de l'hypoglycémie à la porphyrie et au lupus. Des anomalies endocriniennes ou électrolytiques peuvent simuler une dépression. Les patients errent de médecin en médecin. Ils nient être déprimés mais les proches ont noté leur changement. Il ne faut pas se focaliser sur une anomalie mineure innocente.

Kielholtz P. La dépression masquée. Masson Paris 1973.

Livre de synthèse remarquable rapportant un symposium qui constitue le sommet de la pratique médicale en matière de dépression dite masquée. Une importante bibliographie des publications précédentes y est détaillée.

Mezzich JE, Raab ES. Depressive symptomatology across the Americas. Arch Gen Psychiatry 1980;37:818-23.

Très intéressante énumération et comparaison des symptômes dépressifs aux USA et au Pérou par les mêmes investigateurs. La sous-estimation de la dépression dans les pays de culture non occidentale est due à une définition trop étroite, centrée sur un prétendu noyau psychique. La mimique était peu différente. L'hypocondrie, la fluctuation des signes, l'oppression thoracique, la dyspnée, les soupirs, les palpitations, la bouche sèche ou amère, la dyspepsie, éructations, gaz et flatulences, les mains moites, les règles douloureuses avec tension mammaire et aggravation des troubles psychiques, acouphènes, vision brouillée, douleurs de la nuque, du dos et des membres, paresthésies et sensation de froid des extrémités, les troubles des rêves étaient plus fréquents au Pérou. Aux USA c'était le suicide, la fatigue le soir, l'insomnie d'endormissement et les réveils nocturnes. Dans les 2 populations étaient particulièrement fréquents la fatigue, l'anorexie, l'amaigrissement, la baisse de la libido, les maux de tête, les tremblements des mains, le ralentissement psychique, la tristesse, les pleurs, l'anxiété et l'irritabilité.

Kleinman A. Culture and patient care: psychiatry among the Chinese. Drug Therapy 1981;11:134-40.

En Chine la dépression se présente comme une maladie principalement somatique avec douleur, vertiges, fatigue, faiblesse, constipation, insomnie et anorexie.

Mathew RJ, Weinman ML, Mirabi M. Physical symptoms of depression. Brit J Psychiatry 1981;139:293-6.

Dans un groupe de 51 déprimés britanniques non traités, par rapport à un groupe de témoins appariés, on notait de nombreux signes corporels significativement plus fréquents mais non reliés à un type de diagnostic psychiatrique précis. De haute spécificité : respiration rapide, impuissance, éjaculation précoce ou retardée, aménorrhée, libido excessive, sialorrhée, voix brouillée, règles trop fréquentes. De grande sensibilité (sauf les précédents) : défaut de concentration, asthénie, agitation, somnolence, maux de tête, sueurs excessives, vertiges, bouche sèche, vision brouillée, constipation, acouphènes, peau sèche, bouffées congestives, douleur thoracique, prise de poids, absence d'orgasme, perte de la libido, miction difficile. L'analyse en régression ne montrait pas de signe de valeur dominante en dehors (16 %) de la somnolence diurne. Les échelles habituelles mesurant les troubles dépressifs étaient de faibles prédicteurs du nombre et de la sévérité des symptômes. Il n'est donc pas justifiable de prétendre que les signes somatiques sont directement reliés à la sévérité des troubles psychiques. On conclut que les signes somatiques sont la conséquence non spécifique du stress. Attention à la confusion avec les effets secondaires des antidépresseurs du fait de la similitude des symptômes.

Cadoret RJ, Widmer RB. Somatic complaints in depression. J Psychiat Treatment Eval 1983;5:403-7.

Les instruments de diagnostic de la dépression ne portent pas assez d'attention aux signes somatiques. Ils sont pourtant très fréquents, précèdent souvent les signes psychiques et sont sensibles au traitement. Leur présence, associée à une anxiété est synonyme de dépression. Le diagnostic de dépression implique un traitement et seuls les signes résiduels justifieront des explorations. L'origine dépressive des signes corporels ne doit pas être un diagnostic d'exclusion. Les signes les plus fréquents sont la sensation de tête vide, les sensations vertigineuses, les malaises, tremblements, dyspepsie, nausées, ballonnements, prurit rectal, fatigue, anorexie et changement de poids.

Kellner R. Functional somatic symptoms and hypochondriasis. Arch Gen Psychiatry 1985;42:821-33.

Les troubles fonctionnels corporels sont très fréquents et 60 % de la population en perçoit un au moins par semaine. La moitié environ n'a pas de cause organique mais 10 % des patients ne croient pas à la réassurance formulée par leur médecin. La dépression leur est fréquemment associée et son traitement les améliore. L'hypocondrie est associée à la dépression uni mais pas bipolaire. Les crises d'angoisse sont fréquemment associées. Les patients de faible niveau culturel ou de culture non occidentale ont plus de troubles somatiques (ou moins de troubles psychiques ?). La nosophobie est associée à une baisse du seuil douloureux. La distinction entre les différentes pathologies dans le DSM III est artificielle. Au plan thérapeutique, la réassurance et l'explication peuvent suffire pour soulager ou rassurer le patient. Les tricycliques sont efficaces. L'exercice physique joue un rôle bénéfique. L'évolution est souvent régressive dans les formes récentes, surtout aiguës.

Whorwell PJ, McCallum M, Creed FH, Roberts CT. Non-colonic features of irritable bowel syndrome. Gut 1986;27:37-40.

Chez 100 SII et par rapport aux témoins appariés, la fréquence des signes suivants était augmentée : miction la nuit, fréquence et urgence de la miction, vidange (ou impression de) vésicale incomplète, dorsalgies, mauvais goût dans la bouche, fatigue permanente, dyspareunie, céphalées, mauvais sommeil, palpitations et crainte d'une maladie grave. Des signes digestifs non coliques étaient également plus fréquents : nausées, vomissements, dysphagie et satiété précoce. Il n'y avait pas de parallélisme avec le diagnostic psychiatrique éventuel. La consommation de tabac et de caféine était supérieure, ainsi que l'absentéisme au travail. 30 % avaient une histoire familiale de SII. On envisage la responsabilité d'une pathologie du muscle lisse automatique au-delà du seul côlon.

Hudson JI, Pope HG. Fibromyalgia and psychopathology: is fibromyalgia a form of "affective spectrum disorder?" J Rheumatol 1989;(suppl 19)16:15-22.

La fibromyalgie est associée à dépression, fatigue chronique, insomnie, irritabilité, céphalées, défaut de concentration, désintérêt, troubles digestifs et préoccupations pour les fonctions corporelles, ce qui ressemble à la dépression, troubles somatoformes et anxiété. De plus, les troubles psychologiques associés sont similaires. La dépression est fréquente chez les apparentés. Les antidépresseurs tricycliques sont efficaces. La douleur ne peut être considérée comme la cause des troubles psychiques qu'elle suit habituellement. Ces derniers sont inconstants. Le recouvrement entre les divers troubles fonctionnels est important. On conclut que les troubles somatiques et psychiques ne sont pas la conséquence les uns des autres mais ont un mécanisme causal commun.

Smith GR. The epidemiology and treatment of depression when it coexist with somatoform disorders, somatization, or pain. Gen Hosp Psychiatry 1992;14:265-72.

Ces pathologies sont reliées entre elles, même si la relation n'est pas claire. Cette méta-analyse arrive aux conclusions suivantes : faible nombre d'études pour un sujet aussi important, haute prévalence de dépression chez les patients atteints de «somatisation». Haut niveau de «somatisation», d'hypocondrie et fréquence des douleurs chez les patients atteints de dépression majeure. La dépression avec somatisation peut être traitée efficacement. Chez les patients atteints de syndrome de douleur chronique, la dépression est fréquente et la douleur disparaît avec le traitement de la dépression.

Paykel ES, Priest RG. Recognition and management of depression in general practice: consensus statement. Brit Med J 1992;305:1198-202.

La composante centrale de tous les aspects de la dépression est la baisse de l'humeur avec fluctuation. La dépression précède la grande majorité des suicides. Des anomalies du sommeil et de l'appétit sont fréquentes, le plus souvent par défaut, parfois par excès. La frontière entre dépression et anxiété est imprécise et l'association est fréquente. Les causes sont nombreuses et en particulier génétiques. Les manifestations sont un peu différentes chez les minorités ethniques. À peu près 5 % des consultants en médecine générale ont une dépression majeure, 5 % modérée et 10 % des signes dépressifs. La dépression peut survenir à tout âge depuis l'enfance. 50 % des épisodes récidiveront. Elle est plus fréquente chez la femme. Les généralistes méconnaissent au moins la moitié des dépressions. Les expressions corporelles et les associations avec des maladies somatiques sont fréquentes en médecine générale. Il faut savoir ne pas s'arrêter au symptôme mais remonter jusqu'à sa cause et poser les bonnes questions. Reconnaître la dépression s'apprend. Des doses de tricycliques de 75 mg et moins peuvent être efficaces mais la dose standard est de 125 à 150 mg/j. Ils s'imposent même en cas de stress apparemment causal. Les non tricycliques sont surtout intéressants en cas de risque suicidaire. Ils ne constituent qu'une partie du traitement. Un traitement d'attaque de moins de 4 à 6 mois augmente le risque de rechute. Des rechutes répétées nécessitent un traitement d'entretien.

Sharpe M, Bass C. Pathophysiological mechanisms in somatization. Int Rev Psychiatry 1992;4:81-97.

On appelle somatisation tous les symptômes non expliqués par une maladie organique. Ces troubles sont habituellement multiples, fluctuants et récidivants. Les troubles psychiques sont fréquents mais inconstants. Ils sont liés, au moins en partie, à un fonctionnement neurovégétatif déréglé. Fatigue, douleur et insomnie sont les présentations les plus fréquentes. La soif d'air est caractéristique, souvent aggravée par les lieux clos et la chaleur. La polypnée avec alcalose ventilatoire est fréquente. Sa provocation peut réveiller les douleurs spontanées. Les soupirs, l'impossibilité de retenir son souffle plus de 10 s et les points douloureux thoraciques antérieurs sont évocateurs. La sensibilité pariétale abdominale avec signe de Carnett positif est fréquente. Un défaut de filtration des informations sensitives jouerait un rôle majeur. L'habitude d'éliminer d'abord une pathologie organique par des examens est ruineuse et le diagnostic doit être fait de manière positive et directe.

Kroenke K, Spitzer RL, Williams JBW et coll. Physical symptom in primary care. Predictors of psychiatric disorders and functional impairment. Arch Fam Med 1994 ; 3 :774-9.

Dans un échantillon de 1000 patients d'une population générale, la présence d'un seul signe fonctionnel inexpliqué multiplie par 2 à 3 la probabilité d'une dépression ou d'une anxiété pathologique. Cette probabilité augmente très vite avec le nombre de symptômes, de 2 à 60 % pour la dépression et l'anxiété. Chacun des symptômes corporels entraîne une gêne fonctionnelle significative qui augmente rapidement avec leur nombre. Ce sont les signes somatiques qui sont les symptômes révélateurs en médecine générale. Suivent 2 tables très intéressantes. La première porte sur la fréquence de divers signes, la probabilité que chaque signe soit ou non organique, celle d'avoir une anxiété ou une dépression en fonction de la présence ou de l'absence de ces signes, brute et après élimination d'une cause organique. On remarque la valeur des malaises, douleurs thoraciques, dyspnée, troubles du transit et douleurs abdominales. La seconde détaille la gène fonctionnelle entraînée par chaque symptôme. On remarque l'importance du retentissement des douleurs thoraciques, malaises, vertiges, douleurs abdominales, dyspnée et insomnie.

Ebert D, Martus P. Somatization as a core symptom of melancholic type depression. Evidence from a cross-cultural study. J Aff Disorders 1994;32:253-6.

Cette étude a comparé, en Allemagne, des déprimés de culture allemande et turque. Les troubles somatiques avaient la même fréquence (85 %) et étaient de même type dans les 2 populations : douleurs, troubles sexuels, cardio-pulmonaires, digestifs, neurologiques. Les troubles divers et la préoccupation morbide étaient plus fréquents chez les Turcs. On conclut que le socle somatique est le vrai invariant de la dépression et en constitue probablement la base physiopathologique.

Simpon G, Gater R, Kisely S et coll. Somatic symptoms and distress: an international care study. Psychosomatic Medicine 1996;58:481-8.

Très intéressante étude de l'association des symptômes corporels entre eux et avec les troubles psychiques de type dépression et/ou anxiété sur 5438 patients consultant dans 15 centres de l'OMS répartis dans divers pays. Ceux-ci sont stables dans les différentes régions, cultures et niveaux socio-économiques, fortement liés à la dépression, à l'anxiété et au niveau de «détresse» avec des coefficients très similaires. Par ordre décroissant : asthénie, céphalées, palpitations, dyspnée, étourdissements-malaises, sensations de légèreté ou de lourdeur, douleur thoracique, sensation de corps étranger dans la gorge, nausées, gaz, troubles de la marche, acouphènes, douleurs des membres, douleurs articulaires, douleurs du dos, engourdissement-picotements, mauvais goût, vomissements, sensations cutanées anormales, vue brouillée, diarrhée, crises de tremblements. Il n'y a pas de signes ou groupe de signes particulièrement associé à l'anxiété. La théorie du langage du corps permettant l'expression de la souffrance psychique par l'intermédiaire des symptômes corporels n'est pas tenable. Les signes somatiques paraissent la conséquence d'anomalies de la perception. Le contexte culturel intervient essentiellement dans l'intérêt et/ou la crainte attachés aux différents symptômes.

Bosserait H. Abdominal pain in gastrointestinal disorders-differences between IBS and other gastrointestinal disorders. p17-27. in Denis P. Clinical implications of irritable bowel syndrome. W de Guyter 1997 Berlin.

Les signes végétatifs associés aux douleurs digestives ont une grande valeur diagnostique et doivent être recherchés : boule pharyngée, insomnie, somnolence, sueurs, douleur thoracique non cardiaque, proctalgie fugace, fibromyalgie, maux de dos, satiété précoce, pollakiurie. La douleur à la progression du coloscope comme les spasmes coliques ont une certaine valeur diagnostique.

Henningsen P, Zimmermann T, Sattel H. Medically unexplained physical symptoms, anxiety, and depression : a meta-analytic review. Psychosom Med. 2003;65:528-33.

Méta analyse des rapports entre dépression, anxiété, SII, dyspepsie non ulcéreuse, fibromyalgie et fatigue chronique regroupant 244 études. L'association était hautement significative quoique d'intensité modérée. Cette association existait aussi bien avec les signes psychiques que corporels classiques de la dépression. La sévérité de la «somatisation» et la tendance à consulter étaient associées à une plus grande intensité de la dépression et de l'anxiété.

CAUSES DE LA DEPRESSION

Hudson JI, Pope HG. The concept of "affective" spectrum disorder: relationship to fibromyalgia and other syndromes of chronic fatigue and chronic muscle pain. Baillere's Clinical Rheumatol 1994;8:839-55.

Les auteurs développent leur théorie d'un groupe de maladies associées à la dépression. Le terme «affectif» n'a qu'une valeur historique et ne préjuge nullement de la nature psychique de la relation entre ces pathologies. La notion de «somatisation» n'a pas de base expérimentale. Il n'y a pas de frontières nettes entre la fibromyalgie d'une part et les syndromes de fatigue et de douleur chronique d'autre part. Les 3 syndromes ont une co-morbidité très importante avec la dépression, l'anxiété, les phobies et les crises d'angoisse. La dépression est significativement plus fréquente chez les apparentés aux fibromyalgiques. La fibromyalgie répond aux antidépresseurs. Ceux-ci sont également efficaces sur les autres pathologies du «spectre», quoique plus ou moins nettement selon les pathologies en cause. Il s'agit de boulimie, déficit d'attention-hyperactivité, cataplexie, troubles fonctionnels digestifs, dépression, migraine, troubles obsessionnels-compulsifs, crises d'angoisse, anxiété généralisée, syndrome post-stress traumatique et phobie sociale. L'hypothèse d'un biais de sélection a été éliminée par des études sur des patients «de base». Ce concept se rapproche de ceux de Yunus de «spectre des maladies fonctionnelles» et de Goldstein de «pathologies neurosomatiques».

Yunus M. Fibromyalgia syndrome: clinical features and spectrum. J Musculoskeletal Pain1994;2:5-21.

Explication du «*dysfunctional spectrum syndrome*», attribué à un trouble neuro-hormoral mais l'auteur bute sur la conception psychique de la dépression. Ces troubles sont très fréquents et très invalidants. La fibromyalgie est associée à un mauvais sommeil, à de la fatigue, une impression de gonflement et des paresthésies. Les maladies associées sont le SII, la fibromyalgie régionale, la dysfonction temporo-mandibulaire, les céphalées «de tension», la migraine et les règles douloureuses. On note au passage la prédominance féminine, les douleurs thoraciques antérieures, les douleurs du haut ou du bas, de la droite ou de la gauche du corps, voire diffuses, l'allodynie à l'examen sans parallélisme strict avec les zones spontanément douloureuses, les mouvements anormaux des membres inférieurs, en particulier pendant le sommeil, l'association aux signes dépressifs psychiques mais sans parallélisme net, la bouche sèche, la «vessie irritable». Il souligne la différence des profils neuro-hormonaux avec la dépression pour rejeter la dénomination de «*affective spectrum disorder*».

Whitehead WE. Psychosocial aspects of functional gastrointestinal disorders. p3-16. in Denis P ed. Clinical implications of irritable bowel syndrome. W de Guyter 1997 Berlin.

Description générale des troubles fonctionnels et de leur contexte. Insiste sur le caractère subjectif des traumatismes physiques et sexuels de l'enfance qui sont rapportés par les patients et sur leur tendance à exagérer l'importance des stress dans un effort de recherche d'une causalité logique à l'origine de leurs troubles.

Lang JP, Michel L, Halleguen O. Traitement de la dépression dans l'hépatite C. Étude prospective chez 50 patients Ann Med Interne (Paris) 2002;153:22-30.

La dépression est fréquente dans l'hépatite C et reste le facteur principal de contre-indication et de médiocre suivi du traitement. Une prise en charge adaptée permet de surmonter cet obstacle.

Benton D. Selenium intake, mood and other aspects of psychological functioning. Nutr Neurosci 2002;5:363-74.

Le sélénium est un oligoélément important dont la concentration dans les aliments dépend de celle du sol. Il est sélectivement retenu par le cerveau en cas de carence, ce qui suggère son importance. 5 études montrent que sa carence entraîne une dépression. La dose nécessaire pour retrouver une humeur normale est supérieure à celle qui est nécessaire pour l'activité normale de la glutathion peroxydase qui est l'enzyme dépendant du sélénium le mieux connu. Il joue un rôle antioxydant important, mais on ne connaît que très peu de choses sur son action cérébrale.

Timonen M, Viilo K, Hakko H et coll. Suicides in persons suffering from rheumatoid arthritis. Rheumatology (Oxford) 2003;42:287-291.

Dans le Nord de la Finlande, la polyarthrite rhumatoïde est associée à un fort taux de suicide, en comparaison avec l'arthrose et le reste de la population, surtout chez les femmes. Une dépression cliniquement évidente précède le suicide dans 90 % des cas.

Stordal E, Mykletun A, Dahl AA. The association between age and depression in the general population: a multivariate examination. Acta Psychiatr Scand 2003;107:132-41.

Sur 60 869 habitants d'un comté de Norvège, âgés de 20 à 89 ans, on confirme l'augmentation de la dépression avec l'âge après élimination des facteurs confondants. Les signes somatiques avaient plus de valeur explicative que les signes psychiques.

Huff W, Steckel R, Sitzer M. "Poststroke Depression" Epidemiologie, Riskfaktoren und Auswirkungen auf den Verlauf des Schlaganfalls. Der Nervenarzt 2003;74:104-14.

L'incidence de la dépression après les accidents vasculaires cérébraux est d'environ 20 à 25 % pour les formes majeures et de 10 à 20 % pour les formes mineures. Sa prévalence est maximale 3 à 6 mois après l'accident. Son évolution est prolongée sur plus de 2 ans. La gravité de l'accident, le sexe féminin et les antécédents psychiatriques sont des facteurs de risque. Le rôle de la localisation et de l'étendue de la lésion est incertain. L'âge n'a pas d'influence. La dépression qui aggrave le pronostic, doit être reconnue et traitée.

Leentjens AF, Van Den Akker M, Metsemakers J et coll. Higher incidence of depression preceding the onset of Parkinson's disease: A register study. Mov Disord 2003;18:414-8.

La dépression est plus fréquente chez ceux qui développeront plus tard une maladie de Parkinson que chez les témoins, ce qui est en faveur d'un mécanisme physiopathologique commun.

Zubenko GS et al. A collaborative study of the emergence and clinical features of the major depressive syndrome of Alzheimer's disease. Am J Psychiatry 2003;160:857-866.

La prévalence de la dépression dans la maladie d'Alzheimer est de 20 à 55 % dans une étude multicentrique, sur des critères psychiques restrictifs. En tout cas, elle dépasse de beaucoup celle constatée chez les sujets témoins. Elle est plus fréquente dans les formes sévères, chez le sujet jeune, en cas de troubles psychotiques associés. Les troubles du sommeil sont plus rares. La dépression est souvent précoce et peut être révélatrice.

Vaeroy H. Prevalence of depression among general hospital surgical inpatients. Nord J Psychiatry 2003;57:13-16.

Sur 108 patients hospitalisés en chirurgie dans un hôpital général, 13 % avaient une dépression majeure actuelle. 86 % d'entre eux souffraient d'anxiété. 13 autres % avaient des signes dépressifs. 71 % des déprimés n'avaient pas de traitement antidépresseur.

Egger HL. Recognizing and treating depression in young children. Child and Adolescent Behavior Letter 2003;19:1-3.

Pendant longtemps on a posé en principe que la dépression ne pouvait pas exister chez de jeunes enfants. Voici 20 ans que celle-ci est mieux reconnue. Elle pourrait toucher entre 0,5 et 4 % des enfants d'âge préscolaire. Sa reconnaissance pose le problème de l'adéquation du DSM IV, qui sert actuellement de référence, avec les signes de la dépression chez ces jeunes enfants. Cette «grille» méconnaîtrait de 2/3 à 3/4 des dépressions. Les signes les plus fréquents sont, sur le plan psychique : tristesse, irritabilité, colère, impression de solitude, perte de dynamisme, frustration facile, baisse de l'estime de soi, trouble de la pensée, difficultés à se réjouir, jeux ou paroles de mort ou de suicide. Les troubles somatiques sont fréquents, environ 80 % des cas, en particulier modification de l'appétit ou du poids et troubles du sommeil. La fréquence est la même chez les garçons et les filles. Il est important d'interroger l'enfant et ses parents. Quoiqu'il n'y ait pas d'étude sur le traitement à l'âge préscolaire, les antidépresseurs sont la seconde médication psychotrope à cet âge et la fréquence de leur usage augmente rapidement aux USA. Ce sont surtout les tricycliques qui sont utilisés. Il existe des différences métaboliques avec les enfants plus âgés et les adultes, en particulier une élimination hépatique et rénale plus rapide. On ne peut exclure un effet durable sur le développement psychique. Il importe d'en discuter avec les parents, d'augmenter progressivement la dose et de vérifier si les symptômes régressent. On conclut en affirmant qu'il serait temps d'essayer de comprendre la dépression du jeune enfant.

GENETIQUE DE LA DEPRESSION

Slater E. Genetic investigations in twins J Ment Sci 1953;99:44-53.

La dépression serait transmise génétiquement sous une forme dominante à pénétrance incomplète.

Bertelsen A, Harvald B, Hauge M. A Danish twin study of manic-depressive disorders. Brit J Psychiatry 1977;130:330-51.

Sur 70 vrais jumeaux atteints de psychose maniaco-dépressive, 46 avaient la même maladie et 14 des troubles proches, type dépression ou suicide. Pour les faux jumeaux, la concordance était significativement plus faible, ce qui confirme une forte composante génétique. La concordance dépassant les limites strictes de la maladie laisse penser que l'expression de l'anomalie génétique dépasse la seule psychose maniaco-dépressive.

Bouin M, Joly L, Lahaie MA et coll. Les patients avec un syndrome du côlon irritable ont plus fréquemment des enfants présentant des troubles fonctionnels digestifs. Gastroenterol Clin Biol 2003;27: A49.

2/3 des enfants ayant un parent avec un SII présentent des troubles fonctionnels digestifs.

Tejani-Butt S, Kluczynski J, Pare WP. Strain-dependent modification of behavior following antidepressant treatment. Prog Neuropsychopharmacol Biol Psychiatry 2003;27:7-14.

Le traitement par divers antidépresseurs diminuait le comportement de type «dépressif» de rats de race Wistar Kyoto, modèle animal présomptif de la dépression, par rapport à l'état de base et aux rats de race standard Wistar et Sprague-Dawley.

SOMMEIL

Ruther E. Depression, circadian rythms and trimipramine. Drugs 1989;38(suppl):1-3.

La variation des rythmes biologiques dans la dépression touche le sommeil, les sécrétions hormonales et la température corporelle. Il existe des rythmes infradiens (> 24 h), ultradiens (<24h) et circadiens (=24h). 90 % ont des troubles du sommeil, tels que des réveils précoces. La latence du REM est raccourcie et le % de sommeil lent est diminué. Les neurotransmetteurs noradrénaline et sérotonine inhibent le REM et améliorent la dépression. Il en va de même de la privation de sommeil. Les réveils des déprimés surviennent souvent en REM, ce qui jouerait un rôle dans l'impression de sommeil non réparateur. Il existe aussi des anomalies de rythme de sécrétion du cortisol, de la GH, de la prolactine et de la mélatonine. Les antidépresseurs diminuent le % de REM avant même l'effet psychique. La trimipramine qui est un antidépresseur efficace n'aurait pas d'effet sur le REM. Il en irait de même de certains IMAO.

FATIGUE

Whelton CL, Salit I, Moldofsky H. Sleep, Epstein-Barr virus infection, musculo-sketetal pain, and depressive symptoms in chronic fatigue syndrome. J Rheumatol 1992;19:939-43.

Chez 14 patients atteints de syndrome de fatigue chronique comparés à 12 témoins, tous les patients décrivaient un sommeil non réparateur et présentaient des anomalies importantes du sommeil rapide en EEG mais n'avaient pas de somnolence diurne. La sérologie du virus Epstein-Barr était identique. Les patients avaient plus de points douloureux type fibrosite, plus de plaintes somatiques et plus de signes dépressifs. La significativité était impressionnante ($p=10^{-4}$) pour un aussi petit échantillon.

Ridsdale L, Evans A, Jerrett W et coll. Patients with fatigue in general practice : a prospective study. Brit Med J 1993;307:103- 6.

Prédominance féminine (164/220) de fatigués en permanence, recrutés en médecine générale en Grande-Bretagne. La dépression est très fréquente quand les symptômes sont anciens, de 38 % si > 1 mois à 46 % si > 6 mois. Elle est associée à une persistance de la fatigue lors du suivi (60 %). Une cause organique a été retrouvée chez 9 % des patients.

NEUROPHYSIOLOGIE DE LA DOULEUR

Melzack R, Wall PD. Pain mechanisms: a new theory. Science 1965; 150:971-9.

Publication historique expliquant le mécanisme du «*gate control*» soit l'inhibition tonique des afférences sensorielles somatiques véhiculées par les grosses fibres sur le passage dans le neurone médullaire des afférences nociceptives véhiculées par les petites fibres. Celui-ci est également modulé par des voies descendantes cortico-médullaires dont témoigne l'effet du conditionnement pavlovien et de la tension émotionnelle, type combat, sur la perception de la douleur. Ce mécanisme n'est, en fait, qu'un premier filtre sur la modulation centrale du message sensitif. Par ailleurs, le problème des états hyperalgésiques et de leur mécanisme est analysé.

Mendell LM, Wall PD. Responses of single dorsal cord cells to peripheral cutaneous unmyelinated fibers. Nature 1965;206:97-9.

Description du phénomène dit de «*wind-up*» ou sommation temporelle. Lors d'une excitation intense des fibres C véhiculant la douleur, les cellules du faisceau dorso-latéral envoient à la suite de la volée initiale, une série de décharges de faible fréquence qui augmente à mesure de la répétition des stimulations.

Cervero F, Tattershall JEH. Somatic and visceral sensory integration in the thoracic spinal cord. In Cervero F, Morrison JFB. Progress in brain research 1986;67(12):189-205.

Mise au point sur les interférences viscéro-somatiques dans la moelle épinière et au niveau des voies modulatrices descendantes. La plupart des neurones viscéro-somatiques, au contraire des neurones somatiques, reçoivent des afférences somatiques nociceptives, exclusivement ou principalement. Leurs afférences sont plus sous-cutanées et musculaires que cutanées. Le faisceau spino-réticulaire se projette du même côté chez le primate, contrairement au faisceau spino-thalamique qui se projette en controlatéral.

Jänig W, Morrison JFB. Functional properties of spinal visceral afferents supplying abdominal and pelvic organs, with special emphasis on visceral nociception. In Cervero F, Morrison JFB Progress in brain research 1986;67(7):87-112.

Mise au point sur les afférences nociceptives viscérales abdominales. La douleur viscérale passe par voie principalement ou exclusivement spinale. Les fibres afférentes sont très peu nombreuses, à peu près 25.000. Le côlon correspond aux segments D8 à L3. Il existe une hyperalgésie superficielle dans les territoires correspondant à la stimulation viscérale.

Fields HL. Sources of variablity in the sensation of pain. Pain 1988;33:195-200.

L'observation clinique et la recherche en laboratoire se fertilisent mutuellement.

Ce qui est clair c'est qu'avec des stimuli apparemment similaires, certains se plaignent amèrement et d'autres nient avoir mal. On peut considérer que les deux ressentent la même chose mais que l'un est douillet et l'autre stoïque. On peut aussi concevoir qu'ils ressentent des douleurs d'intensité différentes et que chacun répond de manière appropriée.

La stimulation de la substance grise périaqueducale bloque la douleur sans déclencher de mouvement anormal ou de paresthésie. Cette région se projette sur la RVM et ensuite sur la corne postérieure de la moelle par le faisceau dorso-latéral avec un effet inhibiteur sur divers neurones dont ceux se projetant par le faisceau spino-thalamique et plus particulièrement dans les zones recevant les influx nociceptifs. La suggestion et le placebo pourraient agir par la stimulation de ce système inhibiteur. Certaines cellules de la substance grise périaqueducale facilitent le passage des influx nociceptifs. Ces voies peuvent être activées par conditionnement pavlovien.

Mayer EA, Raybould HE. Role of visceral afferent mechanisms in functional bowel disorders. Gastroenterology 1990;99:1688-1704.

Revue générale. La douleur digestive passe par voie spinale, une partie de la sensation aussi. Les contingents parasympathiques ne contribuent pas à la douleur mais à la sensation et aux boucles réflexes. Une racine s'exprime sur 2 segments + 2/3. Chaque point est innervé par au moins 5 racines. Les afférences viscérales divergent sur de nombreux neurones secondaires qui ont aussi des afférences somatiques, essentiellement nociceptives sous-cutanées et musculaires. Il existe des neurones somatiques purs, 2 catégories de viscéro-somatiques mais pas de viscéraux purs. Les viscéro-somatiques superficiels à projection spino-thalamique reçoivent des afférences somatiques d'une surface limitée et purement nociceptives. Ils subissent un contrôle inhibiteur médullaire et descendant. Les viscéro-somatiques situés profondément dans la moelle sont les plus nombreux. Ils ont des champs de réception viscérale et somatique larges et reçoivent des informations somatiques multimodales. Ils subissent 2 contrôles descendants excitateur et freinateur. Il existe aussi une modulation pré synaptique, en particulier dans les ganglions pré vertébraux. Les voies de modulation descendantes sont issues du tronc cérébral, lui-même modulé par le cortex. Leur activité peut être tonique ou déclenchée par les stimulations périphériques. Ces systèmes sont fonctionnellement hétérogènes et expliquent l'inhibition d'une douleur par une contre-irritation à distance. Il est intéressant de noter que les neurones viscéro-somatiques reçoivent des afférences somatiques essentiellement nociceptives et multimodales venant de structures sous-cutanées et musculaires. Les anomalies sensitives semblent plus importantes dans les troubles fonctionnels digestifs que les anomalies motrices. Elles peuvent être dues à une anomalie de l'information afférente ou de son traitement central.

Willis WD. Mechanical allodynia. A role for sensitized nociceptive tract cells with convergent input from mechanoreceptors and nociceptors? APS Journal 1993;2:23-33.

L'allodynie mécanique peut être d'origine périphérique ou centrale. Elle est due à une sensibilisation centrale plus ou moins durable avec modification des voies descendantes encéphalo-médullaires modulatrices. Le type fonctionnel des neurones sensitifs peut être modifié par des influx descendants et la douleur être anormalement transmise par des grosses fibres myélinisées tactiles en prenant une tonalité de brûlure. Une sensibilisation centrale durable peut être déclenchée par l'activation de gènes type c-fos.

Bench CJ, Frackowiack RSJ, Dolan RJ. Changes in regional cerebral blood flow on recovery from depression. Psychological Medicine 1995;25:247-51.

L'amélioration sous traitement de la dépression est associée à une récupération d'un débit sanguin normal au niveau des zones pré frontales dorso-latérale et médiale, sans parallélisme net avec la régression des troubles psychologiques. Rappel du caractère très grossier de la mesure du débit sanguin en tant que test fonctionnel. Mise au point sur les arguments en faveur de la nature neurobiochimique de la dépression. Discussion des divergences entre les études précédentes. Le déficit de perfusion pré frontal dorso-latéral semble peu spécifique et surtout lié à un déficit de génération interne d'actions. Il s'agirait donc d'une manifestation symptomatique et non d'un mécanisme causal.

Silverman DHS, Munakata JA, Ennes H et coll. Regional cerebral activity in normal and pathological perception of visceral pain. Gastroenterology 1997;112:64-72.

Lors d'une étude du débit sanguin cérébral régional par PET scan, on montre que la douleur rectale aiguë est associée à une activation du cortex cingulaire antérieur chez le sujet sain alors que les SII ont une activation aberrante, le cortex cingulaire ne s'activant pas et le cortex pré frontal gauche s'activant, que la douleur soit actuelle ou anticipée.

Yaksh TL. Pharmacology and mechanisms of opioid analgesic activity. Acta Anaesthesiologica Scandinavica 1997;41:94-111.

Les activités morphiniques au niveau cérébral sont limitées à des zones précises. Au niveau de la substance grise périaqueducale, on note une organisation somatotopique. L'activité analgésique des faisceaux descendants passe par la noradrénaline et la sérotonine. Un antagoniste sérotoninergique dans le LCR bloque l'activité analgésique et réflexe des opiacés au niveau médullaire. Les douleurs causalgiques sont peu sensibles aux morphiniques.

Crofford LJ, Casey KL. Central modulation of pain perception. Rheumatic Disease Clinics of North America 1999;25:1-13.

Revue détaillée des mécanismes centraux de contrôle de la douleur. Les faisceaux médullaires dorso-latéraux issus du tronc cérébral inhibent la douleur et les ventro-latéraux la majorent quoiqu'ils soient fonctionnellement hétérogènes. Ils sont commandés par le cortex et le système limbique. Il existe un circuit d'interaction avec l'hypothalamus. Description de l'analgésie déclenchée par le stress.

Rainville P, Carrier B, Hofbauer et coll.. Dissociation of sensory and affective dimensions of pain using hypnotic modulation. Pain 1999;82:159-71.

et

Hofbauer RK, Rainville P, Duncan GH et coll. Cortical representation of the sensory dimension of pain J Neurophysiology 2001;86:402-11.

Grâce à la suggestion hypnotique, il a été possible de moduler séparément le caractère désagréable et l'intensité d'une stimulation douloureuse. L'analyse en PET scan montre l'activation du cortex sensitif, primaire S1 et secondaire S2, et des cortex cingulaire antérieur et insulaire. On a donc pu montrer que le caractère pénible était intégré au niveau cingulaire et l'intensité au niveau S1. Le cortex insulaire est à l'origine des réactions végétatives en réponse à la douleur.

Queneau P, Navez ML, Peyron R et coll. La douleur en gastroentérologie. Introduction à la physiopathologie de la douleur. Application aux douleurs viscérales. Gastroenterol Clin Biol 2003; 27 (suppl):1S59-1S67.

Mise au point sur le mécanisme des douleurs en général et digestives en particulier. On distingue les douleurs hyper nociceptives, liées à une stimulation normale des mécanismes nociceptifs par une agression, des douleurs neuropathiques dans lesquelles c'est la gestion du message douloureux et non la stimulation périphérique qui crée la douleur. On relève les points suivants. Les fibres de la douleur viscérale sont peu nombreuses (10 % des fibres arrivant à la moelle) et se répartissent sur plusieurs segments médullaires au niveau de neurones qui sont, eux, nombreux (60 % des neurones médullaires) et reçoivent tous aussi des afférences somatiques. Ces afférences communes expliqueraient l'allodynie somatique associée à la douleur viscérale qui est considérée comme fréquente et banale. Il existe de nombreuses fibres silencieuses qui ne déchargent qu'avec une stimulation électrique et, physiologiquement, en cas d'irritation ou d'inflammation. Il existe deux types de douleurs somatiques, la douleur précoce, rapide, précise et brève, à type de piqûre, transportée par les fibres myélinisées fines de type A delta et la seconde douleur, retardée, sourde, durable, à type de brûlure, transportée par les fibres non myélinisées de type C. Les voies inhibitrices descendantes encéphalo-médullaires, sont adrénergiques et sérotoninergiques. Les opiacés ne sont pas toujours actifs dans les douleurs neuropathiques qui relèvent plutôt des antidépresseurs et anticonvulsivants.

LA DOULEUR DEPRESSIVE

Bradley JJ. Severe localized pain associated with the depressive syndrome. Brit J Psychiat 1963;109:741-5.

Les symptômes somatiques ne sont pas d'origine psychologique. Ils ne sont pas la cause de la dépression, mais sa conséquence. La douleur peut être diffuse ou localisée de manière plus ou moins précise. Sa localisation la plus fréquente est la tête, suivie du ventre. Son diagnostic est souvent retardé et entraîne des explorations inutiles, coûteuses ou dangereuses, voire trompeuses car la coexistence d'une maladie organique n'est pas rare. La douleur spontanée peut s'associer à une allodynie de même localisation. Elle est souvent «colorée», brûlante ou décrite par des «comme si». Elle est souvent révélatrice et un des derniers signes à disparaître sous traitement. Les signes classiques de dépression ne sont pas toujours évidents. Ce type de douleur pourrait être lié à une filtration insuffisante du message douloureux.

Maroy B. La douleur abdominale à type de brûlure : un signe spécifique de dépression. Gastroenterol Clin Biol (résumé) 1987; 11:66 A.

35 hommes et 75 femmes ont consulté pour la première fois en gastro-entérologie pendant 6 mois consécutifs pour une douleur abdominale brûlante. L'ancienneté allait de 10 jours à 40 ans. La localisation était surtout droite ou diffuse. 92 % souffraient d'une dépression majeure ou d'une dysthymie selon le DSMIII. Chez 62 % dépression et douleur abdominale avaient fluctué parallèlement. 63 ont été suivis et traités par antidépresseurs par essais successifs. Les brûlures ont alors disparu dans tous les cas, avec une amélioration parallèle plus ou moins complète des signes dépressifs associés.

Chez 2 patients déprimés, la douleur, typiquement organique en dehors de sa tonalité de brûlure, était en rapport avec une pathologie associée.

Maroy B. Spontaneous and evoked coccygeal pain in depression. Dis. Colon Rectum 1988;31:210-215.

Sur 313 patients vus en 6 mois avec des signes dépressifs ou une douleur spontanée ou provoquée du coccyx, 28 % souffraient d'une douleur ano-coccygienne modérée et 15 % d'une douleur sévère motivant la consultation. Des signes de dépression étaient retrouvés chez 92 % de ces derniers. 79 % des patients avec douleur spontanée et 56 % des déprimés sans douleur spontanée avaient une douleur *sine materia* provoquée par le toucher rectal au niveau du coccyx, de la prostate ou des muscles ano-pelviens. Dans le groupe des dépressions majeures, 76 % avaient une douleur provoquée et 80 %, soit une douleur spontanée soit une douleur provoquée. Chez 57 % les divers traitements antidépresseurs ont fait disparaître les douleurs spontanée et provoquée éventuelles. 2 % ont été des échecs, les autres ont été perdus de vue. Chez 5 patients, une rechute s'est produite à l'arrêt du traitement, une reprise thérapeutique entraînant leur disparition à nouveau. Chez 120 témoins sans signes dépressifs, seuls 2 avaient une sensibilité du coccyx ou des muscles pelviens. On a retrouvé une corrélation hautement significative entre les paramètres suivants : douleur provoquée et dépression chez les patients sans douleur spontanée ; douleur spontanée et provoquée ; douleur provoquée du coccyx et des structures adjacentes, muscles ou prostate. La sévérité de la coccygodynie n'était pas parallèle à celle des troubles psychiques. L'efficacité du traitement n'était liée ni au sexe ni à l'âge. On propose le toucher rectal comme méthode objective de diagnostic et de suivi de la dépression.

Nolan TE, Metheny WP, Smith RP. Unrecognized association of sleep disorders and depression with chronic pelvic pain. Southern Med J 1992;85:1181-3.

Sur 72 patientes souffrant de douleur pelvienne chronique, 72 % dormaient mal et 51 % avaient une dépression, pourcentage significativement supérieur aux témoins. On conclut à l'intérêt de la recherche systématique de la dépression pour traiter ces douleurs rebelles.

von Knorring L, Ekselius L. Idiopathic pain and depression. Quality of Life Research 1994; 3(suppl 1): S57-S68.

Il existe de nombreux points communs entre la dépression et le syndrome hyperalgique diffus. Il s'agit d'une association génétique, de l'effet des antidépresseurs, de troubles psychologiques, des modifications EEG du sommeil, de l'hypercortisolémie mal freinable par la dexaméthasone, de la baisse de concentration de la mélatonine, de la concentration augmentée d'endorphines dans le LCR et des anomalies sérotoninergiques.

Ho KY, Kang JY, NG WL Non-cardiac, non-œsophageal chest pain : the relevance of psychological factors. Gut 1998 ; 43 :105-10.

Par rapport à des témoins avec calculs biliaires, les patients avec douleur thoracique non cardiaque, non œsophagienne, ont une fréquence augmentée de dépression, angoisse, obsession-compulsion ainsi que de troubles psychiques non définis.

Maroy B, Moullot Ph, Williams PB et coll. Office-based colonoscopy: what factors influence difficulty, tolerance and the need for sedation? Are there predictable? UGEW 1999.(abstract). Endoscopy 1999;31(suppl 1):E93. Version anglaise pour le Congrès Européen et la DDW 1999.

378 coloscopies ont été réalisées au cabinet en 1 an. L'hyperalgésie était le déterminant essentiel du besoin de sédation et de la douleur du patient. Elle était expliquée par le sexe féminin, les signes dépressifs d'interrogatoire et la douleur au toucher rectal. Les premiers étaient plus significatifs chez les femmes et la seconde chez les hommes.

Staud R, Vierck CJ, Cannon Rl et coll. Abnormal sensitization and temporal summation of second pain (wind-up) in patients with fibromyalgia syndrome. Pain 2001;91:165-75.

Il existe une augmentation de la sommation temporelle de la sensation douloureuse chez des fibromyalgiques. La douleur est décrite comme brûlante et profonde. La fréquence de la dépression est signalée. Il n'y a aucune différence de troubles psychiques entre le syndrome de douleur régionale, la douleur myofasciale et la fibromyalgie. Les neurones sensitifs médullaires sont sensibilisés par des influx d'origine encéphalique. La sommation temporelle est sous la dépendance du NMDA et de la substance P. La sommation temporelle (*wind-up*) est souvent augmentée dans les syndromes de douleur chronique et peut être déclenchée par des influx non-nociceptifs. Elle entraîne souvent une douleur prolongée après la fin du stimulus.

Caumo W, Schmidt AP, Schneider CN et coll. Preoperative predictors of moderate to intense acute post operative pain in patients undergoing abdominal surgery. Acta Anaest Scand 2002;46:1265-71.

La dépression est un facteur d'aggravation des douleurs postopératoires en chirurgie digestive.

Ohayon M, Schatzberg AF. Using chronic pain to predict depressive morbidity in general population. Arch Gen Psychiatry 2003;60:39-47.

Une étude téléphonique sur un échantillon de 18.980 sujets, âgés de 15 à 100 ans, représentatif des populations de Grande Bretagne, Allemagne, Italie, Portugal et Espagne a montré que 17 % avaient une douleur chronique. 16,5 % avaient au moins un signe psychique dépressif et 4 % une dépression majeure. 43,4 % de ces derniers avaient au moins une pathologie douloureuse chronique, soit 4 fois plus que chez les autres. En régression logistique, la pathologie douloureuse chronique était fortement associée à la dépression majeure (OR=4) et encore plus en cas de pathologie non douloureuse associée (OR=5,2). On conclut que tout patient consultant pour une douleur chronique doit bénéficier de la recherche d'une dépression.

Kececi H, Dener S, Analan E. Co-morbidity of migraine and major depression in the Turkish population. Cephalalgia 2003;23:271-5.

Dans une population turque, la dépression est 3 fois plus fréquente chez les migraineux.

Ball EF, Nur Shafina Muhammad Sharizan E, Franklin G et coll. Does mindfulness meditation improve chronic pain? A systematic review. Curr Opin Obstet Gynecol. 2017;29:359-366.

La méditation de pleine conscience améliore nettement la douleur, la dépression associée et la qualité de vie.

DOULEURS PARIETALES

Carnett JB. Intercostal neuralgia as a cause of abdominal pain and tenderness. SGO 1926;42:625-32.

À lire et à relire, et en entier ! Véritable chef-d'œuvre de description séméiologique. Ces douleurs sont extrêmement fréquentes, plus même que les douleurs viscérales. Il dit en voir de 2 par semaine à 3 par jour. Ne pas les reconnaître conduit inévitablement à des diagnostics faux voire à des interventions inutiles. Description du signe de Carnett : on repère le point ou la zone douloureuse et on fait tendre la paroi en soulevant la tête. On appuie alors à nouveau avec une légère torsion. Une persistance ou une augmentation de la douleur est en faveur d'un mécanisme pariétal. Toutefois, le test peut être positif au niveau de la paroi abdominale en cas d'irritation péritonéale. L'allodynie porte sur la peau et les muscles. Il est bon de la tester par comparaison avec une zone non sensible, à distance. Localisation et intensité sont souvent variables d'un examen à l'autre. Le repos soulage et l'exercice aggrave habituellement. Il faut rechercher cette douleur systématiquement. La responsabilité de lésions locales est facile à éliminer. La douleur suit le trajet d'un nerf (en fait un dermatome). Plusieurs segments sont habituellement concernés, d'un ou des 2 côtés. La sensibilité peut être globale et déborder sur les racines lombaires et cervicales alors que la douleur spontanée est habituellement localisée. Le patient perçoit sa douleur en profondeur. À la pression, la douleur est souvent retrouvée au niveau d'un point précis au bord externe d'un muscle grand droit. L'examen de la sensibilité superficielle est moins souvent anormal, sur une surface plus faible et peut montrer une hypoesthésie. L'examen de la peau et du tissu sous cutané est obtenu par pincement. Le pincement des muscles latéraux de l'abdomen et la pression des articulations vertébrales postérieures peuvent également être douloureux. Il peut y avoir des bandes d'allodynie au niveau des membres supérieurs et inférieurs ainsi que des organes génitaux. La méralgie paresthésique n'est qu'une expression localisée du phénomène. Le nom de névralgie n'est qu'une approximation commode pour ce qui n'est qu'un syndrome de mécanisme le plus souvent inconnu, passant par une irritation des circuits sensitifs de la moelle épinière. La survenue est plus fréquente chez les femmes, à droite qu'à gauche mais se voit à tous les âges. La durée est très variable de quelques jours à plusieurs années, comme l'intensité de la douleur, de modérée à atroce. En fait, la cause principale de la consultation est la peur d'une lésion grave. Hospitalisation, examens et interventions inutiles sont la règle dans les formes chroniques. Ce n'est pas parce que la majorité des patients est «névrosée» qu'il faut méconnaître la nature de leur douleur.

Thomson H, Francis DMA. Abdominal wall tenderness: a useful sign in the acute abdomen. Lancet 1977; ii:1053-4.

Sur 120 adultes admis d'urgence en chirurgie, 23 des 24 patients avec une douleur pariétale n'avaient pas de lésion à la laparotomie. Le test de Carnett, s'il n'est pas neuf, n'en est pas moins facile, très utile et certainement négligé. Un effort à l'origine de la douleur n'était retrouvé que chez 3 patients.

Gallegos NC, Hobsley M. Recognition and treatment of abdominal wall pain. J Royal Soc Med 1989;82:343-4.

22/26 patients, surtout des femmes (4/1 homme), ont été soulagés durablement dans 80 % des cas, par une ou des infiltrations de xylocaïne et corticoïdes de leur point douloureux abdominal qui était surtout iliaque ou de l'hypochondre droit. Les interventions préalables inutiles étaient habituelles.

Editorial. Abdominal wall tenderness test: could Carnett cut costs? Lancet 1991;337:1134.

Ce test clinique simple, décrit en 1926, est négligé à tort, car sa positivité permet de rassurer, d'éviter des actions inutiles, coûteuses et néfastes et de traiter par infiltration.

Wise CM, Sembel EL, Dalton CB. Musculoskeletal chest wall syndromes in patients with noncardiac chest pain: a study of 100 patients. Arch Phys Med & Reabil 1992;73:147-9.

Sur 100 patients avec une douleur thoracique et une coronarographie négative, 69 avaient une douleur à la pression du thorax qui n'était pas retrouvée chez les témoins. Elle reproduisait la douleur spontanée chez 16 patients. Le corps du sternum et l'appendice xiphoïde, les articulations chondrosternales gauches, et la paroi antérieure gauche étaient les zones les plus souvent sensibles.

Greenbaum DS, Greenbaum RB, Joseph JG et coll. Chronic abdominal wall pain. Diagnostic validity and costs. Dig Dis Sci 1994;39:1935-41.

Les douleurs pariétales abdominales sont fréquentes (15 % des douleurs abdominales d'origine incertaine) et souvent confondues avec des douleurs viscérales. On propose une modification des critères de Carnett, soit une augmentation de la douleur à la mise en tension et non seulement une persistance. La compression du nerf intercostal n'est pas le seul mécanisme. Les auteurs ne s'intéressent qu'aux douleurs exquises qui correspondraient moins souvent à la projection superficielle de douleurs d'origine profonde. La douleur siège plus souvent à droite. Chez 4/72 une autre cause a été retrouvée ultérieurement. 91 % sont soulagés de plus de 50 % par l'infiltration anesthésique + corticoïdes. 26 % ont eu besoin d'une seconde infiltration. Le diagnostic a été confirmé par le suivi à long terme chez 56/72 patients. Les coûts diagnostiques inutiles étaient de 700 US$ par patient.

Baert D, Steger P, Kerschot E et coll. Aortic pressure pain: clinical significance. Any relationship to irritable bowel syndrome? J Clin Gastroenterol 1996;22:111-3.

Chez 250 patients examinés en échographie, l'incidence de la sensibilité de l'aorte à la pression était de 7 %. 82 % étaient des femmes. 76 % se considéraient comme stressés ou nerveux. Tous les patients positifs avaient un SII particulièrement sévère. La sensibilité n'avait pas de rapport avec les caractéristiques de l'aorte, l'âge ou l'index de masse corporelle. Chez 25 SII, 12 dont 11 femmes avaient une sensibilité aortique contre 2 des 25 témoins.

Thompson C, Goodman R, Rowe WA. Abdominal wall syndrome: a costly diagnosis of exclusion. DDW 2001;3230: pA-637.(résumé)

L'exploration inutile des douleurs pariétales non diagnostiquées par l'examen clinique coûte, en moyenne, 6727 US$ par patient.

Srinivasan R, Greenbaum DS. Chronic abdominal wall pain: a frequently overlooked problem. Practical approach to diagnosis and management. Am J Gastroenterol 2002;97:824-30.

Les douleurs chroniques de la paroi abdominale sont souvent confondues avec des douleurs viscérales, ce qui entraîne bien des conséquences fâcheuses. Elles pourraient rendre compte de 10 % des douleurs de cause incertaine. On insiste sur le test de Carnett. On envisage diverses causes. On insiste aussi sur l'importance de la réassurance et l'efficacité dans 75 % des cas des infiltrations dans les douleurs localisées. La probabilité de méconnaître une cause profonde serait de l'ordre de 7 %.

Maroy B. Prévalence et caractéristiques des douleurs abdominales d'origine pariétale : étude prospective sur 18 mois. (non publié)

Buts : Déterminer dans une population non sélectionnée la fréquence des douleurs abdominales d'origine pariétale provoquées (Dp) par l'examen systématique, préciser celles qui reproduisent une douleur spontanée (Ds) éventuelle, étudier le regroupement des douleurs élémentaires.

Patients et méthodes : Ont été inclus tous les patients vus au cabinet par un gastro-entérologue d'une ville moyenne pendant 18 mois consécutifs. Une Dp a été recherchée systématiquement au niveau des différents secteurs de l'abdomen, par le frottement de la peau, la pression sur la paroi, sur les insertions musculaires et les apophyses articulaires postérieures (AAP) et par le pincement du tissu sous-cutané et des muscles latéraux. L'effet de la mise en tension de la paroi musculaire et la Ds éventuellement associée ont été analysés.

Résultats : Parmi 2031 patients, 201(9,9 %) avaient une Dp : 146 femmes et 55 hommes d'âge moyen 54,8 ans, IC 95 %:(52,2-57,2). Sa localisation était droite dans 49,3 %, gauche dans 18,9 %. Parmi les 179 Ds (89 %), l'ancienneté était de 3,6 ans (2,5-4,7), la Ds était modifiée dans 27.5 % par les événements digestifs et dans 19 % par les mouvements du tronc. La Ds était de type digestif dans 8,4 % et brûlante dans 13,4 %. L'examen réveillait une Dp cutanée dans 16,9 % (reproduisant la Ds : 1,5 %), sous cutanée dans 47,8 % (31,3 %), au pincement des muscles latéraux dans 33,8 % (18,4 %), à la pression de l'AAP correspondante dans 61,5 % (9,6 %) avec diffusion aux AAP, controlatérale (6,7 %), homo latérales étagées (4,5 %) et diffuse (4,5 %). Points douloureux exquis : grands droits 16,4 % (9,9 %), muscles latéraux 19,4 % (8,8 %), insertions costales ou iliaques 9,4 % (7,9 %), xiphoïde 27,1 % (1 %). La mise en tension augmentait la Dp dans 69,3 % et la diminuait dans 9,1 %. Une pathologie organique était associée dans 10 %, avec Dp à son niveau dans 3 %. Les Dp élémentaires se regroupaient en trois types parfois associés : syndrome métamérique associant dans un ou plusieurs métamères, Dp sous cutanée, musculaire, articulaire postérieure et, plus rarement, cutanée, complet (38,7 %) ou incomplet (37,4 %) ; douleur à la pression majorée par la tension (15,6 %) et points douloureux musculaires : grand droit ou muscles latéraux ou d'insertion (9.4 %). Les corrélations statistiques sont : prédominance féminine ($p<10^{-4}$), âge-ancienneté Ds (10^{-4}), brûlure spontanée-Dp cutanée (10^{-3}), Dp xyphoide-AAP (10^{-3}), et type métamérique-Dp bilatérales et diffuses (10^{-2}).

Conclusions Les douleurs abdominales pariétales concernent 10 % des consultants. Elles se regroupent en trois syndromes se chevauchant. Leur recherche systématique permet d'éviter nombre d'explorations, voire d'interventions inutiles, comme le soulignait déjà Carnett il y a 75 ans.

Maroy B. Importance de la dépression dans les douleurs abdominales pariétales (non publié).

Buts : Déterminer la fréquence des signes dépressifs (SD) chez les patients présentant une douleur provoquée au niveau de la paroi abdominale (D). Préciser l'effet du traitement antidépresseur éventuel sur la D.

Patients et méthodes : Ont été inclus tous les patients vus au cabinet pendant 18 mois consécutifs et présentant une D au niveau d'une région ou d'un plan de la paroi abdominale ou de ses limites osseuses ou cartilagineuses. Les SD du DSM IV, hors critères de délai, ont été recherchés par l'interrogatoire. Le toucher rectal a recherché une douleur *sine materia* du coccyx, des muscles pelviens ou de la prostate (DTR).

Résultats : 201 patients ont été inclus : 146 femmes et 55 hommes d'âge moyen 54,8 ans, IC 0,95 : (52,2-57,2). Des SD étaient retrouvés dans 193 cas (96,5 %), constituant une dépression majeure chez 101 (50,3 %) et une dysthymie chez 63 (31,3 %). L'évolution était parallèle à celle des douleurs spontanées éventuellement associées à la D chez 131 (65,2 %). L'effet d'un traitement antidépresseur était connu chez 38 (20 %), entraînant la disparition de la D chez 28 (73,6 %) de ceux-ci avec rechute à l'arrêt 4 fois (10,5 %), une absence d'effet dans 2 cas (5.2 %), une amélioration 8 fois (21 %). Les principales corrélations statistiques étaient les suivantes : dépression sévère avec caractère diffus de la D ($p=2x10^{-3}$), avec douleur métamérique ($p=10^{-2}$), avec DTR ($p=5x10^{-2}$) et succès du traitement ($p=2x10^{-2}$). Les SD insuffisants pour permettre le diagnostic de dysthymie étaient associés avec une douleur spontanée associée à tonalité digestive ($p<10^{-2}$) et une D non métamérique (p=0,04). La DTR était associée à celle de la xiphoïde (p=0,03).

Conclusions : Les douleurs pariétales de l'abdomen et de son cadre sont associées à une dépression majeure ou une dysthymie dans 81,6 % des cas et de manière quasi constante (96,5 %) à des signes dépressifs. Le traitement antidépresseur peut faire disparaître la douleur provoquée comme la douleur spontanée éventuellement associée.

TROUBLES DIGESTIFS

Bockus HL, Bank J, Wilkinson SA. Neurogenic mucous colitis. J Med SCI 1928;176:813-29.

46 % des SII sont déprimés et 46 autres % ont une «instabilité émotionnelle marquée».

Hill OW, Blendis L. Physical and psychological evaluation of "non-organic" abdominal pain. Gut 1967;8:221-9.

Chez les patients ambulatoires d'un médecin hospitalier, souffrant de douleurs abdominales fonctionnelles, les douleurs épigastriques sont les plus fréquentes. Par rapport aux ulcères, elles sont plus souvent anciennes, plus ou moins permanentes, souvent aggravées par l'alimentation et moins souvent périodiques. Elles sont «colorées», difficiles à décrire, nécessitant l'usage d'analogies, souvent associées à des symptômes bizarres. Nausées, éructations et ballonnements sont fréquents et rebelles. L'amaigrissement est rare. Six patients au moins sur 31 étaient déprimés et 5 ont été guéris par antidépresseurs. Les patients refusent le diagnostic de dépression. Il est facile de prendre, à tort, la dépression pour la conséquence de la douleur, comme le pense souvent le patient. Les placebos sont peu efficaces.

Hislop IG. Psychological significance of the irritable colon syndrome Gut 1971;12:452-7.

Le SII est quasi toujours associé à une dépression.

Young SJ, Alpers DH, Norland CC et coll. Psychiatric illness and the irritable bowel syndrome. Practical implications for the primary physician. Gastroenterology 1976;70:162-6.

72 % d'un groupe de SII issus d'un recrutement de médecine interne privée, présentaient une maladie psychiatrique, principalement une dépression ou une «hystérie» contre 18 % des témoins. Ces diagnostics n'avaient été déjà portés que dans 28 % des cas. L'importance du diagnostic et du traitement est soulignée pour éviter traitements, hospitalisations et chirurgie inutiles.

Clouse RE, Alpers DH. The relationship of psychiatric disorder to gastrointestinal illness. Ann Rev Med 1986;37:283-95.

Les troubles psychiatriques sont plus fréquents chez les fonctionnels digestifs et le Crohn. Ils les précèdent habituellement. La clarification du diagnostic psychiatrique semble nécessaire pour mieux comprendre la signification de cette association. L'absence de freinage par la dexaméthasone (test biologique de dépression) est associée au SII, même en l'absence de diagnostic psychiatrique avec les critères habituels. Il existe aussi d'assez nombreux patients avec des troubles psychiatriques mais qui ne correspondent pas à un diagnostic précis. Des anomalies motrices coliques ont été retrouvées chez des patients psychiatriques asymptomatiques, similaires à celles des SII.

Il est possible que les patients qui ne consultent pas aient moins de troubles psychiatriques. Anxiété et dépression sont souvent associées aux spasmes œsophagiens, surtout en cas d'anomalies motrices. Des études récentes ne confirment pas l'idée classique d'une fréquence augmentée des troubles psychiques dans la rectocolite hémorragique. Au contraire, la dépression est plus fréquente (36 %) dans la maladie de Crohn que chez des témoins souffrant de maladies d'intensité similaire. Les gastro-entérologues sous-diagnostiquent les dépressions et attribuent souvent, à tort, les conséquences somatiques de la dépression à la maladie inflammatoire.

Rose JDR, Troughton AH, Harvey JS et coll. Depression and functional bowel disorders in gastrointestinal outpatients. Gut 1986;27:1025-8.

50 sur 100 consultants de gastro-entérologie (2,3 femmes pour un homme) ont des signes dépressifs contre 19 % de 75 consultants en chirurgie. Aucune lésion organique n'était retrouvée chez 66 % des déprimés qui consultaient surtout pour des douleurs ou un SII. Elle est la cause et non, comme on le dit souvent, la conséquence des symptômes. Elle peut amener un patient à consulter pour une maladie organique préexistante, antérieurement bien tolérée. La dépression est sous diagnostiquée et sous-traitée. Elle devrait être recherchée systématiquement.

Geist R. Use of imagery to describe functional abdominal pain as an aid to diagnosis in a pediatric population. Can J Gastroenterol 1988;2(Suppl.A):9A-12A.

23 % des enfants souffrant de maladies inflammatoires intestinales utilisent des comparaisons pour décrire leur douleur contre 78 % de ceux qui souffrent de troubles fonctionnels.

Weiner H, The functional bowel disorder. In Weiner H, Baum A. Eds. Perspectives in behavioral medicine-eating, regulation and dyscontrol. New Jersey: Lawrence Earlbaum 1988:137-61.

Les SII présentent souvent des anomalies extra coliques telles que fatigue, manque de force, palpitations, vertiges, sueurs, mains moites et vivacité des réflexes.

Maroy B, Moullot Ph. Constipation : le rôle de la dépression est sous-estimé par les gastroentérologues. Gastroenterol Clin Biol 1988;12:74-5 (lettre).

Rappel de la fréquence de la dépression à l'origine des constipations rebelles et de sa méconnaissance fréquente par les gastro-entérologues. La littérature gastroentérologique n'en mentionne même pas la possibilité. On insiste aussi sur l'erreur habituelle faisant attribuer les symptômes de la dépression à des conséquences d'un traitement par ailleurs peu efficace, et sur la nécessité de rechercher systématiquement la dépression à l'origine des constipations.

Maxton DG, Morris J, Whorwell PJ. More accurate diagnosis of irritable bowel syndrome by the use of "non-colonic" symptomatology Gut 1991;32:784-6.

Description des signes extra coliques du SII, en fait dépressifs et particulièrement de la somnolence, essentiels pour affirmer l'origine fonctionnelle de troubles digestifs.

Wilhemsen I, Haug TT, Ursin H et coll. Discriminant analysis of factors distinguishing patients with functionnal dyspepsia from patients with duodenal ulcer; significance of somatization. Dig Dis Sci 1995;40:1105-11.

Par rapport aux ulcéreux, les patients dyspeptiques sont moins souvent soulagés par le repas, sont plus souvent déprimés, présentent de nombreux autres signes de dysfonction somatique, sont moins satisfaits des soins et ont une plus grande altération de leur qualité de vie.

Agréus L, Svärsudd K, Nyrén O et coll. Irritable bowel syndrome and dyspepsia in the general population: overlap and lack of stability over time. Gastroenterology 1995;109:671-80.

La séparation des différents troubles fonctionnels digestifs hauts et bas n'est pas justifiée, car les différents types sont souvent présents en même temps et peuvent se succéder dans le temps. De plus, il n'y a pas d'association systématique entre eux dans l'analyse statistique en composantes principales.

Mertz H, Naliboff B, Munakata J, Niazi N, Mayer EA. Altered rectal perception is a biological marker of patients with irritable bowel syndrome. Gastroenterology 1995;109:40-52.

Le seuil d'inconfort lors de la distension rectale rapide est plus bas chez les SII que chez les témoins. La sensibilité à la dilatation lente n'est pas différente. La première est transmise par voie sympathique splanchnique vers la moelle, la seconde par voie parasympathique sacrée. Cette anomalie est plus nette chez les sujets jeunes, avec impression de rectum plein et avec des selles fractionnées. Les patients avaient plus souvent d'autres symptômes somatiques et une dépression. La douleur est plus souvent perçue au niveau abdominal. Il n'y avait pas de relation avec le ballonnement. Divers traitements dont l'amitryptiline ont amélioré ou normalisé l'hyperalgésie de 4 patients sur 15 et les symptômes se sont améliorés parallèlement.

Chami TN, Anderson AE, Crowell MD et coll. Gastrointestinal symptoms in bulimia nervosa: effect of treatment. Am J Gastroenterol 1995;90:88-92.

Chez 43 patients boulimiques, comparés à 22 témoins, 75 % avaient des ballonnements, 75 % des gaz excessifs, 63 % une constipation, 51 % une anorexie, 49 % des douleurs abdominales et 46 % des nausées. La sévérité des troubles digestifs est parallèle à celle de la dépression associée. Ils s'améliorent avec son traitement.

Fass R, Fullerton S, Diehl DL et coll. Sleep disturbance in patients with functional bowel disorders. Gastroenterology 1995;108: A596 (résumé).

2/3 des patients fonctionnels digestifs souffrent de troubles du sommeil de sévérité parallèle à celle des troubles digestifs. Les fonctionnels non consultants ne dorment pas plus mal que les témoins.

Haug TT, Wilhemsen I, Ursin H et coll. What are the real problems for patients with functional dyspepsia? Scand J Gastroenterol 1995; 30:97-100.

Chez les patients dyspeptiques, ce symptôme n'est pas leur problème prédominant. Ils sont plus gênés par l'anxiété et les «soucis», tant familiaux que professionnels. Ils se plaignent de dépression, de divers troubles somatiques et du sommeil et sont agressifs. Ceux dont la dyspepsie est le problème dominant souffrent plus de douleur épigastrique, de pyrosis, de nausées et de troubles du transit. Ils ont également plus de plaintes somatiques et de troubles psychopathologiques divers.

Drossman DA. Chronic functional abdominal pain. Am J Gastroenterol 1996;91:2270-81.

Les résultats des études sont différents entre les patients de base et ceux des centres universitaires. Les douleurs sont réfractaires. Les patients se disent très gênés, consultent beaucoup avec de nombreux examens et se disent mécontents des résultats. La répétition de la stimulation viscérale entraîne une augmentation de la douleur et de sa surface de projection. La douleur est décrite en comparaison avec des éléments émotionnels, est de surface large, fait partie de douleurs de localisations multiples type : tête, dos, fibromyalgie. Le contexte douloureux est ancien. L'association à des lésions organiques n'est pas rare. Les patients rapportent des traumatismes physiques ou sexuels de l'enfance. Ils ont tendance à fermer les yeux pendant l'examen. Les antalgiques sont peu efficaces. Les antidépresseurs sont efficaces dans les formes sévères mais les patients répugnent à les prendre.

Gamborone JE, Mulcahy HE, Libby GW et coll. Abdominal bloating in functional bowel disorder. More than meets the eye. Gastroenterology 1996;110: A756 (résumé).

Le ballonnement est le trouble fonctionnel digestif le plus fréquent à Londres et touche 58 % des femmes et 30 % des hommes. Il est souvent associé à d'autres troubles coliques et à la dépression.

Dessautel S, Chun A, Slivka A et coll. Psychosocial characterization of patients with sphincter of Oddi dysfunction, irritable bowel syndrome and fibromyalgia. DDW 1997;4234:pA-1061.(résumé)

Les patients souffrant de dysfonction oddienne type II et III (sans anomalie objective permanente) ont le même profil que les SII et les consultants, soit une prédominance de femmes d'âge jeune à moyen, grandes consommatrices de soins. Ils sont encore plus souvent psychologiquement perturbés avec une haute fréquence de dépression, de «somatisation», d'anxiété, de «psychotisme», de troubles obsessionnels-compulsifs, d'hostilité et de détresse psychologique.

O'Sullivan M, Mahmud N, Lovett E et coll. Impaired quality of life in irritable bowel syndrome as compared to organic bowel disease. DDW 1997;4274:pA-1071.(résumé)

Les SII ont plus de dépression, d'anxiété, de symptômes non digestifs et d'altération de la qualité de vie que les malades organiques. C'est la dépression et l'anxiété qui sont responsables de l'essentiel de l'altération de la qualité de vie, beaucoup plus que les symptômes digestifs eux-mêmes. Cette tendance, plus nette chez les fonctionnels, existe aussi chez les organiques.

Mason HJ, Serrano-Ikos E, Kamm MA. Women with idiopathic constipation have marked psychological morbidity, altered female self perception, and increased somatization compared with healthy women and Crohn's disease. DDW 1997;4268:pA-1070. (résumé)

Par rapport aux témoins sains et aux Crohn, les femmes souffrant d'une constipation idiopathique ont plus de dépression et d'anxiété, de troubles somatiques et d'insatisfaction sexuelle. La fréquence des troubles somatiques associés est parallèle à l'intensité de la constipation. Les maladies de Crohn ne différaient pas des témoins.

Frexinos J, Denis P, Allemand H et coll. Étude descriptive des symptômes fonctionnels digestifs dans la population générale française. Gastroenterol Clin Biol 1998;22:785-91.

Sur 4817 adultes représentatifs, 70 % présentaient des troubles digestifs dont 9 % organiques et 61 % fonctionnels. 27 % étaient gênés et 34 % ne l'étaient que peu. Il s'agissait : de gaz excessifs (59 %), de mal au ventre (48 %), de ballonnements (47 %), de mauvaise digestion (40 %), de constipation (35 %), d'aérophagie (29 %), de diarrhée (28 %), de mauvaise haleine (22 %) et de sensation d'évacuation incomplète (19 %). L'ancienneté des troubles était supérieure à 5 ans chez 52 %. 50 % des patients gênés consultaient. 26 % se soignaient. L'impact sur la Santé Publique est donc majeur.

Lebrun T, Allenet B, Legoux JL et coll. Troubles fonctionnels digestifs : approche socio-économique. Hépato-Gastro 1998;5:205-12.

Les troubles fonctionnels sont très fréquents, quoique difficiles à définir clairement. Les consultants sont surtout des femmes de niveau socio-économique faible ou moyen. Ils sont forts consommateurs de soins. Les signes extra digestifs sont fréquents : fatigue, troubles du sommeil, céphalées, palpitations, troubles urinaires, dépression, et ce d'autant plus que les troubles digestifs sont plus anciens et le sujet plus anxieux. Les patients ont été opérés depuis le début de leur troubles 4 fois plus souvent de l'appendice et 2,5 fois plus de la vésicule. De nombreux sujets ne consultent jamais et sont donc difficiles à repérer et à analyser. Les dépenses induites sont élevées, de l'ordre de 3.500FF ou 750US$ par an, mais très variables d'un patient à l'autre. Les coûts indirects sont les plus élevés, en particulier les arrêts de travail.

Tzeuton C. Troubles fonctionnels digestifs dans le contexte africain. Acta Endoscopica 2000;30:579-85.

Les troubles fonctionnels sont fréquents en milieu africain. Leur évolution est chronique. La dépression est fréquente. La constipation et les douleurs, souvent décrites «comme si» et d'irradiation bizarre, sont plus fréquentes qu'en France.

Spiller RC. ABC of upper gastrointestinal tract. Anorexia, nausea, vomiting, and pain. BMJ 2001;323:1354-7.

Anxiété et dépression sont des causes fréquentes de troubles fonctionnels digestifs hauts. Les anomalies du goût sont fréquentes. La crainte d'une maladie grave est une cause au moins aussi fréquente de consultation que la gêne elle-même. La réassurance est souvent suffisante. Les signes ne peuvent être séparés de ceux des ulcères à la différence des crises bien séparées des coliques hépatiques. Âge, tabagisme et sexe masculin sont en faveur d'une origine organique.

Jones KR, Palsson OS, Levy RL et coll.. Comorbid disorders and symptoms in irritable bowel syndrome compared to other gastroenterology patients. DDW 2001;351; pA-66. (résumé)

Dans une population de 3912 patients d'une HMO, 270 (71 % de femmes) étaient SII. Étaient plus fréquents dans le groupe SII : maux de tête, maux de dos, syndrome prémenstruel, dysfonction temporo-mandibulaire, syndrome de fatigue chronique, divers types de fatigue, règles douloureuses, palpitations, malaises, douleurs musculaires, pollakiurie, dysurie, anorexie, sensibilité au froid et au chaud, fièvre, anxiété et dépression (psychique). Ces deux derniers facteurs ne suffisaient pas à expliquer les autres troubles en analyse de covariance. Il faudrait rechercher la cause de ces associations…

Zaman MS, Chavez NF, Talley NJ et coll. Extra-intestinal symptoms in patients with irritable bowel syndrome. DDW 2001;3223; pA-636. (résumé)

Sur 2980 personnes, 606 (F/M=2,8/1) étaient SII. Les troubles suivants étaient plus fréquents que chez les non-SII : maux de tête, maux de dos, fatigue, raideur générale, pollakiurie, baisse de la libido, essoufflement, douleurs musculaires et articulaires, douleurs thoraciques.

Collins SM. Interactions neuro-immunitaires dans l'inflammation intestinale. in Maladies inflammatoires chroniques de l'intestin et dérivés salicylés-5e Symposium. Research and Clinical Forums 2002;24:39-44.

Mise au point sur les progrès concernant l'interface système nerveux-maladies inflammatoires intestinales. À signaler une série d'expériences élégantes montrant que, chez la souris, la potentialisation de la colite au DNBS par le stress nécessite des lymphocytes T fonctionnels.

Moser G. Les événements de vie et le stress peuvent-ils influencer l'évolution des maladies inflammatoires chroniques de l'intestin ? in Maladies inflammatoires chroniques de l'intestin et dérivés salicylés-5e Symposium. Research and Clinical Forums 2002;24:27-35.

Le stress perçu multiplie par 3 le risque de rechute des rectocolites hémorragiques en rémission. Par ailleurs, l'association de signes de SII à la maladie inflammatoire n'est pas rare.

Au contraire, les événements de vie objectifs sont peu ou mal reliés à l'évolution de la maladie inflammatoire. Les signes psychologiques de dépression sont associés à une rechute après équilibration, plus précoce et plus sévère, quels que soient le type de la maladie et le traitement.

Calvert EL, Houghton LA, Cooper P et coll. Long-term improvement in functional dyspepsia using hypnotherapy Gastroenterology 2002;123:1778-1785.

Comme cela a déjà été démontré dans le SII, l'hypnose est efficace à long terme dans la dyspepsie chronique. Une étude a porté sur 126 patients randomisés traités pendant 16 semaines. L'amélioration était de 75 % contre 40 % dans les groupes témoins avec traitement standard. L'amélioration de la qualité de vie était de 40 % contre 10 % (hormis les patients traités par antidépresseurs). Les médications et les consultations en étaient aussi diminuées.

Zimmerman J. Extraintestinal symptoms in irritable bowel syndrome and inflammatory bowel diseases: nature, severity, and relationship to gastrointestinal symptoms. Dig Dis Sci 2003;48:743-9.

Dans 3 groupes de témoins, SII et maladie inflammatoire intestinale, les symptômes de reflux gastro-œsophagien étaient les meilleurs prédicteurs de symptômes extra digestifs, aussi bien en cas de troubles fonctionnels que de maladie inflammatoire. Les fonctionnels avaient plus de troubles extra digestifs que les inflammatoires et de type différent. Ceux-ci étaient également plus fréquents que chez les témoins.

TROUBLES URO-GENITAUX

Wenderlein JM. Depression und Klimatcrium. Geburtshilfe und Frauenheilk.1982;42:833-7.

La moitié des femmes dépressives ménopausées a des problèmes mictionnels. Les palpitations sont aussi deux fois plus fréquentes que chez les témoins. Les œstrogènes jouent un rôle antidépresseur.

Fass R, Fullerton S, Diehl DH et coll. Sexual dysfunction in patients with irritable bowel syndrome and in non-ulcer dyspepsia. Gastroenterology 1995;108: A596 (résumé).

40 % (36 % des hommes et 41 % des femmes) des patients fonctionnels digestifs souffrent de troubles sexuels. Ils sont plus fréquents en cas de constipation (53 %) que de diarrhée (33 %). Ils ne différaient pas selon

l'expression haute, basse ou mixte des troubles digestifs. Les témoins et les fonctionnels non consultants n'avaient pas de troubles sexuels.

Sugiura-Ogasawara M, Furukawa TA, Nakano Y et coll. Depression as a potential causal factor in subsequent miscarriage in reccurent spontaneous aborters. Human Reproduction 2002;17:2580-4.

Les avortements inexpliqués sont probablement dus à un déséquilibre immunitaire Th1/Th2 à l'interface fœto-maternelle. Une étude prospective chez 61 patientes ayant présenté 2 avortements spontanés inexpliqués au premier trimestre a montré une récidive chez 22 %. La dépression à l'entrée dans l'étude était un facteur hautement prédictif de récidive. Il paraît probable que les interrelations psycho-neuro-immunes sont à l'origine d'un déséquilibre immunitaire entraînant le rejet de la grossesse par thrombose placentaire. L'activité NK pourrait jouer un rôle car elle est reliée à la dépression et prédit les avortements ultérieurs. On conseille un traitement antidépresseur préconceptionnel.

TROUBLES ENDOCRINIENS

Bailly D, Goudemand M, Parquet PJ. Le test à la dexaméthasone dans la dépression. L'Encéphale 1984;10:155-69.

L'absence de freination normale du cortisol par la dexaméthasone dans la dépression a une sensibilité de 65 % et une spécificité de 95 % dans la dépression primaire, chez l'enfant comme chez l'adolescent ou l'adulte. La normalisation du test est de bon pronostic. On retrouve par ailleurs, une altération du rythme circadien de la TSH avec une baisse de la réactivité à la TRH. Le rythme de la GH est également altéré avec une diminution de la réponse à l'hypoglycémie et à divers stimulants dont le GH-RH. Le rythme de sécrétion de la prolactine est modifié. La testostérone et l'œstradiol sont diminués avec diminution de la LH qui est moins réactive à la LH-RH mais plus à la TRH. La sécrétion de mélatonine est désynchronisée.

Kalin NH, Dawson G. Neuroendocrine dysfunction in depression : hypothalamic-anterior pituitary system. TINS juin 1986:261-6.

Les données génétiques, électrophysiologiques, neuropharmacologiques et neuroendocriniennes suggèrent fortement une base biologique à la dépression.

Les récepteurs à l'imipramine, cérébraux et plaquettaires, sont diminués et ces derniers se normalisent sous traitement. L'hyperactivité de l'axe corticoïde est bien connue avec une diminution de la variabilité de la sécrétion. Le freinage par la dexaméthasone est négatif dans 50 % des cas et se normalise avec le traitement. Il n'est pas spécifique, au moins de la forme psychiatrique classique. CRH stimule moins bien l'ACTH et aurait un rôle dépressogène en perfusion cérébrale. La réponse de la prolactine et de la TSH à la TRH est diminuée, de même que celle de GH aux stimuli adrénergiques alors que sa sécrétion totale est augmentée avec inversion du rythme. La somatostatine du LCR, les concentrations basales de FSH, LH et testostérone sont diminuées. Ces diverses anomalies hormonales ne coexistent pas toujours chez le même patient.

Checkley S. The neuroendocrinology of depression and chronic stress. Brit Med Bull 1996;52:597-617.

L'origine cellulaire de l'activité corticosurrénalienne se trouve dans les petites cellules du noyau para ventriculaire de l'hypothalamus qui sécrètent du CRF, associé ou non à de l'AVP, et stimulent la sécrétion d'ACTH par l'hypophyse et donc celle de cortisol. Celui-ci freine sa sécrétion de 2 manières : rapide, sensible à l'augmentation, agissant sur l'hippocampe et lent (quelques heures), fonction de la concentration moyenne. Dans le stress chronique, les récepteurs hippocampiques diminuent, ce qui augmente la concentration de cortisol. Intéressante comparaison de la dépression au stress chronique chez le rat en période pré et post natale et à la réaction à la régression sociale chez les babouins. L'hyperactivité corticosurrénalienne est observée chez 50 % des déprimés.

Purba JS, Hoogendijk WJG, Hofman MA et coll. Increased number of vasopressin – and oxytocin-expressing neurons in the paraventricular nucleus in the hypothalamus in depression. Arch Gen Psychiatry 1996;53:137-43.

La fonction des noyaux supra chiasmatiques, horloge cérébrale et du noyau para ventriculaire de l'hypothalamus, à l'origine de l'hyperactivité de l'axe hypophyso-surrénalien, est modifiée dans la dépression. Les neurones à ocytocine et vasopressine sont à l'origine de la sécrétion d'hormones post et antéhypophysaires régulant la diurèse et les fonctions reproductive et surrénalienne. De plus, des projections neuronales innervent de nombreuses régions du cerveau contribuant à la régulation de la température, de la pression artérielle, de l'osmolalité (concentration) plasmatique d'une part et de l'attention, de l'humeur et des fonctions cognitives. Une étude anatomique des cerveaux de déprimés, cycliques ou non, a montré 23 % de plus de neurones contenant de l'ocytocine et 56 % de plus de neurones à vasopressine dans le noyau para ventriculaire des déprimés par rapport aux témoins. Il n'y avait pas de différence en fonction du type de dépression. Le nombre de neurones à vasopressine varie normalement du simple au double de l'été à l'automne, avec un pic identique à celui de l'aggravation des dépressions.

Zwanzger P, Baghai TC, Padberg F et coll. The combined dexamethasone-CRH test before and after repetitive transcranial magnetic stimulation (rTMS) in major depression. Psychoneuroendocrinology 2003;28:376-85.

Les stimulations magnétiques transcraniennes préfrontales gauches chez des déprimés ont diminué la cortisolémie après dexaméthasone chez les répondeurs mais pas la réponse de l'ACTH et du cortisol au CRH, ce qui suggère un risque élevé de rechute et justifierait un traitement d'entretien.

Sklar BM. Controlled-release paroxetine helpful for menopausal hot flashes JAMA 2003;289:2827-2834.

La paroxétine retard (ISRS) diminue de plus de 60 % les bouffées de chaleurs de 60 % des femmes étudiées, chiffres très supérieurs au placebo.

Stolarza Z. Chronic complications of diabetes linked to depression. VIII Latin American Congress of Vasculopathy, Risk Factors and Diabetic Foot. Medscape 2003.

La dépression est associée à une augmentation des complications du diabète de type 1 et 2 avec un risque relatif de 4. Une détection et un traitement précoces de la dépression devraient permettre d'améliorer le contrôle métabolique du diabète.

BIOCHIMIE

Adams PB, Lawson S, Sanigorski A et coll. Arachidonic acide to eicospentaenoic acid ratio in blood correlates positively with clinical symptoms of depression. Lipids 1996;31: S157-S161.

Relation entre les signes cliniques de dépression et l'équilibre des lipides plasmatiques.

Edwards R, Peet M, Shay J et coll. Omega-3 polyinsatured fatty acid levels in the diet and in red blood cell membranes of depressed patients. J Affect Disorders. 1998;48:149-55.

Rapport entre la concentration de certains lipides, la composition de la membrane des globules rouges et la dépression.

Burgess JR, Stevens L, Zhang et coll. Long-chain polyinsatured fatty acids in childrens with attention-deficit hyperactivity disorder. Am J Clin Nutr 2000;71:327S-330S.

Relation entre les signes cliniques de déficit d'attention-hyperactivité chez les enfants et leur profil lipidique.

Bjelland I et coll. High homocysteine, MTHFR polymorphism linked to depression. Arch Gen Psychiatry 2003;60:618-626.

La concentration de l'homocystéine est augmentée dans la dépression sur un échantillon de 8948 Norvégiens, même après élimination des facteurs confondants. La probabilité d'avoir une concentration haute est 2 fois plus importante que chez les témoins. Cette augmentation semble due à une mutation de la tétrahydrofolate méthyl reductase qui joue un rôle important dans l'activation de l'acide folique (vitamine B5). Une concentration basse d'acide folique est associée à la dépression dans le groupe des femmes d'âge moyen.

Bondy B, Baghai TC, Minov C et coll. Substance P serum levels are increased in major depression : preliminary results. Biol Psychiatry 2003;53:538-42.

La concentration plasmatique de la substance P est augmentée en moyenne chez les déprimés. Cette augmentation n'est retrouvée que chez certains d'entre eux. La diminution de la concentration sous traitement serait associée à l'efficacité de ce dernier.

Huang TL, Wu SC, Chiang YS et coll. Correlation between serum lipid, lipoprotein concentrations and anxious state, depressive state or major depressive disorder. Psychiatry Res. 2003;118:147-53.

Sur un échantillon de 207 hommes chinois de Taïwan, le cholestérol HDL (bon cholestérol), le rapport cholestérol total/HDL et LDL (mauvais cholestérol)/HDL différaient selon la présence d'une anxiété et d'une dépression par rapport aux témoins. Cette différence pourrait, peut être, jouer un rôle dans l'augmentation de la morbidité cardiovasculaire chez les déprimés.

DEPRESSION ET IMMUNITE

Felten DL, Felten SY, Bellinger DL et coll. Noradrenergic sympathetic neural interaction with the immune system: structure and function. Immunol Rev 1987;100:225-60.

La preuve d'une innervation végétative des organes immunitaires donne une base anatomique à l'effet du système nerveux sur les processus immunitaires.

Wood AJ, Smith CE, Clarke EE et coll. Altered in vitro adaptative responses of lymphocytes Na+, K+-ATPase in patients with manic depressive psychosis. J Affect Disorders 1991;21:199-206.

L'augmentation normale des molécules d'ATPase à la surface des lymphocytes incubés dans le lithium ou l'éthacrinate ne se produit pas chez les psychotiques maniaco-dépressifs en rémission, qu'ils prennent ou non du lithium, ce qui suggère une altération génétique.

Holden RJ, Pakula IS, Mooney PA. An immunological model connecting the pathogenesis of stress, depression and carcinoma. Med Hypotheses 1998;51:309-14.

Description des modifications du profil des cytokines dans la dépression : augmentation de l'interféron gamma et de l'interleukine 1 bêta, baisse de l'interleukine 2 et de l'activité NK. Le stress augmente l'expression de l'interleukine 1 et du TNF alpha et réduit celle de l'interleukine 2 et de l'interféron gamma ainsi que l'expression du complexe majeur d'histocompatibilité de classe II et l'activité NK. Le stress et la dépression pourraient favoriser l'échappement des tumeurs à la surveillance immunitaire en diminuant l'expression des complexes majeurs d'histocompatiblité de classe I et II et l'activité NK.

Mendlovic S, Mozes E, Eilat E et coll. Immune activation in non-treated suicidal major depression. Immunology Letters 1999;67:105-8.

Parmi les nombreuses anomalies immunitaires de la dépression, on connaît essentiellement la réduction de l'activité des lymphocytes NK et T auxiliaires. Par ailleurs, l'activité immunitaire peut aussi être augmentée, comme en témoigne la fréquence des anticorps anti-phospholipides, des maladies auto-immunes type lupus et la diminution de l'activité T suppresseur. Sur des déprimés non traités, et par rapport aux témoins, les patients à tendance suicidaire ont une augmentation de la sécrétion d'interféron gamma alors que ceux sans tendance suicidaire ont une diminution. Les suicidaires sécrètent moins d'interleukine 4 et 5 que les non-suicidaires. On retrouve donc un profil Th 1, favorisant les maladies auto-immunes, chez les suicidaires et Th 2 chez les non-suicidaires.

Elenkov IJ, Wilder RL, Chrousos GP et coll. The sympathetic nerve-an integrative interface between two supersystems: the brain and the immune system Pharmacological Reviews 2000;52:595-638.

Mise au point sur les interactions des systèmes nerveux et immunitaire par l'intermédiaire du sympathique et de l'axe hypohyso-surrénalien. Celles-ci sont connues depuis les années 1920. La noradrénaline et le neuropeptide Y jouent un rôle modulateur au niveau immunitaire grâce à une innervation sympathique des organes immunitaires primaires et secondaires et à des récepteurs sur les cellules immunitaires. Leur stimulation module la circulation des lymphocytes, leur prolifération, leur activité fonctionnelle et la sécrétion de cytokines et, en particulier, inhibe la production de cytokines pro inflammatoires de type 1 et stimule celles de type 2 anti-inflammatoires. Par ailleurs, le SNC reçoit des informations du système immunitaire par voie sympathique. Notre connaissance de ces relations reste encore très rudimentaire, en particulier en ce qui concerne la moelle osseuse, le thymus et l'immunité des muqueuses. De manière intéressante et à rapprocher de leur augmentation dans les troubles fonctionnels, les mastocytes muqueux sont plus particulièrement innervés, de même que les cellules entéro-chromaffines. Cette action est modulée localement et joue un rôle probablement majeur dans la réponse inflammatoire, anti-infectieuse, auto-immune et anti-tumorale. Il existe des anomalies fonctionnelles sympathiques dans la fibromyalgie et le syndrome de fatigue chronique.

Savard J, Laroche L, Simard S et coll. Chronic insomnia and immune functioning. Psychosom Med 2003;65:211-21.

Des insomniaques primaires ont une diminution de leur fonction lymphocytaire CD3, CD4 et CD8 par rapport aux bons dormeurs.

Dépression et Cancer

Mc Gee R, Williams S, Elwood M. Depression and the develoment of cancer: a meta-analysis. Soc Sci Med 1994;38:187-92.

Une méta analyse des études montre une relation statistique faible mais significative entre une dépression et le développement ultérieur de cancers.

McDaniel JS, Musselman DL, Porter MR et coll. Depression in patients with cancer. Arch Gen Psychiatry 1995;52:89-99.

La dépression des cancéreux est très peu étudiée, sous-diagnostiquée et sous-traitée. Le diagnostic est souvent compliqué par la difficulté d'attribuer les signes neurovégétatifs au cancer ou à la dépression. D'autre part, les signes dépressifs peuvent précéder l'expression clinique du cancer. L'immunodépression due à la dépression peut avoir un retentissement sur l'évolution du cancer. Le traitement améliore l'humeur, les symptômes et la qualité de vie et peut améliorer la survie. Les internistes ne reconnaissent la dépression que chez environ un tiers de leurs patients atteints. La dépression est très fréquente dans les divers types de cancer. En moyenne de 25 %, elle varie de 50 % pour le pancréas à quelques % pour la leucémie. Les nombreuses anomalies endocriniennes, biochimiques et EEG n'ont pas été validées en présence d'un cancer, ni d'autres maladies d'ailleurs. L'hyperactivité de l'axe hypophyso-surrénalien sous l'effet de l'augmentation de production de CRF est la mieux étudiée. L'injection de CRF dans les ventricules cérébraux du rat diminue l'activité NK (lymphocytes «spontanément tueurs») splénique et périphérique ainsi que la réactivité lymphocytaire. Il existe aussi des interactions avec les cytokines, en particulier pro inflammatoires, facteurs de sécrétion de CRF et donc, peut-être, facteurs de dépression secondaire. L'augmentation de l'activité hypophyso-surrénalienne chez le rat stressé, surtout âgé, augmente la vitesse de croissance des tumeurs. La résistance à l'effet freinateur de la dexaméthasone reste un bon signe de dépression en présence d'un cancer. Chez des patientes atteintes de cancer du sein, la dépression était responsable de 30 % de la variance de l'activité NK. L'atteinte ganglionnaire métastatique était aussi reliée à l'activité NK et à la dépression.

Akechi T, Nakano T, Akizuki N et coll. Clinical factors associated with suicidality in cancer patients. Jpn J Clin Oncol 2002;32:506-11.

La dépression est la cause majeure des tendances suicidaires chez les cancéreux et doit être prise en charge.

Poids et Appetit

Mustillo S, Worthman C, Erkanli A et coll. Obesity and psychiatric disorder: developmental trajectories. Pediatrics 2003;111:851-9.

L'obésité chronique de l'adolescent est associée à une psychopathologie, en particulier à la dépression chez le garçon.

Ruggiero GM, Mauri MC, Omboni AC et coll. Nutritional management of anorexic patients with and without fluoxetine: 1-year follow-up. Prog Neuropsychopharmacol Biol Psychiatry 2003;27:425-30.

Les patientes atteintes d'anorexie mentale reprennent plus de poids lorsqu'on associe au traitement de la fluoxétine (ISRS).

McElroy SL. Citalopram reduces binge-eating frequency in subjects with binge-eating disorder. J Clin Psychiatry 2003;64:807-813.

Le citalopram (ISRS) a diminué de manière significative la boulimie dans un petit groupe de 16 patients avec une corrélation faible avec l'échelle de dépression.

Nakazato M, Hashimoto K, Shimizu E et coll. Decreased levels of serum brain-derived neurotrophic factor in female patients with eating disorders. Biol Psychiatry. 2003;54:485-90.

Chez 18 Japonaises boulimiques ou anorexiques mentales, la concentration du BDNF (qui semble jouer un rôle majeur dans le mécanisme de la dépression) plasmatique était très inférieure à celle des 21 témoins, surtout chez les anorexiques. De plus, les troubles de l'alimentation étaient liés au score de dépression.

TROUBLES NEUROLOGIQUES ET PSYCHIATRIQUES

Schulberg HC, Burns BJ. Mental disorders in primary care. Epidemiologic, diagnostic, and treatment research directions. Gen Hop Psychiatr 1988;10:79-87.

Les troubles mentaux sont pris en charge dans 60 % des cas par les médecins généralistes. Ils sont présents chez 25 % de leurs patients. Ils sont sous-diagnostiqués et sous-traités pour des raisons qui ne sont toujours pas claires, en particulier pour les déprimés qui ne sont reconnus que dans environ 15 % des cas.

Barrett JE, Barrett JA, Oxman TE e coll. The prevalence of psychiatric disorders in a primary care practice. Arch Gen Psychiatry 1988;45:1100-6.

En utilisant les RDC qui sont restrictifs, on trouve dans une population rurale en consultation directe, 26 % de troubles psychiatriques dont 10 % de dépression et 5 % d'anxiété, avec des signes souvent associés. 11 autres % avaient des troubles dépressifs ne rentrant pas dans les critères, ce qui suggère que ceux-ci sont de peu d'utilité dans le cadre de la médecine non psychiatrique. De plus, les sujets âgés ont tendance à minimiser leurs troubles psychiques.

Simon GE, von Korff M. Somatization and psychiatric disorder in the NIMH epidemiologic catchement area study. Am J Psychiatry 1991;148:1494-1500.

Étude épidémiologique montrant une association forte entre les troubles fonctionnels divers et les maladies psychiatriques, surtout anxiété, crises d'angoisse et dépression. Les symptômes émotionnels et somatiques sont intimement liés et ces derniers ne sont pas liés à l'impossibilité d'exprimer les premiers, pas plus que les troubles psychiques ne sont la conséquence des dysfonctions somatiques.

Sapolsky RM. Why stress is bad for your brain. Science 1996;273:749-50.

La dépression chronique se rapproche du syndrome de Cushing (hypersécrétion de glucocorticoïdes) et de celui des anciens combattants avec ou sans syndrome de stress post traumatique. Ils sont réunis par l'augmentation des glucocorticoïdes qui atrophie l'hippocampe. Celui-ci a une diminution moyenne de volume de 15 % chez les déprimés, même après équilibration clinique et avec des glucocorticoïdes normaux. Elle est parallèle à l'ancienneté de la dépression. On retrouve aussi cette atrophie chez les adultes au passé de maltraitance infantile. En fait, la dépression est difficile à éliminer dans ces divers cas, même en se limitant à ses aspects psychiques. En revanche, l'atrophie régresse après traitement du Cushing. Il se pourrait donc l'atrophie hippocampique soit une caractéristique, voire un mécanisme de la dépression.

Overbeek T, Schruers K, Vermetten E et coll.. Comorbidity of obsessive-compulsive disorder and depression: prevalence, symptom severity, and treatment effect. J Clin Psychiatry 2002;63:1106-1112.

La dépression est souvent associée aux troubles obsessionnels-compulsifs et, si elle n'est pas traitée, diminue le taux de succès du traitement spécifique.

Masellis M, Rector NA, Richter MA. Quality of life in OCD: differential impact of obsessions, compulsions, and depression comorbidity. Can J Psychiatry 2003;48:72-7.

Chez 43 obsessionnels-compulsifs, les obsessions mais pas les compulsions, altéraient la qualité de vie. En fait c'est la dépression associée qui était responsable de l'essentiel (54 %) de cette altération. On se pose la question du type et de la direction de la causalité entre ces troubles.

Anxiety and Depression Comorbidity. Medscape Psychiatry & Mental Health 8(1), 2003.

L'association de l'anxiété et de la dépression est fréquente et justifie un traitement antidépresseur et pas seulement anxiolytique. La dose doit être progressive et modérée pour améliorer la tolérance. Il faut poursuivre les recherches pour élucider les relations entre les deux pathologies...

Wacogne C, Lacoste JP, Guillibert E, et coll. Stress, anxiety, depression and migraine. Cephalalgia 2003;23:451-4

Chez 141 migraineux comparés avec 104 témoins, il existait une augmentation du «stress» et de l'anxiété, jouant un rôle dans le déclenchement des crises. La dépression, appréciée par l'Échelle Hospitalière d'Anxiété et de Dépression n'était pas plus fréquente. On relevait les scores élevés de fatigue matinale, de pensées obsessionnelles concernant le travail, d'impression d'être sous pression, d'impatiences et d'irritabilité.

Kessler RC, Berglund P, Demler O. The epidemiology of major depressive disorder: results from the National Comorbidity Survey Replication (NCS-R). JAMA. 2003; 289:3095-3105.

Plus de 30 Millions d'Américains ont un état dépressif majeur. Cependant, la National Comorbidity Survey Replication montre qu'environ 15 % des Américains ont eu au moins un épisode de dépression majeure. Au moins ¾ d'entre eux ont au moins un autre trouble psychique actuel. Seuls 22 % des déprimés ont reçu un traitement adapté.

Hallet M. Tourette Syndrome: Update. Brain Dev. 2015;37:651-5.

Les tics majeurs se rapprochent d'une compulsion et sont associés à une hyperactivité avec défaut d'attention et à des TOC. Il serait associé à des anomalies du GABA et de la dopamine.

TROUBLES CARDIORESPIRATOIRES

Barefoot JC, Helms MJ, Mark DB et coll. Depression and long-term mortality risk in patients with coronary artery disease. Am J Cardiol. 1996;78:613-7.

Étude visant à déterminer si la surmortalité des déprimés après un infarctus était durable. Chez 1.250 coronariens, la dépression déterminée par le test de Zung était associée, après ajustement, à une surmortalité globale ($p<0,001$) et cardiaque ($p=0,002$). Le recul allait jusqu'à 19 ans. Le risque cardiaque persistait à 5 ans ($p<0,005$). Le risque était augmenté de 85 % de 5 à 10 ans et restait à 72 % après 10 ans. Pour les dépressions modérées, le risque était intermédiaire.

Pratt LA, Ford DE, Crum RM et coll. Depression, psychotropic medication, and risk of myocardial infarction. Prospective data from the Baltimore ECA follow-up. Circulation 1996;94:3123-9.

Dans cette étude basée sur la population de l'ECAS (aire de recueil épidémiologique), le risque relatif d'infarctus du myocarde ultérieur était de 2 pour la dysphorie (dépression bénigne) et de 4,5 pour la dépression majeure, après ajustement des facteurs de risque vasculaire. En analyse multivariée, l'usage de barbituriques, de méprobamate (tranquillisant), de phénothiazines (neuroleptiques) et de lithium étaient associés à une augmentation du risque cardiaque mais pas les benzodiazépines ni les tricycliques.

Barefoot JC, Schroll M. Symptoms of depression, acute myocardial infarction, and total mortality in a community sample. Circulation. 1996;93:1976-80.

409 hommes et 321 femmes nés en 1914 dans un canton du Danemark ont été examinés en 1964 et 1974. Un infarctus du myocarde est survenu chez 122 et le décès chez 290 pendant le suivi qui s'est terminé en 1991. Une dépression était associée à un risque relatif d'infarctus de 1,7 et de mortalité totale de 1,6, chiffres très significatifs après ajustement. Il n'y avait pas de différence en fonction du sexe.

Barefoot JC, Brummett BH, Helms MJ et coll. Depressive symptoms and survival of patients with coronary artery disease. Psychosom Med. 2000;62:790-5.

Une cohorte de 1250 patients, hospitalisés pour coronarographie, a été suivie une moyenne de 19,4 ans. La dépression était associée à une surmortalité, en particulier chez les patients classés «désespoir» et «négativistes», même en étude multivariée après ajustement, ce qui confirme de nombreuses études précédentes.

Penninx BW, Beekman AT, Honig A et coll. Depression and cardiac mortality: results from a community-based longitudinal study. Arch Gen Psychiatry 2001;58:221-7.

Dans une cohorte de 2847 patient(e)s dont 485 cardiaques, suivis pendant 4 ans, avec ajustement des témoins, le risque relatif de mort cardiaque des déprimés (définis par le DSM III) cardiaques à l'entrée de l'étude était de 3 et de 1,6 pour les dysthymiques. Pour les non-cardiaques les risques étaient de 3,9 et 1,5.

Gozal D The brain in sleep-disordered breathig. Is it the chicken or is it the egg? Am J Resp Crit Care Med 2002;166:1305-6.

Les troubles respiratoires du sommeil sont fréquents : 2-3 % des enfants, 5-7 % des adultes et plus de 15 % des sujets de plus de 65 ans. Ils sont d'origine multifactorielle, en partie génétique. On vient de décrire un déficit de matière grise au niveau ventrolatéral du lobe pré frontal et du cortex cingulaire antérieur ainsi que du cervelet. Les problèmes neurologiques pourraient être la cause et non la conséquence du trouble respiratoire. Plus d'un tiers des patients souffre d'un trouble d'élocution depuis l'enfance. Il existe une interface avec l'agitation avec déficit d'attention.

Jones DJ, Bromberger JT, Sutton-Tyrrell K et coll. Lifetime history of depression and carotid atherosclerosis in middle-aged women. Arch Gen Psychiatry. 2003;60:153-160.

La dépression chronique est associée à une augmentation de la fréquence de l'athérosclérose avec un doublement du risque chez les femmes.

Frasure-Smith N, Lesperance F. Depression and other psychological risks following myocardial infarction. Arch Gen Psychiatry. 2003;60:627-36.

Cette étude sur 5 ans d'une cohorte québécoise de 896 patients victimes d'un infarctus du myocarde montre que parmi les diverses psychopathologies étudiées, seule la dépression reste associée à une surmortalité cardiaque en étude multivariée.

Writing committee for the ENRICHD investigators. Effects of treating depression and low perceived social support on clinical events after myocardial infarction : the enhancing recovery in coronary heart disease patients (ENRICHD) randomized trial. JAMA. 2003;289:3106-16.

Chez 2481 patients présentant un infarctus aigu du myocarde et une dépression majeure ou mineure suivant le DSM IV et le score de Hamilton, une étude multicentrique randomisée a montré qu'un traitement associant psychothérapie comportementaliste et éventuellement ISRS améliorait la dépression et le vécu mais non la survie sans récidive.

Guck TP, Elsasser GN. Kavan MG et coll. Depression and congestive heart failure. Medscape 19/06/03.

La dépression a une fréquence de 25 à 45 % dans l'insuffisance cardiaque. Il s'agit d'un facteur de risque indépendant et important de réadmission à l'hôpital, de déclin fonctionnel et de mortalité. Il semble que l'association d'une psychothérapie cognitive et d'un ISRS soit la méthode de traitement la plus efficace. Les tricycliques sont relativement contre-indiqués car cardiotoxiques. Le diagnostic est posé trop rarement en raison des réticences des médecins et des patients d'une part et de la confusion des symptômes somatiques d'autre part.

Tiemeier H, Breteler MM, van Popele NM et coll. Late-life depression is associated with arterial stiffness: a population-based study. J Am Geriatr Soc 2003;51:2008-10.

Dans un groupe de 3704 sujets néerlandais de plus de 60 ans non sélectionnés, la dépression, diagnostiquée par le DSM IV, était associée à la rigidité artérielle, l'augmentation du risque étant de 45 %.

TROUBLES STOMATO, ORL ET VISUELS

Finke J. Gibt es Geschmacksstörungen bei Benzodiazepin-Präparaten (Librium, Valium) ? Med Welt 1975;26:628.(lettre)

Description de l'association goût amer-bouche brûlante-mauvais sommeil-dépression. Le lecteur pose la question de la responsabilité des benzodiazépines. Le consultant répond à côté de la question.

Pryse-Phillips W. Disturbance in the sense of smell in psychiatric patients. Proc R Soc Med 1975;68:472-4.

Description de phantosmies d'origine dépressive. Le type de l'odeur est très variable mais habituellement désagréable. Elles ont pour caractéristique de persister de manière prolongée et continue, spécialement dans les dépressions. Le patient ne s'en plaint pas toujours spontanément. Elles sont le plus souvent perçues comme internes alors que chez les schizophrènes elles sont le plus souvent perçues comme externes et délétères. La prédominance est masculine. Seuls 10 % ont bénéficié de soins psychiatriques. Le patient pense le plus souvent que les autres sentent la même odeur émanant de son corps. Les troubles psychiques dépressifs sont d'intensité très variable mais le suicide n'est pas rare.

Dowie LN. Hard of hearing. Practionner 1976;217:907-13.

Parmi les troubles sensoriels de causes diverses, on signale la phantosmie, non exceptionnelle chez les malades psychiatriques, schizophrènes et surtout déprimés. Le traitement antidépresseur la fait disparaître chez ces derniers.

Haneke E. Psychological aspects of glossodynia. Dtsch Med Wochenschr. 1978;103:1302-5.

Les brûlures buccales et les anomalies du goût sont fréquentes dans les dépressions dites atypiques de la femme.

Deems DA, Doty RL, Settle RG et coll. Smell and taste disorders, a study of 750 patients from the University of Pennsylvania Smell and Taste Center. Arch Otolaryngol Head Neck Surg 1991;117:519-28.

Dans une population de 750 patients consultant dans un centre très spécialisé, la diminution du goût et de l'odorat est habituellement organique, infectieuse ou post traumatique. Sa distorsion est habituellement d'origine dépressive, souvent associée à un poids faible et une bouche brûlante. Le zinc n'apporte pas d'effet bénéfique. Des anomalies de la fonction thyroïdienne sont parfois associées.

Vimpari SS, Knuuttila ML, Sakki TK et coll. Depressive symptoms associated with symptoms of the temporomendibular joint pain and dysfunction syndrome. Psychosomatic Medicine 1995;57:439-44.

Association dans une population finlandaise générale des signes dépressifs et de ceux de la dysfonction temporo-mandibulaire, quels que soient le sexe et la persistance de la dentition.

Bergdahl M, Bergdahl J. Burning mouth syndrome: prevalence and associated factors. J Oral Pathol Med 1999;28:350-4.

Une étude de 48.500 patients a retrouvé une bouche brûlante chez 1,6 % des hommes et 5,5 % des femmes. On souligne la faible compréhension du problème. La dépression est citée comme cause.

Madland G, Feinmann C, Newman S. Factors associated with anxiety and depression in facial arthromyalgia. Pain 2000;84:225-32.

L'arthromyalgie faciale (ou dysfonction de l'articulation temporo-mandibulaire) est associée à la dépression et l'anxiété. Les formes à prédominance dépressive sont plus souvent associées à des perturbations du goût et de la digestion.

Pokupec-Gruden JS, Cekic-Arambasina, Gruden V. Psychogenic factors in the aetiology of stomatopyrosis. Coll Antropol 2000;24(suppl 1):19-26.

La dépression est la cause des sensations de brûlure buccale.

Pause BM, Miranda A, Goder R et coll. Reduced olfactory performance in patients with major depression. J Psychiatr Res 2001;35:271-7.

Dans un échantillon de 24 déprimés et par rapport à des témoins appariés, la sensibilité olfactive était fortement diminuée, parallèlement à l'intensité de la dépression. Le traitement améliorait les résultats sans les normaliser totalement. La diminution subjective était moins importante que la diminution objective.

Magnavita N. Cacosmia in healthy workers. Br J Med Psychol 2001;74:121-127.

Sur un échantillon de 151 jeunes italiens, travailleurs sains de la distribution alimentaire, on notait à l'interrogatoire 46 % de cacosmiques, surtout des femmes, déprimées, anxieuses et se plaignant de nombreux symptômes.

Grushka M, Epstein JB, Gorsky M. Burning mouth syndrome. Am Fam Physician 2002;65:615-20.

Le syndrome de la bouche brûlante est attribué à la dépression et à diverses autres pathologies. L'utilité des anxiolytiques et antidépresseurs est signalée.

Bergdahl M, Bergdahl J. Perceived taste disturbance in adults: prevalence and association with oral and psychological factors and medication. Clin Oral Investig 2002;6:145-9

Parmi 547 hommes et 656 femmes du registre suédois de dentisterie, 0,9 % des hommes et 3,8 % des femmes ont signalé une diminution ou une déformation du goût. Chez les femmes la fréquence augmentait avec l'âge. Dépression, anxiété, bouche sèche, impression de maladie et usage d'anti-asthmatiques étaient associés à la perturbation du goût.

Velly AM, Philippe P, Gornitzki M. J Oral Rehabil 2002;29:969-79.

La dépression joue un rôle important dans la dysfonction temporo-mandibulaire.

Paz SH, Globe DR, Wu J et coll. Relationship between self-reported depression and self-reported visual function in Latinos. Arch Ophthalmol. 2003;121:1021-7.

Chez les Hispaniques de Los Angeles, les signes dépressifs appréciés par le SF-12 sont un facteur important de mauvaise vision ressentie par les sujets.

Rhodus NL, Fricton J, Carlson Pet coll. Oral symptoms associated with fibromyalgia syndrome. J Rheumatol 2003;30:1841-5

Par rapport à des témoins souffrant de syndromes douloureux chroniques, 67 femmes souffrant de fibromyalgie présentaient les différences suivantes : bouche sèche (patients/témoins) 71/5,7 %, douleurs buccales 33/1,1 %, troubles du goût 33/1 %, dysphagie 37/0,4 %, troubles du fonctionnement de l'articulation temporo-mandibulaire 68/20 %. Le caractère brûlant de la douleur (53/100) était aussi significativement plus élevé (p<0,001). En revanche, les lésions objectives buccales et les signes psychiques de dépression et d'anxiété n'étaient pas différents.

TROUBLES RHUMATISMAUX

Smythe HA. "Fibrositis" as a disorder of pain modulation. Clinics in Rheumatic Diseases 1979;5:823-32.

Description de l'examen et de la recherche des points sensibles. Leur stimulation est associée à une réaction excessive : le signe du sursaut. Vasodilatation locale fréquente après la stimulation. Association à des troubles du sommeil, à une fatigue matinale, à une pollakiurie, à une sensation de plénitude ou de tension tissulaire. Le sommeil lent est modifié avec association d'ondes alpha (rapides). Ces modifications sont à rapprocher de celles de la dépression. La privation de sommeil lent peut reproduire les signes. Les patients refusent souvent un traitement et se contentent de réassurance et d'explications. Les tricycliques améliorent le sommeil clinique et électrique, ainsi que les symptômes. Ils sont plus efficaces en prise le soir, à dose souvent faible mais, en fait, très variable.

Yunus M, Masi AT, Calabro JJ et coll. Primary fibromyalgia (fibrositis): clinical study of 50 patients with matched normal controls. Seminars in Arthritis and Rheumatism 1981;11:151-71.

Les fibromyalgiques sont à 80 % des femmes. Les troubles fonctionnels digestifs et les maux de tête sont fréquents, ainsi que l'aggravation par le mauvais temps. Association à la fatigue 92 %, l'anxiété 70 %, les troubles du sommeil 56 %, sans parallélisme avec la fatigue. Les points douloureux sont unilatéraux dans 14 % des cas. On constate souvent une rougeur après la pression du point sensible. On conseille de l'amitryptiline pour améliorer le sommeil. 48 % des témoins, tous des femmes, avaient aussi des points douloureux.

Payne TC, Leavitt F, Garron DC et coll. Fibrositis and psychologic disturbance. Arthritis Rheumatism 1982;25:213-7.

La comparaison d'un groupe de «fibrosite» avec des arthrites rhumatoïdes et non rhumatoïdes met en évidence l'augmentation de fréquence de divers troubles psychiques selon le MMPI. On conclut donc que les «troubles psychologiques» sont divers.

Wolfe F, Smythe HA, Yunus MB et coll. The American College of Rheumatology 1990 criteria for the classification of fibromyalgia. Report of the multicenter criteria committee. Arthritis Rheumatism 1990;33:160-72.

Le diagnostic de fibromyalgie est fondé sur une douleur diffuse associée à la sensibilité d'au moins 11 points sur 18 sites, quel que soit le contexte. La douleur est ostéo-musculaire mais aussi sous-cutanée. La différenciation entre formes primitives et secondaires est abandonnée. Les autres signes les plus fréquents étaient les troubles du sommeil, le «mal partout», la fatigue, la raideur matinale, l'anxiété, les maux de tête, les paresthésies, les antécédents de dépression, les troubles fonctionnels digestifs, la bouche sèche, les urgences mictionnelles, les règles douloureuses et le syndrome de Raynaud.

Jaeschke R, Adachi J, Guyatt G et coll. Clinical usefulness of amitryptiline in fibromyalgia: the results of 23 N-of-1 randomized controlled trials. J Rheumatol 1991;18:447-51.

Un tiers des patients bénéficie nettement de l'amitryptiline. Le début de l'effet est rapide, de 1 à 2 semaines, au maximum. La dose est variable, de 5 à 50 mg/j. Il n'y a pas un mot sur la dépression.

Yunnus M. Toward a model of pathophysiology of fibromyalgia: aberrant central pain mechanisms with peripheral modulation. J Rheumatol 1992;19:846-50.

La fibromyalgie est en relation avec un défaut de filtration du message douloureux.

Leino P, Magni G. Depressive and distress symptoms as predictors of low back pain, neck-shoulder pain, and other musculoskeletal morbidity: a 10-year follow-up of metal industry employees. Pain 1993;53:89-94.

Les symptômes dépressifs précèdent les douleurs et non l'inverse, alors que l'association avec les symptômes de stress est réciproque.

Croft P, Schollum J, Siman A. Population study of tender point count and pain as evidence of fibromyalgia. BMJ 1994;309:696-8.

Dans un échantillon de population, le nombre de points sensibles était parallèle à la dépression, à la fatigue, aux troubles du sommeil et à la «détresse générale», indépendamment de la douleur.

Houvenagel E. La fibromyalgie : des acquis aux questions. Presse Med 1994;23:8-10.

Il existe une forte association à la dépression par des mécanismes communs qui pourraient être en rapport avec les anomalies du métabolisme de la sérotonine entraînant une diminution des mécanismes anti-nociceptifs.

Kahn MF. Fibromyalgie ou syndrome polyalgique. Gaz Med 1994;102: 8-12.

Cette pathologie atteint les femmes au niveau para vertébral et au niveau des genoux, à type de crampes, de brûlures et de paresthésies, avec une fatigabilité douloureuse à l'effort, des troubles du sommeil avec une fatigue au réveil, des manifestations neurovégétatives diverses et une tendance anxio-dépressive dans au moins la moitié des cas. L'examen retrouve des points douloureux multiples. Les antidépresseurs tricycliques sont le seul traitement d'efficacité prouvée.

Joukamaa M. Depression and back pain. Acta Psychiatrica Scandinavica 1994;377:83-6

S'il existe des dépressions classiques associées aux dorsalgies, il existe aussi d'autres formes dans lesquelles des signes autres que l'humeur déprimée sont au premier plan.

Magni G, Moreschi C, Rigatti-Luchini S et coll. Prospective study on the relationship between depressive symptoms and chronic musculoskeletal pain. Pain 1994;56:289-97.

Dans une étude prospective portant sur 2324 sujets de la population générale, les signes dépressifs initiaux permettaient de prédire le développement 8 ans plus tard de douleurs rhumatologiques avec un odds ratio (multiplication du risque) de 2,14 par rapport aux non déprimés. Chez ceux qui avaient déjà la douleur au début, le sexe masculin, la race blanche et quelques signes dépressifs permettaient d'en prévoir la persistance à 8 ans. Donc, la douleur est la conséquence et non la cause de la dépression.

Rajala U, Keinanen-Kiukaanniemi S, Uusimaki A et coll. Musculoskeletal pain and depression in middle-aged Finnish population. Pain 1995;61:451-7.

Dans une population finlandaise générale, 7 % des hommes et 12 % des femmes étaient considérés comme déprimés sur l'échelle de Zung. Les douleurs localisées et diffuses étaient plus fréquentes chez les déprimés. La nuque était la région la plus souvent concernée : 56 % des hommes et 65 % des femmes contre 35 et 45 % chez les non déprimés. Chez ces derniers, les douleurs étaient plus fréquentes chez les femmes alors que le sex-ratio était le même en cas de dépression. La relation en multivarié était plus nette avec les douleurs des petites articulations chez les hommes et les douleurs de la nuque et des épaules chez les femmes.

Briley M, Moret C. Fibromyalgia Syndrome: An overview of potential drug targets. Drugs. 2003;6:668-73.

La dépression, ou au moins certains de ses symptômes, est souvent associée à la fibromyalgie et les diverses classes d'antidépresseurs en constituent le traitement le plus efficace.

DEPRESSION ET ANIMAUX

Nishino S, Arrigoni J, Shelton J et coll. Desmethyl metabolites of serotonergic uptake inhibitors are more potent for suppressing canine cataplexy than their parent compounds. Sleep. 1993;16:706-12.

Les antidépresseurs sont efficaces sur la cataplexie de l'homme et du chien. Chez ce dernier, il semble que ce soit l'action adrénergique qui soit plus importante que l'action sérotoninergique. Les dérivés métaboliques des ISRS ont une activité adrénergique et seraient responsables de l'efficacité clinique.

Overall KL. Use of clomipramine to treat ritualistic stereotypic motor behavior in three dogs. J Am Vet Med Assoc. 1994;205:1733-41.

Un comportement obsessionnel-compulsif a été traité chez 3 chiens avec succès par de la clomipramine, avec rechute à l'arrêt chez 2 d'entre eux.

Sawyer LS, Moon-Fanelli AA, Dodman NH. Psychogenic alopecia in cats: 11 cases (1993-1996). J Am Vet Med Assoc. 1999;214:71-4.

11 chats présentant une perte de poils d'origine présumée nerveuse ont été traités par divers antidépresseurs, principalement la clomipramine (succès 5/5) et amitryptiline (succès 2/3) avec succès pour 9 d'entre eux.

Peck KE, Hines MT, Mealey KL, Mealey RH. Pharmacokinetics of imipramine in narcoleptic horses. Am J Vet Res. 2001;62:783-6.

Chez 5 chevaux souffrant de narcolepsie, l'imipramine a été efficace. On note que la demi-vie de ce produit est plus longue que chez l'homme.

Seksel K, Lindeman MJ. Use of clomipramine in treatment of obsessive-compulsive disorder, separation anxiety and noise phobia in dogs: a preliminary, clinical study. Aust Vet J. 2001;79:252-6.

24 chiens présentant des signes isolés ou associés de comportement compulsif, d'angoisse de séparation et de phobie des bruits ont été traités avec une dose progressive de clomipramine. Le succès a été complet chez 16 chiens, partiel chez 5 avec un échec chez 3 d'entre eux. Le traitement a pu être stoppé sans rechute chez 5/9.

Overall KL, Dunham AE. Clinical features and outcome in dogs and cats with obsessive-compulsive disorder: 126 cases (1989-2000). J Am Vet Med Assoc 2002;221:1445-52.

103 chiens et 23 chats souffrant de troubles obsessionnels et compulsifs ont été traités avec succès par clomipramine, plus efficace que l'amitrytiline. Il y a eu 2 échecs, un chien et un chat.

ANOMALIES NEUROPHYSIOLOGIQUES ET D'IMAGERIE

Ray BS, Neill CL. Abdominal visceral sensation in man. Ann Surg 1947;126:709-24.

La distension d'un ballonnet dans l'intestin provoque une douleur médiane de surface augmentée par l'intensité. La douleur persiste, sans latéralisation, après destruction unilatérale du sympathique et disparaît après sa destruction bilatérale.

Ritchie J. Pain from distension of the pelvic colon by inflating a balloon in the irritable colon syndrome. Gut 1973;14:125-32.

Les SII sont 10 fois plus sensibles à la distension de leur côlon sigmoïde que les témoins et donc hyperalgésiques. La douleur est projetée dans des localisations variables. Le seuil de douleur est très variable d'une personne à l'autre.

Orr WC, Robinson MG. The sleeping gut. Medical Clinics of North America 1981;65:1359-76.

Description des effets des différentes phases du sommeil sur la fonction intestinale.

Morairty KJ, Dawson AM. Functional abdominal pain: further evidence that the whole gut is affected. Brit Med J 1982;284:1670-2.

Chez 21 patients, des distensions par ballonnets ont reproduit la douleur spontanée chez 14 d'entre eux sans parallélisme strict entre le site de distension et le site de projection de la douleur.

Thase ME, Kupfer DJ, Ulrich RF. Electroencephalographic sleep in psychotic depression. A valid subtype? Arch Gen Psychiatry 1986;43:886-93.

Il existe différents types d'anomalie de l'EEG du sommeil dans la dépression.

Cook IJ, van Eeden A, Collins SM. Patients with irritable bowel syndrome have greater pain tolerance than normal subjects. Gastroenterology 1987;93:727-33.

Le seuil de sensibilité électrique de la peau des SII est identique à celui des maladies de Crohn et plus élevé que celui des témoins. Ceci suggère que la douleur abdominale atténue la perception de la douleur périphérique en activant des mécanismes inhibiteurs descendants encéphalo-médullaires. Par ailleurs, les SII et les Crohn étaient plus souvent déprimés que les témoins.

Kellow JE, Phillips SF. Altered small bowel motility in irritable bowel syndrome is correlated with symptoms. Gastroenterology 1987;92:1885-93.

Il existe chez les fonctionnels des ondes propulsives géantes iléales ressenties douloureusement.

Talley NJ, Camillieri M, Orkin BA et coll. Effect of cyclical unipolar depression on upper gastrointestinal motility and sleep. Gastroenterology 1989;97:775-7.

Chez un patient atteint de dépression cyclique unipolaire à fluctuation rapide, les complexes migrants de phase III avaient perdu leur relation avec les phases du sommeil, surtout en période non dépressive et ces complexes étaient plus rares et retardés en phase dépressive qu'en phase non dépressive.

Dinan TG, Barry S, Ahkion S Chua A Keeling PWN. Assessment of central noradrenergic functionning in irritable bowel syndrome using a neuroendocrine challenge test. Psychosom Res 1990;34:575-80.

Réponse biochimique similaire du SII et de la dépression au test à la désimipramine (antidépresseur).

Smout AJPM, DeVore MS, Castell DO. Abnormalities of cerebral potentials evoked by esophageal distension in patients with noncardiac chest pain. Gastroenterology 1990;99: A393 (résumé).

L'augmentation de la perception de l'œsophage chez les patients apparaît due à des troubles de la transmission de l'information ou de son traitement central et non due aux récepteurs périphériques.

Kellow JE, Gill RC, Wingate DL. Prolonged ambulant recordings of small bowel motility demonstrates abnormalities in the irritable bowel syndrome. Gastroenterology 1990;98:1208-18.

L'activité grêlique de 20 sujets, 8 témoins et 12 SII, la moitié constipés et l'autre diarrhéiques a été mesurée. Les profils étaient identiques pendant le sommeil. Le jour, l'activité post postprandiale était plus courte chez les fonctionnels avec des complexes migrants plus rapprochés chez les diarrhéiques. Dans les 2 groupes, la défécation était prolongée, fractionnée, avec un plus grand nombre de contractions abdominales volontaires.

Mearin F, Cucala M, Azpiroz F et coll. The origin of symptoms on the brain-gut axis in functional dyspepsia. Gastroenterology 1991;101:999-1006.

Chez les dyspeptiques, les propriétés mécaniques de l'estomac sont normales, mais il est allodynique à la distension isobarique (à pression constante).

Kelow JE, Eckersley GM, Jones MP. Enhanced perception of physiological intestinal motility in irritable bowel syndrome. Gastroenterology 1991;101:1621-7.

Chez 20 patients souffrant de troubles fonctionnels digestifs divers, la perception de l'activité digestive était plus fréquente que chez les témoins et correspondait souvent à des complexes migrants de phase III de grande amplitude.

Coffin B, Azpiroz F, Malagelada JR. Selective gastric hypersentivity and reflex hyporeactivity in functional dyspepsia. Gastroenterology 1991;101:A431 (résumé).

Les dyspeptiques sont sélectivement hypersensibles à la distension gastrique qui reproduit leurs symptômes. La relaxation gastrique réflexe lors de la dilatation duodénale est diminuée.

Kumar D, Thompson PD, Wingate Dl et coll. Abnormal REM sleep in irritable bowel syndrome. Gastroenterology 1992;103:12-7.

Augmentation de la proportion de sommeil à mouvements oculaires rapides et des apnées du sommeil chez les SII. En faveur de la responsabilité d'un dysfonctionnement du SNC dans les troubles fonctionnels coliques.

Lembo T, Munakata J, Mertz H et coll. Evidence for the hypersensitivity of lumbar splanchnic afferents in irritable bowel syndrome. Gastroenterology 1994;107:1686-96.

La distension rapide du rectum suscite une gêne plus importante chez les SII. Celle-ci naît dans les récepteurs profonds de la paroi et passe par le sympathique lombaire.

David D, Mertz H, Fefer L et coll. Sleep and duodenal motor activity in patients with severe non-ulcer dyspepsia. Gut 1994;35:916-25.

Les patients souffrant d'une dyspepsie sévère exclusive ont une diminution importante des complexes migrants nocturnes de phase III, une augmentation de la phase II et une diminution de la phase I. Dans 8/10 la douleur survenait pendant une phase motrice. 9/10 ont des troubles du sommeil avec une fatigue matinale. Les réveils nocturnes peuvent être en rapport avec les symptômes digestifs, avec une envie d'uriner ou sans raison évidente. On conclut à une perturbation des rythmes centraux. L'efficacité des antidépresseurs est signalée.

Bouhassira D, Chollet R, Coffin B et coll. Inhibition of a somatic nociceptive reflex by gastric distension in humans. Gastroenterology 1994;107:985-92.

La distension gastrique, même non douloureuse, entraîne une inhibition volume dépendante du réflexe nociceptif R III du membre inférieur, ce qui montre l'activation du système anti-nociceptif diffus par la stimulation viscérale.

Dolan RJ, Bench CJ, Brown RG et coll. Neuropsychological dysfunction in depression: the relationship to regional cerebral blood flow Psychological Medicine 1994;24:849-57.

Le déficit intellectuel est constant mais variable dans la dépression. Il pourrait être en relation avec le déficit de perfusion du lobe préfrontal. Une analyse Varimax du débit sanguin cérébral mesuré par PETscan à l'O^{15} montre que les signes associés à la mémoire représentent 32 % de la signification en rapport avec le déficit de perfusion de la partie médiane des lobes frontal et préfrontal, y compris le gyrus cingulaire. Le facteur attention rend compte de 18 % de la variance. Il est associé à un déficit de perfusion pré frontal et postérieur.

Accarino AM, Azpiroz F, Malagelada JR. Selective dysfunction of mechanosensitive intestinal afferents in irritable bowel syndrome. Gastroenterology 1995;108:636-43.

L'hyperalgésie digestive des SII est limitée aux voies mécano sensitives. La sensibilité électrique muqueuse est normale. Dans les deux cas, la surface de perception est plus large. En revanche, la sensibilité de la main à l'électricité est plus faible que celle des témoins.

Lémann M, Coffin B, Chollet R et coll. Sensibilité viscérale digestive. Méthodes d'étude chez l'homme et implications physiopathologiques. Gastroenterol Clin Biol 1995;19:270-81.

Revue générale des méthodes d'exploration de la sensibilité digestive chez l'homme et principaux résultats pathologiques. On conclut à l'intrication des phénomènes moteurs avec les sensitifs qui sont probablement prédominants. La dépression et les antidépresseurs ne sont pas mentionnés.

Trimble KC, Farouk R, Pryde A et coll. Heightened visceral sensation in functional gastrointestinal disease is not site-specific. Evidence for a generalized disorder of gut sensitivity. Dig Dis Sci 1995;40:1607-13.

L'hyperalgésie est retrouvée au niveau du rectum des SII mais aussi de leur œsophage et vice versa en ce qui concerne les dyspeptiques. Les symptômes sont dus à la perception anormale d'événements le plus souvent normaux. Il n'y a pas de modification du seuil de douleur cutanée lors de la stimulation électrique.

Schmitt T, Piffer A, Blankenberge N, Leitel G et coll. Gastrœnterol Clin Biol 1995;19: A79 (résumé).

La manométrie du jéjunum de SII diarrhéiques peut être normale ou anormale. Dans ce dernier cas, les modifications sont très hétérogènes.4

Munakata J, Naliboff B, Harraf F et coll. Repetitive sigmoide stimulation induces rectal hyperalgesia in patients with irritable bowel syndrome. Gastrœnterology 1997;112:55-63.

Chez les SII, la stimulation répétitive du sigmoïde entraîne une hyperalgésie rectale d'origine centrale par défaut d'activation des faisceaux nerveux inhibiteurs descendants.

Odes LR, Buskila D, Neumann L et coll. Patients with Crohn's disease have increased rates of fibromyalgia and lower pain threshold than those with ulcerative colitis. (résumé) DDW 1997;4372,pA-1096.

Les maladies de Crohn ont plus de points douloureux fibromyalgiques plus sensibles que les rectocolites hémorragiques.

Plourde V, Boivin M, Poitras P et coll. The visceral hypersensitivity and abnormal referral pain patterns in patients with irritable bowel syndrome: predictive value of clinical factors. (résumé) DDW 1997;4249: p A-1065.

L'hyperalgésie rectale n'est retrouvée que chez les fonctionnels douloureux et non chez les constipés sans douleur.

Munakata J, Silverman DHS, Naliboff B et coll. Anterior cingulate cortical activity level during expected pain correlates with sensitized rectal perception threshold in IBS and healthy subjects. DDW 1997;4250: pA-1065.

Le débit sanguin de l'aire corticale cingulaire antérieure, riche en récepteurs opioïdes, est moins activé chez les SII que chez les témoins, ce qui est en faveur d'une diminution de l'activation des voies descendantes inhibitrices de la douleur.

Chang L, Mayer L, FitzGerald L et coll. Altered perception of somatic stimuli by IBS patients with and without fibromyalgia. DDW 1997;4231: pA-1060.

Les SII sans fibromyalgie ont une hypoalgésie superficielle à la pression, contrairement à ceux avec fibromyalgie qui ont une hyperalgésie.

Pace F, Manzionna G, Bollani S et coll. Visceral sensitivity in patients with fibromyalgia and in normal controls. DDW 1997;4230: pA-1060.

Les fibromyalgiques sans SII n'ont pas d'hyperalgésie rectale.

Munakata J, Mayer EA, FitzGerald L et coll. Autonomic responses to visceral stimulation are downregulated in irritable bowel syndrome patients. DDW 1997 ; 2554 : pA-640.

Les SII ont une activité sympathique et parasympathique, de base et lors d'une stimulation sigmoïdienne, diminuée par rapport aux témoins. Les anomalies du système nerveux autonome ne sont pas limitées à l'intestin.

Orr WC, Crowell MD, Lin B et coll. Sleep and gastric function in irritable bowel syndrome : Derailing the brain-gut axis. Gut 1997;41:390-3.

Les SII ont une augmentation du REM. Sa latence n'est pas précisée.

Eberl T, Barnert J, Schwartz C et coll. Functional dyspepsia: a disorder of tone? DDW 1997 ; 4541 : pA-1138.

Chez des dyspeptiques, à jeun le tonus est diminué dans l'antre gastrique et augmenté dans le fundus. Après le repas, la relaxation du fundus est diminuée et retardée.

Gschossmann J, Keller M, Neufang-Hüber J et coll. Changes in heart variability in response to a meal in patients with functional dyspepsia. DDW 1997;4221; pA-1058.

L'étude de la fonction cardiaque montre que les dyspeptiques ont un tonus parasympathique de base diminué et des modifications du traitement central des afférences digestives.

Evans PR, Bak YT, Dowsett JF et coll. Small bowel dysmotility in patients with postcholecystectomy sphincter of Oddi dysfunction. Dig Dis Sci 1997;42:1507-12.

La motricité duodéno-jéjunale est plus souvent anomale chez les «oddiens» avec dyskinésie manométrique qu'avec sténose ou sans anomalie objective. Ces données sont en faveur d'un trouble régional de la motricité. Les indices de motricité en phase II et III, ainsi que la proportion de phases II sont augmentés. Il est possible que la douleur soit liée à un défaut de relaxation normale du sphincter ou à une allodynie biliaire à une hyperpression transitoire physiologique. Par ailleurs, l'absence d'effet de la sphinctérotomie biliaire dans les oddipathies sans hyperpression pourrait être expliquée par la survenue de la douleur dans le tube digestif et non dans les voies biliaires.

Silvermann DHS, Munakata JA, Chang L et coll. Patients with inflammatory bowel disease and irritable bowel sydrome have distinct abnormal cingulate cortical responses to visceral stimuli: an O^{15} water brain PET study. DDW 1997;4363: pA-1093.

Les modifications de débit sanguin du cortex à la suite de stimulations digestives diffèrent chez les témoins, les maladies inflammatoires digestives et les SII.

Peghini PL, Katz PO, Castell DO. Imipramine decreases œsophageal pain perception in human male volunteers Gut 1998;42:807-13.

L'augmentation du volume (mais pas de la pression) d'un ballonnet œsophagien suscite une douleur moins forte chez des volontaires *a priori* sains après traitement pendant 12 jours par imipramine (Tofranil®). Le seuil de sensation n'est pas modifié, non plus que les propriétés mécaniques de l'œsophage. On conclut à l'effet antalgique de l'imipramine, soit par action centrale, soit par effet para-sympatholytique mais la présence de déprimés non diagnostiqués parmi les volontaires est également envisageable.

Coffin B, Bouhassira D, Jian R. Sensibilité viscérale et troubles fonctionnels digestifs. Signification clinique et perspectives thérapeutiques. Gastroenterol Clin Biol 1998;22: B109-B117.

Mise au point décrivant les méthodes d'exploration et les résultats chez les patients fonctionnels. On note une hypersensibilité recto colique à la distension rapide mettant en jeu les récepteurs profonds de la paroi. L'œsophage est hypersensible à des stimuli variables. Ces anomalies viscérales sont habituellement disséminées. Il n'y a pas d'anomalie mécanique de la paroi. Ces anomalies sont inconstantes et retrouvées dans environ 60 % des cas. Il existe aussi un défaut de contrôle de la diffusion des sensations douloureuses. Ces anomalies sont d'origine centrale. La sensibilité somatique n'est pas augmentée. Des troubles psychiques sont fréquents sans parallélisme avec l'intensité des troubles fonctionnels. Les traitements d'efficacité prouvée sont rares et leur mécanisme incertain.

Chun A, Desautels S, Slivka A et coll. Viscéral analgésia in irritable Bowel syndrome, fibromyalgie, ans sphincter of Oddi dysfonction, type III. Fig Dis Ci 1999;44:631-6.

L'hyperalgésie rectale à la distension rapide est plus fréquente chez les SII mais non différente des fibromyalgiques. Elle n'est pas augmentée chez les «oddiens type III» (sans anomalie objective permanente). Les patients ont plus de troubles psychiques divers que les témoins.

Kelly JE.(éditorial) Sphincter of Oddi dysfonction type III: an other manifestation of visceral hyperalgesia? Gastroenterology 1999;116:996-1000.

Mise au point sur les dyskinésies oddiennes de différents types. Il existe une hyperalgésie duodénale mais pas rectale. L'efficacité de la section du sphincter est très inconstante. Les symptômes sont reproduits chez presque tous les patients par la distension duodénale. Il existe aussi des troubles de la motricité duodénale. Les patients ont beaucoup d'autres symptômes à distance (somatisation), de dépression et d'autres troubles psychiques. Des patients sans dyskinésie oddienne et souffrant de douleurs de l'hypochondre droit ont souvent aussi une sensibilité exagérée du duodénum.

Bonaz B, Papillon E, Baciu M et coll. Activité cérébrale au cours d'une douleur rectale chez des patients atteints d'un syndrome de l'intestin irritable : étude IRMf. Gastroenterol Clin Biol 2000;24: A148 (résumé).

Lors d'une distension douloureuse du rectum et contrairement aux témoins, les SII ont, en IRM fonctionnelle, une désactivation au lieu de l'activation normale des structures corticales suivantes : insula, gyrus cingulaire antérieur et cortex préfrontal dorso-latéral, ce qui suggère une anomalie de la modulation centrale de la douleur.

Mertz H, Morgan V, Tanner G et coll. Regional cerebral activation in irritable bowel syndrome and control subjects with painful and nonpainful rectal distension. Gastroenterology 2000;118:842-8.

Contrairement aux études en PET scan, l'IRMf montre une simple augmentation de l'activation du cortex cingulaire antérieur, zone de perception de la composante affective de la douleur, chez les SII par rapport aux témoins lors de stimulations rectales douloureuses identiques. Cette augmentation est parallèle à l'augmentation de la perception douloureuse.

Raj SR, Brouillard D, Simpson CS et coll. Dysautonomia among patients with fibromyalgia: a non invasive assessment. J Rheumatol 2000;27:2660-5.

L'association entre la fibromyalgie et les troubles végétatifs, en particulier les malaises vagaux, amène les auteurs à étudier la variation de la fonction cardiaque spontanée lors du changement de position. Ils notent des anomalies chez 65 % des patients contre 21 % des témoins. Par ailleurs, la qualité de vie était très diminuée chez les patients.

Verne GN, Robinson ME, Price DD. Hypersensitivity to visceral and cutaneous pain in the irritable bowel syndrome. Pain 2001;93:7-14.

Les SII sans fibromyalgie ont une hyperalgésie digestive bien connue mais aussi une hyperalgésie à la chaleur aux mains et, encore plus, aux pieds, à distance des dermatomes de projection digestive où elle est maximale. Elle n'est pas parallèle à la douleur spontanée. Cette hyperalgésie thermique contraste avec l'hypoalgésie électrique et les résultats divergents avec le froid et les stimulations mécaniques. Ces dernières sont hyperalgésiques chez les SII avec fibromyalgie mais hypoalgésiques en l'absence de fibromyalgie associée. Les SII sont plus anxieux, mais pas plus déprimés en ce qui concerne les signes psychiques, et souffrent d'autant plus de symptômes somatiques qu'ils sont plus hyperalgésiques. Les anomalies diffuses du traitement central des influx nociceptifs expliquent probablement la multiplicité des douleurs chez les patients, en particulier rhumatologiques, type fibromyalgie. Les interférences complexes somato-viscérales, en particulier au niveau de la moelle, des différents influx sensoriels et douloureux expliquent probablement ces différences de résultats.

Di Lorenzo C, Youssef NN, Sigurson L et coll. Visceral hyperalgesia in children with functional abdominal pain. J Pediatr 2001;139:838-43.

L'hyperalgésie viscérale est de localisation similaire à la douleur spontanée. Les enfants avec SII ont une hyperalgésie rectale supérieure à celle des enfants avec douleurs abdominales récurrentes qui ont une sensibilité gastrique plus importante. Les scores d'anxiété et de dépression sont associés à la durée des symptômes.

Bouin M, Poitras P, Bolvin M et coll. Visceral pain processing in patients with painfull or painless functional bowel disorders. DDW 2001;3228: pA-637.

Les anomalies de la perception viscérale ne sont retrouvées que chez les patients fonctionnels souffrant de douleurs et non chez les constipés sans douleur.

Ringel Y, Drossman DA, Turkinton TG et coll. Alterations in regional decreased cerebral bloodflow in patients with irritable bowel syndrome-a PETscan study. DDW 2001;3231: A-637.

Les SII diffèrent des témoins par les zones de baisse du débit sanguin cérébral lors de la distension rectale.

Coffin B, Bouhassira D, Sabaté JM et coll. Étude des mécanismes de contrôle central de la douleur chez des patients ayant un syndrome de l'intestin irritable ou une maladie inflammatoire intestinale en rémission. Gastroenterol Clin Biol 2002;26: A121.

Dans les maladies inflammatoires, il existe une augmentation des systèmes inhibiteurs de la douleur au contraire des SII où il existe une facilitation de la douleur.

Price DD, Staud R, Robinson ME et coll. Enhanced temporal summation of second pain and its central modulation in fibromyalgia patients. Pain 2002;99:49-59.

On met en évidence une sommation temporelle excessive des messages douloureux au chaud et au froid dans la fibromyalgie. Cette hyperalgésie centrale n'est pas augmentée par la naloxone qui bloque les récepteurs morphiniques alors qu'elle est diminuée par un morphinique et le placebo.

Drossman DA, Ringel Y, Vogt BA et coll. Alterations of brain activity associated with resolution of emotional distress and pain in a case of severe irritable bowel syndrome. Gastroenterology 2003;124:754-61.

On rapporte le cas d'une patiente souffrant de SII sévère avec variation parallèlement aux symptômes, de l'hyperactivité en IRMf du cortex cingulaire, de l'aire préfrontale 6/44 et du cortex sensitif d'une part et de l'hyperalgésie rectale d'autre part.

Barch DM, Sheline YI, Csernansky JG et coll. Working memory and prefrontal cortex dysfunction: specificity to schizophrenia compared with major depression. Biol Psychiatry 2003;53:376-84.

Contrairement à la schizophrénie l'activation préfrontale dorso-latérale, appréciée par IRM fonctionnelle, lors des épreuves de mémorisation est conservée dans la dépression.

Audenaert K. Decreased 5-HT2a receptor binding in patients with anorexia nervosa. J Nucl Med 2003;44:163-169.

Il existe un déficit sérotoninergique focal dans l'anorexie mentale. Ce déficit est retrouvé par plusieurs moyens d'imagerie fonctionnelle.

Grachev ID, Ramachandran TS, Thomas PS et coll. Association between dorsolateral prefrontal N-acetyl aspartate and depression in chronic back pain: an in vivo proton magnetic resonance spectroscopy study. J Neural Trans 2003;110:287-312.

La neurobiologie de l'interrelation entre douleur et dépression reste obscure. Le lobe pré frontal joue un rôle important. Chez des patients souffrant de dépression avec ou sans douleurs dorsales, le N Acétyl Aspartate était diminué chez tous les déprimés dans le segment dorso-latéral droit. La corrélation avec la dépression était très forte chez les déprimés lombalgiques. La corrélation existait aussi en fonction de la dorsalgie mais nettement moins forte. Ces résultats sont en faveur d'un mécanisme commun à la dépression et à la lombalgie.

Bonne O, Louzoun Y, Aharon I et coll. Cerebral blood flow in depressed patients: a methodological comparison of statistical parametric mapping and region of interest analyses. Psychiatry Res 2003;122:49-57.

Les différentes méthodes d'imagerie fonctionnelle cérébrale dans la dépression donnent des résultats différents chez les mêmes patients.

Jarrett ME, Burr RL, Cain KC et coll. Anxiety and depression are related to autonomic nervous system function in women with irritable bowel syndrome Dig Dis Sci 2003;48:386-94.

Les femmes présentant des signes d'anxiété et/ou de dépression avec ou sans SII ont un tonus parasympathique plus faible que les témoins, avec ou sans SII.

Videbech P, Ravnkilde B, Kristensen S et coll. The Danish PET/depression project: poor verbal fluency performance despite normal prefrontal activation in patients with major depression. Psychiatry Res 2003;123:49-63.

Dans une population danoise, les déprimés s'exprimaient avec moins de facilité que les témoins, comme cela est connu, mais il n'y avait pas de différence d'activation préfrontale entre les groupes. Ces résultats sont en faveur de la nature qualitative plus que quantitative du dysfonctionnement préfrontal dans la dépression.

Yuan YZ, Tao RJ, Xu B et coll. Functional brain imaging in irritable bowel syndrome with rectal balloon-distention by using fMRI. World J Gastroenterol 2003;9:1356-60.

26 SII et 11 témoins ont subi une IRMf pendant une dilatation du rectum par ballonnet. La douleur a été plus importante chez les SII, ce qui est bien connu, mais il y a eu aussi une augmentation du signal IRMf au niveau du cortex cingulaire, insulaire et préfrontal, ainsi que du thalamus dans presque tous les cas. On conclut que l'hyperalgésie des SII est objectivée et que l'anomalie du traitement du message sensitif siège essentiellement au niveau du cortex insulaire et préfrontal.

Nemoto H, Toda H, Nakajima T et coll. Fluvoxamine modulates pain sensation and affective processing of pain in human brain. Neuroreport. 2003;14:791-7.

La fluvoxamine (ISRS), donnée 12 jours, diminue l'appréciation subjective de la douleur provoquée par la chaleur. Le PET par H_20 marqué à O^{15}, montre une diminution de l'activation du cortex cingulaire antérieur homo latéral, du cortex insulaire et somatosensitif secondaire controlatéral alors que le placebo diminuait l'activation du cortex insulaire des 2 cotés. Il s'agit de zones concernées par les aspects affectifs et intégratifs de la douleur.

Rabinovici GD, Gatsonis C, Apgar C et coll. Association Amyloid Positron Tomography With Subsequent Change in Clinical Mangement among Medicare Beneficiaries with Mild Congitive Impairment or Dementia. JAMA 2019;321:1186-92.

36% des patients catégorisés Alzheimer sont négatifs (faux positifs de la clinique) et 52% avec un autre diagnostic sont positifs (faux négatifs de la clinique). Autrement dit, le diagnostic actuel de la cause des démences est très peu robuste.

EFFET ET USAGE DES ANTIDEPRESSEURS ET AUTRES TRAITEMENTS

Diamond S. Amitryptiline in the treatment of gastrointestinal disorders. Psychosomatics 1964;5:221-4.

La dépression, plus ou moins associée à l'anxiété, est à la base des troubles fonctionnels digestifs. Efficacité de l'amitryptiline chez 41/51 patients.

Pilowsky I. The response to treatment in hypochondriacal disorders. Aust NZ J Psychiatry 1968;2:88-94.

Anxiété et dépression sont fréquentes dans l'hypocondrie. Elles sont des facteurs de bonne réponse au traitement par électrochocs ou antidépresseurs.

Tyber MA. Treatment of the painful shoulder syndrome with amitryptiline and lithium carbonate. CMA J 1974 ; 111 :137-40.

La dépression est plus fréquente (76 %/12 %) dans les douleurs des épaules, y compris avec anomalies radiologiques, que dans les autres localisations rhumatologiques. 44/56 patients ont été améliorés par le traitement antidépresseur qui est plus efficace que la physiothérapie appliquée chez 11 autres patients. Le lithium est donné à dose efficace contrôlée. L'amitryptiline est donnée à dose progressive individuelle, en moyenne 75 mg/j. L'auteur pense que la dépression est la cause de la douleur.

Ward N, Bloom VL, Friedel RO. The effectiveness of tricyclic antidepressants in the treatment of coexisting pain and depression. Pain 1979;7:331-41.

16 sujets sélectionnés pour avoir une dépression modérée à sévère et une anxiété modérée avaient au moins une douleur chronique et rebelle, surtout de la tête ou musculo-squelettique. Sous doxépine (tricyclique) 75 mg 4 semaines, 56 % n'avaient plus de douleur et 31 % une amélioration, avec une corrélation forte avec l'amélioration de la dépression. L'anxiété était un facteur d'efficacité du traitement. Le placebo était inefficace. La doxépine ne change pas les seuils douloureux du sujet normal. Ceci est en faveur d'un mécanisme commun à la douleur et aux troubles psychiques.

Steinhart MJ, Wong PY, Zarr ML. Therapeutic usefulness of amitryptiline in spastic colon syndrome Gastroenterology 1980;78:1270 (résumé).

Amélioration de 79 % des SII résistants aux autres traitements par 50 mg/j d'amitryptiline. La plupart d'entre eux étaient anxieux et déprimés.

Lancaster-Smith MJ, Prout BJ, Pinto T et coll. Influence of drug treatment on the irritable bowel syndrome and its interaction with psychoneurotic morbidity. Acta Psychiat Scand 1982;66:33-41

60 % des SII ont une pathologie psychiatrique. Un traitement par fluphénazine (neuroleptique sédatif) à faible dose et nortryptiline 30 mg (tricyclique) à faible dose était plus efficace que le placebo sur la douleur et la diarrhée.

Baraldi M, Poggioli R, Santi M et coll. Antidepressants and opiates interactions: pharmacological and biochemical evidences. Pharmacol Research Communications 1983;15:843-87.

L'imipramine à la dose de 20 mg/kg 20 jours chez le rat, a un puissant effet analgésique propre et potentialise l'analgésie morphinique, accentue l'effet de sevrage de la naloxone et augmente les récepteurs morphiniques cérébraux, même sous administration chronique de morphine (qui normalement les fait diminuer).

Hameraoff SR, Weiss JL, Lerman JC et coll. Doxepine's effects on chronic pain and depression: a controlled study. J Clin Psychiatry 1984;45:47-52.

60 patients déprimés souffrant aussi de douleurs de la nuque ou des lombes de diverses causes supposées, ont été traités par doxépine à dose progressive de 50 à 300 mg jusqu'à amélioration. L'effet de la doxépine a été supérieur au placebo avec une tolérance identique. Il s'est développé dès la première semaine pour être maximal à la 6e. Il n'y a pas eu de modification de la concentration de la bêta endorphine ni de l'activité enképhaline (opiacés endogènes).

France RD, Houpt JL, Ellinwood EH. Therapeutic effects of antidepressants in chronic pain. Gen Hosp Psychiatry 1984;6; 55-63.

L'effet des antidépresseurs sur les douleurs est attribué à leur effet sur la sérotonine. Aucune molécule n'est clairement supérieure aux autres. La dose efficace est de 50 à 100 mg/j. Un effet différent de celui développé sur l'humeur semble probable. L'effet est plus rapide que l'effet psychique. Le rapport entre les deux est inconnu.

Feinmann C. Pain relief by antidepressants: possible modes of action. Pain 1985;23:1-8.

Deux points restent obscurs : la responsabilité des formes de dépression dans la douleur fonctionnelle et l'action sur la douleur par un effet proprement antidépresseur ou différent. Il est frappant de noter l'effet similaire d'antidépresseurs de classes différentes comme les IMAO et les tricycliques. Il existe également un effet sur les douleurs post-herpétiques et par neuropathie diabétique. Toutefois la dépression n'est pas rare dans ces groupes de patients. Il n'y a que peu d'effet antalgique chez l'animal. On envisage un mécanisme neurobiochimique commun entre la dépression et ce type de douleur.

Liebowitz MR. Imipramine in the treatment of panic disorder and its complications. Psychiatry Clinics North America. 1985;8:37-47.

L'imipramine prévient les crises d'angoisse mais pas la crainte de leur survenue. Elle est efficace sur l'agoraphobie et les phobies multiples mais pas sur les phobies spécifiques. Elle est efficace sur l'anxiété. Les IMAO sont également efficaces.

Clouse RE, Lustman PJ, Eckert TC et coll. Low-dose trazodone for symptomatic patients with esophageal contraction abnormalities. Gastroenterology 1987;92:1027-36.

29 patients avec des anomalies de la manométrie œsophagienne associées à des troubles cliniques ont bénéficié d'un traitement de 6 semaines en double insu par trazodone (antidépresseur sans effet direct sur le système nerveux végétatif). Les troubles cliniques ont significativement diminué alors que les anomalies motrices n'étaient pas modifiées. Les douleurs étaient très sensibles à l'effet placebo qui est maximal à 3 semaines mais décline à 6 semaines. 71 % avaient un diagnostic psychiatrique dont 66 % de dépression ou d'anxiété généralisée, sans modification après le traitement, ce que les auteurs attribuent à une posologie faible.

Max MB, Culnane M, Schafer SC et coll. Amitryptiline relieves diabetic neuropathy pain in patients with normal or depressed mood. Neurology 1987;37:589-96.

L'amitryptiline (tricyclique) est très efficace sur la douleur de la neuropathie diabétique, indépendamment des signes dépressifs psychiques. La dose est progressive en partant de 10 à 25 mg.

Greenbaum DS, Mayke JE, Vanegeren LE et coll. Effects of desimipramine on irritable bowel syndrome compared with atropine and placebo. Dig Dis Sci 1987;32:257-66.

Étude croisée par périodes de 6 semaines en double insu sur 28 patients SII (9 constipés et 19 diarrhéiques) avec désimipramine (tricyclique), atropine (parasympatholytique car la desimipramine a un effet latéral de même type) et placebo. L'effet de la désimipramine est significatif chez les diarrhéiques dont les troubles psychiques s'améliorent également plus que ceux des constipés. On conclut que la désimipramine est un traitement efficace du SII avec diarrhée.

Pilowsky I, Barrow CG. A controlled study of psychotherapy and amitryptiline used individually and in combination in the treatment of chronic intractable, “psychogenic” pain. Pain 1990;40:3-19.

La psychothérapie seule aggrave la douleur. L’amitryptiline améliore la douleur. Il faut la donner à dose progressive et adaptée. La dose est habituellement assez faible. La réaction au traitement est très variable d’un patient à l’autre. La douleur est considérée comme purement somatique et le médicament censé agir par un mécanisme direct sur la douleur.

Egbunike IG, Chafee BJ. Antidepressants in the management of chronic pain syndromes. Pharmacotherapy 1990;10:262-70.

Quoique les études bien faites soient rares, on peut considérer que les antidépresseurs, essentiellement tricycliques, sont efficaces dans de nombreuses pathologies douloureuses chroniques. Les doses efficaces sont inférieures aux doses psychiatriques habituelles. Elles doivent être augmentées lentement à partir d’une dose faible. Il n’y a pas de parallélisme net avec l’effet sur le psychisme. L’activité pourrait être liée à l’effet sur les neurotransmetteurs tels que sérotonine et noradrénaline, impliqués dans la modulation de la douleur aux niveaux médullaire et encéphalique. Ils potentialisent l’effet analgésique des morphiniques.

Magni G. The use of antidepressants in the treatment of chronic pain. A review of current evidence. Drugs 1991 ; 42 :730-48.

Effet bénéfique durable des antidépresseurs sur diverses douleurs. La relation avec l’effet sur l’humeur est variable.

Eisendrath SJ, Kodama KT. Fluoxetine management of chronic abdominal pain. Psychosomatics 1992;33:227-9.

Une patiente obèse et légèrement déprimée a vu sa douleur abdominale qui récidivait malgré plusieurs interventions chirurgicales, disparaître sous traitement par fluoxétine (ISRS). Une douleur lombaire chronique a également disparu. Ce résultat est attribué à un effet antalgique et non antidépresseur.

Rotschild R, Quitkin FM. Review of the use of pattern analysis to differenciate true drug and placebo responses. Psychother Psychosom 1992;58:170-7.

L'effet du placebo est rapide et éphémère, celui de l'antidépresseur efficace est retardé et durable.

Sheika SH, Wagner KD, Wagner RF. Fluoxetine treatment of trichotillomania and depression in a prepubertal child. Cutis 1993;51:50-2.

Un garçon de 10 ans a été traité avec un succès transitoire par imipramine (tricyclique) en ce qui concerne ses troubles dépressifs psychiques mais sans effet sur sa trichotillomanie (tic d'arrachage des cheveux) apparue en même temps. Un traitement par fluoxétine (ISRS) a fait régresser parallèlement trichotillomanie et troubles psychiques.

Clouse RE. Antidepressants for functionnal gastrointestinal syndromes Dig Dis Sci 1994;39:2352-63.

Les troubles psychiques, essentiellement la dépression, sont fréquents chez les patients, surtout les femmes, souffrant de troubles fonctionnels digestifs. 60 % des SII sont déprimés. 80 % des patients à douleurs thoraciques fonctionnelles ont des troubles psychiques divers, surtout s'ils ont des anomalies manométriques œsophagiennes. Ces troubles psychiques ne s'expriment pas toujours en même temps. Anxiété et «somatisation» sont également fréquents. Les échelles psychométriques multidimensionnelles (type MMPI et DSM) sont mal adaptées à ce type de diagnostic car les frontières ne sont pas les mêmes que celles des pathologies psychiatriques. La crainte du cancer est souvent le motif principal de consultation. Les antidépresseurs sont efficaces, surtout en cas de diarrhée et/ou de douleur, sans parallélisme net avec la présence de troubles psychiques. Il est important de ne pas se contenter d'essayer un seul antidépresseur. Il faut en changer quand la tolérance est médiocre ou l'effet insuffisant. Dans l'ensemble, les tricycliques sont les plus efficaces. Les antidépresseurs améliorent non seulement les troubles fonctionnels digestifs mais aussi le bien être général. On peut obtenir 89 % d'amélioration dont 61 % de rémission.

Clouse RE, Lustman PJ, Geisman RA et coll. Antidepressant therapy in 138 patients with irritable bowel syndrome ; a five-year clinical experience. Aliment Pharmacol Ther 1994;8:409-16.

Étude universitaire rétrospective du traitement par essais successifs de divers antidépresseurs jusqu'à découverte d'un produit efficace chez 138 SII. Le premier essai est le plus efficace mais la moitié des échecs sera équilibrée par les tentatives suivantes. Usage principal de tricycliques. Amélioration chez 89 % des patients et équilibration chez 61 %. La dose utilisée est inférieure aux doses psychiatriques habituelles (US). Le traitement peut être efficace même en l'absence de signes psychiques. Les symptômes douloureux sont les plus sensibles au traitement. L'effet durable et stable est contre un effet placebo.

Hare DL. Imipramine in patients with chest pain despite normal coronary angiograms N Engl J Med 1994;331:882 (lettre).

De nombreux patients déprimés ne remplissent pas les critères des DSM, ce qui entraîne la sous estimation de l'efficacité des antidépresseurs.

Eschalier A, Mestre C, Dubray C et coll. Why are antidepressants effective as pain relief? CNS Drugs 1994;2:262-7.

Les antidépresseurs ont un effet sur les douleurs chroniques, souvent sans parallélisme évident avec l'effet psychique. Cet effet est antagonisé par la naloxone (qui bloque l'action des opiacés). Cet effet pourrait passer par l'activation des voies sérotoninergiques. L'effet plus important des molécules agissant aussi sur la noradrénaline suggère également un rôle pour celle-ci.

Cannon RO, Quyyumi AA, Mingemoyer R et coll. Imipramine in patients with chest pain despite normal coronary angiograms. N Engl J Med 1994;330:1411-7.

L'imipramine améliore la douleur thoracique non coronarienne de 50 % sans parallélisme avec les résultats initiaux des tests cardiaques, œsophagiens ou psychiatriques initiaux. Il n'y avait pas non plus de parallélisme avec l'évolution psychiatrique. La sensibilité à la stimulation cardiaque était diminuée. On conclut à un effet antalgique du médicament.

Mertz HR, Fass R, Hisch T et coll. Amitryptiline for functional dyspepsia: effect on symptoms, gastric sensitivity and sleep. Gastroenterology 1995:A649 (résumé).

Chez 5 patients dyspeptiques, insomniaques et avec fatigue matinale sans diagnostic de dépression, l'amitryptiline, à la dose de 50 mg/j pendant un mois, croisée avec le placebo, améliorait la dyspepsie et l'impression de bien dormir. Le % de REM était diminué, sans différence de l'indice de réveil ou d'efficacité du sommeil ni de la sensibilité gastrique à la distension.

Randall CW, Kwong M. Differences in therapeutic response among patients with ulcer and nonulcer dyspepsia. DDW 1997;511; pA-129.

Les antidépresseurs tricycliques sont très efficaces dans les dyspepsies non ulcéreuses mais les IPP sont également relativement efficaces.

Mertz H, Fass R, Kodner A et coll. Effect of amitryptiline on symptoms, sleep, and visceral perception in patients with functional dyspepsia. Am J Gastroenterol 1997;93:160-5.

Chez 7 dyspeptiques, une étude croisée de 50 mg d'amitryptiline contre placebo a montré une amélioration des symptômes chez les 5 patients traités contre 2 sous placebo. Les anomalies EEG du sommeil étaient améliorées avec une baisse du % de REM, bien que celui-ci ne fût pas subjectivement meilleur. Il n'y avait pas de modification des seuils de perception de la distension gastrique.

Prakash C, Lustman PJ, Freeland KE et coll. Tricyclic antidepressants for funtional nausea and vomiting. Dig Dis Sci 1998;43:1951-6.

84 % des patients souffrant de nausées ou de vomissements sans explication organique, associés ou non à des douleurs, permanents ou récidivants, ont été améliorés par divers tricycliques essayés successivement. 51 % ont été équilibrés dont 41 % au premier essai thérapeutique. La dose moyenne était de 50 (20-200) mg. Il n'y avait pas de différence entre les diverses molécules. Contrairement au SII, la présence de douleurs était un facteur d'échec. Les autres paramètres, en particulier le sexe et les troubles psychiques, n'influaient pas sur le résultat. Des troubles psychiques étaient notés chez 30 % des patients. Le résultat est donc voisin de celui obtenu dans les SII.

O'Malley PG, Jackson JL, Santoro J et coll. Antidepressant therapy for unexplained symptoms and syndromes. J Fam Practice 1999;48:980-90.

Méta analyse montrant l'effet des antidépresseurs de classes diverses, surtout les tricycliques, sur divers troubles : céphalées chroniques, fibromyalgie, troubles fonctionnels digestifs, douleur chronique idiopathique, acouphènes et fatigue chronique. Il y a, à peu près, un patient amélioré pour 3 traités.

Ericson A, Kallen B, Wiholm BE, Delivery outcome after the use of antidepressants in early pregnancy Eur J Clin Pharmacol 1999;55:503-8.

Sur un total de 281.728 naissances en Suède, 980 sont survenues après prise d'antidépresseurs, 531 ISRS et 483 autres. La prise en début de grossesse n'augmente pas le risque de malformation, sauf, peut être, le citalopram. Les non-ISRS augmentent le poids des nouveau-nés.

Jackson JL, O'Malley PG, Tomkins G et coll. Treatment of functional gastrointestinal disorders with antidepressants medications: a meta-analysis. Am J Med 2000;108:65-72.

Les troubles fonctionnels concernent 22 % des américains et 50 % des consultations de gastro-entérologie. Une méta analyse a été réalisée sur les 12 études contre placebo. L'odds ratio pour l'amélioration par le traitement antidépresseur est de 4,2 (2,3-7,9) ne laissant pas de doute sur l'efficacité moyenne de ce traitement. Toutefois, avec les méthodes employées, il fallait 3,2 patients traités pour un amélioré.

O'Malley PG, Bladen E, Tomkins G et coll. Treatment of fibromyalgia with antidepressants. J Gen Med 2000;15:659-66.

Méta analyse de 16 études. L'odds ratio d'amélioration est de 4,2 (2,9-6,3). La probabilité d'amélioration est de 4 malades traités pour une amélioration. Les antidépresseurs améliorent le sommeil, la fatigue, la douleur et la qualité de vie mais pas les points sensibles. Une étude sur 5 montre une amélioration parallèle du psychisme. Les différentes classes n'ont pas un effet différent.

American Psychiatric Association. Practice Guideline for the treatment of patients with major depressive disorder (revision). Am J Psychiatry 2000;157(suppl);1-45.

Mise au point sur le traitement des dépressions majeures de l'adulte. On note essentiellement : des doses d'antidépresseurs élevées atteintes de principe, un ajustement du traitement après 6 à 8 semaines, une poursuite de la dose d'attaque 16 à 20 semaines après équilibration, une association au besoin, une baisse progressive avant arrêt, la possibilité d'un traitement au long cours. On pose les problèmes des pseudo-démences, des dépressions atypiques, de la présentation du patient, des variations culturelles, du rôle de l'alcool et autres toxiques, du conseil au patient d'éviter les décisions majeures, de l'intérêt d'associer une psychothérapie, des problèmes posés par le deuil prolongé, les accidents vasculaires antéro-gauches, le Parkinson, la grossesse et le début de la dépression à un âge tardif.

Riberdy-Poitras M, Verrier P, Plourde V et coll. Amitryptilin for the treatment of IBS. DDW 2000; 3171. Gastroenterology 2000;118(suppl 2).

L'amitryptiline à faible dose a amélioré les signes cliniques d'un groupe de 36 SII parallèlement à la diminution de leur hyperalgésie rectale qui n'était pas modifiée en cas d'échec clinique. Les patients améliorés par la psychothérapie n'avaient pas de modification de leur hyperalgésie rectale.

Mulberg JE, Eische AJ, Nestler JE et coll. Chronic antidepressant treatment increases neurogenesis in adult rat hippocampus. J Neurosciences 2000;20:9004-10.

L'atrophie de l'hippocampe est un signe fréquent de la dépression. Elle est due à une génération diminuée de nouveaux neurones dans ce centre en renouvellement permanent. Chez des rats sains, divers antidépresseurs chimiques donnés plusieurs semaines et les électrochocs induisaient une prolifération des neurones de l'hippocampe et leur différenciation en neurones adultes fonctionnels avec une durée de vie habituelle. L'halopéridol (neuroleptique) n'avait pas cet effet. La morphine avait un effet inverse. Les antidépresseurs augmentent la sécrétion du BDNF (brain derivated neurotrophic factor) et la cascade de l'AMP cyclique qui favorisent la différenciation et la survie des neurones. L'IGF 1 (insulin growth factor 1) pourrait également être en cause. Ce mécanisme pourrait aussi être en cause dans le lobe préfrontal dont la population cellulaire est diminuée chez les déprimés et dont les cellules sont aussi en renouvellement.

Schatzberg AF. New indications for antidepressants. J Clin Psychiatry 2000;61 Suppl 11:9-17.

Les nouvelles générations d'antidépresseurs ont vu leurs indications élargies par la FDA à des indications paraissant diverses et dominées par l'anxiété : anxiété généralisée pour la venlafaxine, boulimie pour la fluoxétine, TOC pour la fluvoxamine, paroxétine, sertraline et fluoxétine, phobie sociale pour la paroxétine, crises d'angoisse pour la sertraline et la paroxétine, syndrome de stress post-traumatique pour la sertraline. Dans des études contrôlées, ces produits se sont montrés efficaces dans les troubles psychiques prémenstruels, les personnalités limites, l'obésité, l'arrêt du tabac et l'alcoolisme.

Jackson JL, O'Malley PG, Tomkins G et coll. Treatment of functional gastrointestinal disorders with antidepressant medications: a meta-analysis. Am J Med 2000;108:65-72.

Méta analyse montrant l'efficacité des antidépresseurs sur le SII sans pouvoir se prononcer sur le mécanisme de cette efficacité. 3,2 patients devaient être traités pour un amélioré.

Arnold LM, Hes EV, Hudson JI et coll. A randomized, placebo-controlled, double-blind, flexible-dose study of fluoxetine in the treatment of women with fibromyalgia. Am J Med 2002;112:191-7.

60 femmes atteintes de fibromyalgie ont été traitées par fluoxétine à dose adaptée pendant 12 semaines. Douleur, fatigue et dépression ont été significativement améliorées.

Furukawa TA, McGuire H, Barbui C. Meta-analysis and side effects of low dosage tricyclic antidepressants in depression: systematic review. Brit Med J 2002;325:991-5.

Méta analyse de 35 études comparant une dose faible (<100 mg/j) au placebo et 6 une dose faible à une dose classique (US) d'antidépresseurs tricycliques, on conclut que les doses faibles sont aussi efficaces et mieux tolérées que les doses classiques. Le pourcentage d'exclusion pour mauvaise tolérance n'est pas supérieur à celui du placebo.

Bakker A, van Balkom AJLM, Spinhoven P. SSRIs vs. TCAs in the treatment of panic disorder: a meta-analysis. Acta Psychiatr Scand 2002;106:163-7.

ISRS et tricycliques sont également efficaces dans la prévention des crises d'angoisse et de l'agoraphobie (phobie des espaces découverts).

Stimmel GL, Myong AS. Options for treatment-resistant depression. Psychiatric Times July 2002:50-4.

Le plus souvent l'échec du traitement est dû à une dose trop faible ou trop brève. Il ne faut pas se contenter de l'amélioration classique de 50 % mais chercher à faire disparaître tous les symptômes. En cas d'échec, il faut éliminer une pathologie associée, psychiatrique ou somatique. Il faut ensuite essayer un antidépresseur d'une autre classe. Une fois un effet obtenu, il faut optimiser le traitement actuel. On peut ensuite essayer de potentialiser le traitement. Le lithium est le seul produit d'efficacité démontrée dans cette indication. La T3 peut être utile, ainsi que la buspirone. Toutefois le seul essai contrôlé de cette dernière a été négatif. On a aussi essayé bupropion, venlafaxine, mirtazapine, voire les neuroleptiques dits atypiques, en association ou isolés. Les IMAO sont très efficaces mais difficiles à manier. Les électrochocs sont très efficaces et sûrs. On les conseille après l'échec de 3 antidépresseurs. La psychothérapie, la photothérapie, la stimulation vagale peuvent aussi être essayées.

Young LT, Bakish D, Beaulieu S. The neurobiology of treatment response to antidepressants and mood stabilizing medications. Rev Psychiatr Neurosci 2002;27:260-5.

Passionnante revue des progrès concernant le mécanisme d'action des médications efficaces sur la dépression. L'hypothèse d'une responsabilité directe de l'effet synaptique est abandonnée et l'on passe du concept de neurotransmission à celui de neuro-protection et de modification d'expression des gènes. L'AMP cyclique et les mécanismes qu'il régule joueraient un rôle important, en particulier les G-protéines, le CREB (protéine fixant l'élément régulateur de l'AMP cyclique). Les divers antidépresseurs augmentent cette voie, alors que les stabilisants de l'humeur comme le lithium ont tendance à la diminuer.

Il semblerait que l'activité sérotoninergique et adrénergique, comme les électrochocs répétés, concourent à augmenter la production de CREB. Ce dernier produit serait un maillon critique reliant les modifications à court terme des molécules signal avec les modifications à long terme de l'expression des gènes. Celles-ci concernent, en particulier, l'expression du BDNF (facteur neurotrophique cérébral). Celui-ci joue un rôle de protection neuronale et est augmenté par les antidépresseurs. Ceux-ci augmentent aussi son récepteur et préviennent sa diminution par le stress prolongé. Sa perfusion cérébrale prévient le comportement de désespoir des rats.

Les antidépresseurs et les électrochocs augmentent la prolifération et la survie des neurones de l'hippocampe et d'autres régions cérébrales. Le lithium protège les neurones de la toxicité du NMDA et diminue les systèmes apoptotiques neuronaux. Il augmente la production de certaines cellules hippocampiques. L'acide valproïque active également les systèmes antiapoptotique et neuroprotecteur.

L'adényl cyclase qui produit l'AMP cyclique est diminuée dans les cellules sanguines des déprimés. Les modifications des G-proteines sont réversibles sous antidépresseurs.

Chez les déprimés, l'adényl cyclase cérébrale est diminuée, ainsi que, peut-être, les G-protéines. Post mortem, le nombre des cellules hippocampiques se révèle diminué et celui de cellules hypothalamiques augmenté.

L'imagerie cérébrale montre des anomalies de taille ou de fonction du cortex préfrontal, de l'hippocampe ou de l'amygdale avec récupération sous traitement efficace.

Kirmayer LJ. Psychopharmacology in a globalizing world. The use of antidepressants in Japan. Transcultural Psychiatry 2002;39: 295-322.

Les dépressions au Japon sont à expression essentiellement somatique et traitées par anxiolytiques.

Shirayama Y, Chen AC, Nakagawa S et coll. Brain-derived neurotrophic factor produces antidepressant effects in behavioral models of depression. J Neurosci 2002;22:3251-61.

Le traitement antidépresseur augmente le BDNF dans l'hippocampe du rat. L'injection unique de BDNF dans l'hippocampe du rat produit un effet de type antidépresseur lors de tests. Il est de même ampleur que celui du traitement antidépresseur prolongé. Il dure de J3 à J10 au moins. L'injection de neurotrophine 3 produit le même effet, mais pas celle de NGF.

Geller B. Medscape Journal Watch Psychiatry Dec19 2002.

La prise d'antidépresseurs pendant et après la grossesse aurait un effet bénéfique sur les capacités et la psychologie de l'enfant.

Thomas E, Blotman F. Are antidepressants effective in fibromyalgia? Joint Bone Spine 2002;69:531-3.

L'amitryptiline et les antidépresseurs tricycliques sont la base du traitement médicamenteux de la fibromyalgie. Toutefois, cette efficacité n'est pas constante et un échappement peut se produire. Il n'y a pas de parallélisme évident avec l'effet psychique.

Sutherland JE, Sutherland SJ, Hoehns JD. Achieving the best outcome in treatment of depression. J Fam Pract 2003;52:201-9.

On conseille de changer d'antidépresseur en cas d'efficacité insuffisante du précédent.

Fitzgerald P. Is it time to introduce repetitive transcranial magnetic stimulation into standard clinical practice for the treatment of depressive disorders ? Aust N Z J Psychiatry 2003;37:5-11.

Les stimulations magnétiques transcraniennes constituent un traitement efficace des dépressions rebelles aux médicaments et devraient être plus facilement disponibles.

Wan DDC, Kundhur D, Solomons K et coll. Mirtazapine for treatment-resistant depression: a preliminary report with schizophrenia. J Psychiatry Neurosci 2003;28:55-9.

La mirtazapine peut équilibrer des dépressions rebelles aux autres antidépresseurs.

Davidson JR, Weisler RH, Butterfield MI et coll. Mirtazapine vs. placebo in posttraumatic stress disorder: a pilot trial. Biol Psychiatry 2003;53:188-91.

La mirtazapine (antidépresseur) est efficace dans le «syndrome du stress post traumatique» ainsi que sur les signes dépressifs associés.

FDA approves Zoloft (Sertraline) for treatment of social anxiety disorder NEW YORK, NY February 11, 2003.

Deux études en double insu ont montré que la sertraline était efficace dans la phobie sociale. Le % de succès était d'environ 50 % contre 30 % pour le placebo. De plus, le résultat était plus durable.

The UK ECT Review Group. Efficacy and safety of electroconvulsive therapy in depressive disorders: a systematic review and meta-analysis. Lancet 2003;361:799-808.

Une méta analyse des électrochocs conclut à leur grande efficacité, à la nécessité de chocs d'intensité suffisante et bilatéraux. Ils restent d'un grand intérêt en cas d'échec des médicaments.

Rickels K, Zaninelli R, McCafferty J et coll. Paroxetine treatment of generalized anxiety disorder: a double-blind, placebo-controlled study. Am J Psychiatry 2003;160:749-56.

La paroxétine est un traitement bien toléré et efficace de l'anxiété généralisée.

Faravelli C, Cosci F, Ciampelli M et coll. A self-controlled, naturalistic study of selective serotonin reuptake inhibitors versus tricyclic antidepressants. Psychotherapy and Psychosomatics 2003;72:95-101.

Les tricycliques sont plus efficaces que les ISRS.

Substance P antagonists (SPAs) : new class of drugs show promise in treating depression The Brown University Psychopharmacology Update. 2003 ; 14 : 4-5.

Les antagonistes de la substance P (molécule impliquée dans la douleur, l'inflammation et, probablement, la dépression) pourraient constituer bientôt une nouvelle classe d'antidépresseurs.

Drossman DA. Subtherapeutic doses of antidepressants can control GI symptoms. DDW 2003: Abstract S1737.

La désimipramine (antidépresseur tricyclique) améliore le SII à des doses inférieures aux doses psychiatriques habituelles.

Niederhofer H. Therapy resistant major depression: improvement of symptomatology after combining antidepressants with tianeptine Psychiatr Prax. 2003;30:221-2.

Discussion du cas d'un patient dont la dépression était résistante, y compris à la tianeptine. L'association de ce produit à d'autres a permis de contrôler cette dépression.

Acosta MT, Leon-Sarmiento FE. Repetitive Transcranial Magnetic Stimulation : new tool, new therapy and new hope for ADHD. Curr Med Res Opin 2003;19:125-130.

L'hyperactivité avec déficit d'attention est une pathologie fréquente chez le garçon (>5 %) avec impulsivité, inattention et hyperactivité. Elle se poursuit à l'âge adulte dans 60 % des cas, entraînant une gêne majeure dans les études et le travail avec une augmentation du risque de toxicomanie et de comportement antisocial, entre autres psychopathologies. Il semble qu'elle soit en relation avec une perturbation du fonctionnement du circuit fronto-striato-cérebelleux, surtout à droite, avec une altération portant surtout sur la dopamine. L'activité des stimulations magnétiques transcraniennes qui majorent justement la neurotransmission dopaminergique devrait jouer un rôle favorable, au moins partiel, dans cette pathologie.

Voderholzer U, Valerius G, Schaerer L et coll. Is the antidepressive effect of sleep deprivation stabilized by a three day phase advance of the sleep period? A pilot study. European Archives of Psychiatry and Clinical Neurosciences 2003;253: 68-72.

La privation de sommeil améliore rapidement l'humeur de 60 % des déprimés. Cette amélioration disparaît après la première nuit de sommeil normal. Un protocole de sommeil plus précoce, le soir sur 3 jours, permet de conserver l'amélioration consécutive à la privation de sommeil chez 68 % des patients.

Isacsson G. 16th European College of Neuropsychopharmacology Congress 24 sept 2003 Prague.

Le taux de suicide s'est effondré dans plusieurs pays à la suite d'un usage plus large des antidépresseurs récents. Environ 100 suicides ont été prévenus en 1990 en Suède à la suite de l'introduction des ISRS. Le taux de suicide a continué à diminuer depuis, parallèlement à l'augmentation de leur usage. Une autre étude suédoise portant sur 15.400 suicides survenus entre 1992 et 2000 montrait que le taux de suicide sous antidépresseurs était de 217/100.000 personnes/années contre 477 dans le reste de la population. Cette différence est d'autant plus frappante que le nombre de déprimés était, *a priori*, beaucoup plus élevé chez les sujets sous antidépresseurs que chez les autres. Le même type de résultat émane d'études scandinaves, australienne, britannique et américaine.

Sharma A, Barrett MS, Cucchiara AJ et coll. A Breathing-Based Meditation Intervention for Patients With Major Depressive Disorder Following Inadequate Response to Antidepressants: A Randomized Pilot Study.J Clin Psychiatry. 2017;78:e59-e63.

Un programme de méditation basé sur la respiration a une importante efficacité sur la dépression rebelle aux médicaments, en comparaison avec les autres patients sur liste d'attente.

Alsaraireh FA, Aloush SM. Mindfulness Meditation Versus Physical Exercise in the Management of Depression Among Nursing Students. J Nurs Educ. 2017;56:599-604.

Chez des étudiants infirmiers en fin d'études, la dépression est traitée efficacement par exercice physique et méditation de pleine conscience avec une efficacité supérieure pour la seconde.

Zhou C, Zhang H, Qin Y et coll. A systematic review and meta-analysis of deep brain stimulation in treatment-resistant depression.Prog Neuropsychopharmacol Biol Psychiatry. 2018;82:224-232.

Analyse de 14 études de stimulation cérébrale profonde en des localisations variées. L'effet est très significatif et durable, jusqu'à un an. Il s'agit de méthodes invasives et coûteuses dont les modalités devraient être précisées par de nouvelles études.

Mutz J, Vilapunanthan V, Carter B et coll. Comparative efficacy and acceptability of non-surgical brain stimulation for the acute treatment of major depressive episodes in adults: systematic review and network meta-analysis. BMJ. 2019;27;364:1079.

Comparaison par méta-analyse de 113 essais sur 6 700 patients des méthodes de traitement de la dépression par stimulation non invasive. L'efficacité est nette, à titre exclusif ou en association. Les plus efficaces et par ordre : ECT bitemporal, ECT unilatéral droit, stimulations magnétiques La tolérance est bonne.

DEPRESSION ET ALCOOL

Hesselbrock M, Meyer RE, Keener JJ. Psychopathology in hospitalized alcoholics. Arch Gen Psychiat 1985;42:1050-5.

Dans une population hospitalisée, la dépression est beaucoup plus fréquente chez les alcooliques.

Heltzer JE, Pryzbeck TR. The co-occurence of alcoholism with other psychiatric disorders in the general population and its impact on treatment. J Stud Alcohol 1988;49:219-24.

Dans une population représentative américaine, on note une association assez faible entre dépression et alcoolisme, mais il existe des biais, en particulier la comptabilisation séparée d'autres troubles psychiatriques, en fait dépressifs. Les femmes sont 4 fois plus souvent déprimées que les hommes, sont plus souvent déprimées avant de boire et consultent plus. Dans l'ensemble les alcooliques déprimés consultent plus que les autres.

Maroy B. Aspect de la dépression en pratique alcoologique ambulatoire. L'expérience du CHAA d'Angoulême. Présentation au Congrès des CHAA Nîmes 1990.

Chez 31 femmes vues au Centre D'Alcoologie Ambulatoire de 1981 à 1986, 31 avaient une dépression selon le DSMIII. Chez 28 la dépression était la cause exclusive de l'intoxication alcoolique et le traitement antidépresseur par essais successifs a fait disparaître et la dépression et les pulsions vers l'alcool qu'elle causait. 8 n'ont pas suivi le traitement correctement et l'arrêt du traitement a entraîné une rechute de la dépression et, quasi toujours, de l'alcoolisme. Chaque fois que le traitement a pu être repris, habituellement avec un autre produit, l'équilibration parallèle des 2 pathologies a pu être retrouvée. L'efficacité de l'antidépresseur nécessitait une abstinence d'au moins une semaine. Chez les hommes, il existait une dépression chez 74/104. La relation de causalité était moins nette. Toutefois un seul patient n'a pas eu d'amélioration de ses pulsions alcooliques par l'équilibration de sa dépression dont l'évolution était indépendante. La consommation d'alcool est liée à une pulsion spécifique et non à une forme d'automédication de l'angoisse. D'ailleurs les anxiolytiques ne l'empêchent pas. Le plaisir de la boisson ne l'explique pas non plus.

Dans l'échantillon, la dépression est la cause de l'alcoolisme dans 87 % des cas. Dans 10 % elle semble en être la conséquence et peut disparaître après sevrage. Cette dépression est un facteur d'échec du sevrage. Les dépressions dues au sevrage ont représenté 2 %, probablement du fait de la prescription large d'antidépresseurs. La durabilité du sevrage est remarquable, même sur des patients ayant «bénéficié» de 12 «cures» psychiatriques de sevrage préalables sans antidépresseurs. De plus, la qualité de vie est excellente, car il n'y a plus de pulsions auxquelles le patient doive résister et, aussi, du fait de la disparition des autres signes dépressifs concomitants. En raison de problèmes d'adhésion au traitement, les résultats pratiques sont moins bons : sur 105 patients vus au moins une fois, 30,5 % ont été équilibrés d'emblée et sont toujours suivis et en bonne santé. 12,5 % sont des échecs par défaut d'adhésion au plan thérapeutique, soit d'emblée, soit après échec d'un ou plusieurs antidépresseurs. 19 % ont été équilibrés, ont rechuté et ont été rééquilibrés durablement. 9,5 % ont été équilibrés puis ont rechuté, entre autres lors du retrait du marché de l'antidépresseur qui les équilibrait et n'ont pu être rééquilibré car morts d'accident ou de suicide ou perdus de vue. 28,5 % ont été équilibrés puis ont été perdus de vue. Au total, chez 87 % le traitement a été pris et efficace. Après un délai de 1 à 10 ans, 51 % vont toujours bien. Le taux de guérison stable effectif est donc compris entre 1/2 et 6/7 en prenant en compte les patients vus une seule fois.

Les modalités diagnostiques et thérapeutiques sont celles détaillées par ailleurs.

Gorwood P. Dépendance à l'alcool et dépression. Rev Prat1999;49:391-4.

Analyse des relations entre alcoolisme et dépression. L'analyse du psychisme est difficile chez les alcooliques. La relation peut être une simple association. La plupart des alcooliques souffrent de dépression liée à l'alcool, en particulier lors du sevrage. Finalement, certains alcooliques ont un épisode dépressif majeur qui peut nécessiter un traitement, que l'alcoolisme soit expliqué ou non par la dépression. L'association augmente la probabilité d'hospitalisation et aggrave le pronostic. Il faut donc savoir la reconnaître. L'histoire relative des deux maladies et l'effet de l'amélioration de l'une sur l'évolution de l'autre sont les paramètres les plus utiles. Les antidépresseurs seront réservés aux dépressions sévères, primitives et à haut risque de suicide. (pourquoi ?)

Pettinati HM, Rukstalis, MR, Luck GJ. Gender and psychiatric comorbidity: impact on clinical presentation of alcohol dependance. Am J Addict 2000;9:242-52.

La dépression est présente chez plus de la moitié des femmes alcooliques.

Thase ME, Salloum IM, Cornelius JD. Comorbid alcoholism and depression: treatment issues. J Clin Psychiatry 2001;62 (Suppl 20):32-41.

L'alcoolisme gène l'action du traitement antidépresseur et la dépression aggrave l'alcoolisme.

Randall CL, Johnson MR, Thevos AK et coll. Paroxetine for social anxiety and alcohol use in dual-diagnosed patients. Depress Anxiety 2001;14:255-62.

Chez 15 patients souffrant de l'association d'une dépendance à l'alcool et d'une phobie sociale, la paroxétine, prise en double insu, apportait une amélioration de la phobie et de l'alcoolisme en 8 semaines.

Myrick H, Brady KT, Malcolm R. New developments in the pharmacotherapy of alcohol dependance. Am J Addict 2001;10 (suppl):3-15.

Il faut catégoriser les différents modes de dépendance à l'alcool pour optimiser les indications médicamenteuses et, en particulier, celles des agents sérotoninergiques.

Sonne SC, Pharm D, Brady KT. Bipolar Disorder and Alcoholism. NIAAA Publications 11. 2002.

Il existe une association statistique entre la dépression et la dépendance à l'alcool. Celle-ci pourrait, au moins en partie, être de nature génétique. L'alcoolisme gène le traitement de la dépression. Le traitement de la dépression favorise l'équilibration du problème d'alcool.

Hasin DS, Grant BF. Major depression in 6,050 former drinkers: association with past alcohol dependence Arch Gen Psychiatry 2002; 59:794-800.

Dans un échantillon représentatif de 6 050 anciens alcooliques non toxicomanes, la dépression majeure était 4 fois plus fréquente chez ceux qui avaient été dépendants de l'alcool. Cette association persistait après ajustement pour les autres variables.

Frye MA Gender differences in prevalence, risk, and clinical correlates of alcoholism comorbidity in bipolar disorder. Am J Psychiatry 2003;160:883-889.

L'alcoolisme associé aux troubles bipolaires serait plus fréquent chez les femmes que chez les hommes, contrairement à la fréquence relative dans la population générale. De plus, les dépendances toxicomaniaques diverses sont aussi plus fréquentes.

Table des matières

PSYCHOLOGIE
AUX ÉDITIONS L'HARMATTAN

Dernières parutions

PERVERS NARCISSIQUES
Un fléau largement méconnu de la société et des juges
Anne-Elizabeth Lacoste
Qui peut prétendre ne pas avoir eu affaire un jour à un individu pervers narcissique ? Nous en croisons tous et pourtant, généralement, nous l'ignorons. En augmentation inquiétante, ce type d'individus dangereux se répand malheureusement dans nos sociétés, semant le malheur et la zizanie autour d'eux, ruinant des carrières, harcelant leurs victimes jusqu'au suicide, commettant toutes sortes d'escroqueries et parfois même des meurtres. Beaucoup d'entre eux occupent des postes haut placés.
(166 p., 18 euros)
ISBN : 978-2-343-17438-9, EAN EBOOK : 9782140121951

SURVIVANCE ET TRANSMISSION
Vers l'intime des familles rwandaises rescapées du génocide
Christine Lebon
Ce livre interroge la transmission psychique de la survivance au sein des familles de rescapés du génocide de 1994. Il retrace un itinéraire de recherche qui, en plongeant dans le vécu des familles, découvre un silence traditionnel permettant le rapport à l'altérité, embrouillé dans un silence imposé par l'irruption de la violence extrême. Ainsi, en écoutant les voix, parfois bruyantes, des enfants, s'esquisse une voie menant vers l'intime, ce qui permet l'étude de la transmission.
Academia (Coll. Passeurs de mondes. Ethnographies cliniques, 244 p., 24,5 euros)
ISBN : 978-28061-0456-4, EAN EBOOK : 9782806110138

LE SYSTÈME BORDELINE
Histoires de familles
Pierre Nantas, Patrick Menu
En l'illustrant de nombreux exemples et témoignages recueillis en près de vingt années à l'écoute des personnes borderline, les auteurs de cet ouvrage ont choisi d'adopter un style volontairement expurgé de références psychiatriques. Ils expliquent comment et pourquoi les évènements stressants, vécus par la mère pendant la grossesse, les premières heures et les trois premières années après la naissance, ont pu être déterminants pour le psychisme de l'enfant. Cet ouvrage apporte un message d'espoir, le trouble de la personnalité borderline se guérit, à la condition expresse que puisse se tisser autour de l'individu un halo de bienveillance et d'amour, dont les proches constituent l'élément fondateur.
(152 p., 16,5 euros)
ISBN : 978-2-343-17395-5, EAN EBOOK : 9782140120701

DIPLOMATE AU PAYS DES JEUNES
Histoires de travail social, de quartier et d'école
Histoires de drari et de flamands
Maryam Kolly
Comment fait-on, en tant que travailleur social mandaté au sein de politiques faisant la guerre à l'insécurité, à la délinquance juvénile, pour être crédible auprès des jeunes en chair et en os qui en forment le public dit « cible » ? De quel côté est-on ? Cette ethnographie assume une problématisation de terrain fondée sur un vécu concret, les noeuds du quotidien, les émotions incorporées et ancrées, voire sur un objectif de survie : « Comment s'en sortir ? ».
Academia (Coll. Passeurs de mondes. Ethnographies cliniques, 186 p., 18,5 euros)
ISBN : 978-2-8061-0449-6, EAN EBOOK : 9782806110091

PSYCHOLOGIE SOCIALE APPLIQUÉE AUX GRANDES THÉMATIQUES CONTEMPORAINES

Sécurité routière, religion, environnement, discrimination, travail

Sandrine Gaymard

La psychologie sociale appliquée peut être définie comme appliquant des théories et des methodes de la psychologie sociale pour comprendre et offrir des solutions concrètes à un grand nombre de problèmes sociaux. Dans une perspective de compréhension et de modification de comportements problématiques, les psychologues sociaux effectuent un examen scientifique des pensées, sentiments et comportements contextualisés et soumis à diverses influences sociales. C'est Kurt Lewin (1890-1947) qui a marqué le début de la psychologie sociale appliquée moderne en proposant aux psychologues sociaux de s'engager dans ce qu'il a nommé "la recherche-action".

(Coll. Logiques sociales, 268 p., 28 euros)

ISBN : 978-2-343-17025-1, EAN EBOOK : 9782140118548

L'ÉCONOMIE DE LA JOUISSANCE

Pierre Christophe Cathelineau

Ce livre est une alerte pour prévenir les citoyens que nous sommes, psychanalyste ou non, pour mettre en garde sur des risques inquiétants qui pèsent désormais sur nous, ou plus précisément sur l'énonciation d'un désir.

EME éditions (Coll. Lire en psychanalyse, 228 p., 23 euros)

ISBN : 978-2-8066-3659-1, EAN EBOOK : 9782806651549

DOCTEUR NAASSON MUNYANDAMUTSA, L'UMUPFUMU

Un psychiatre à l'épreuve du génocide

Marie-Odile Godard

Comment faire face aux effets sans mesure du génocide sur le plan de la santé mentale et communautaire ? Premier psychiatre rwandais à revenir au Rwanda au lendemain du génocide, Naasson Munyandamutsa s'est voué à tenter de « réparer l'irréparable ». Marie-Odile Godard donne ici la parole à ceux qui l'ont côtoyé. Puisant sans cesse dans sa culture d'origine, Naasson apparaît à la fois comme modèle, magicien, sourcier, éveilleur... bref un remarquable « passeur de mondes ».

Academia (Coll. Passeurs de mondes. Ethnographies cliniques, 143 p., 15 euros)

ISBN : 978-28-061-0443-4, EAN EBOOK : 9782806110008

L'ORGANISATION DU MOI

A propos du parasitisme

Cléopâtre Athanassiou-Popesco

Le parasitisme est un sujet assez peu traité dans la littérature analytique. Pourtant l'immense importance qu'il revêt tant pour la compréhension d'un large spectre pathologique chez l'individu que pour celle de groupes au sein d'une organisation sociale, n'a d'égale que le peu de place que nous accordons à ce concept dans l'un et l'autre cas. L'auteur engage le lecteur à revisiter les outils psychanalytiques afin de comprendre la formation de cette pathologie. Le livre commence par la description de l'outil théorique permettant d'appréhender cette pathologie, et ceci à partir d'un commentaire du texte princeps de Freud : Le moi et le ça. La présentation de deux cas cliniques suivra.

(Coll. Études Psychanalytiques, 294 p., 29 euros)

ISBN : 978-2-343-17154-8, EAN EBOOK : 9782140117459

DE L'ÉMERGENCE AU DÉVELOPPEMENT PSYCHIQUE DE LA TEMPORALITÉ CHEZ LE PETIT ENFANT

Sébastien Fournier

Préface de Claude Allione - Postface de Corinne Cammaréri

Toute existence s'inscrit dans le temps. Du jour de sa naissance jusqu'à celui de sa mort, l'Homme ne peut pas s'affranchir de cette contrainte métaphysique. Il est comme « embarqué » dans un mouvement qui lui échappe. Mais contrairement à d'autres êtres vivants, il ne se contente pas de subir la temporalité ; il a le privilège d'apprendre au cours de son développement, à en saisir consciemment et/ou inconsciemment certaines lois. L'étude que nous avons menée démontre que cette relation au temps débute très tôt pendant la petite enfance et probablement même avant, au stade de la vie foetale. Elle se renforce ensuite, grâce aux expériences réalisées par le nourrisson (interactions, rythmes, principe de causalité, etc.) suivant l'évolution de ses capacités psychoaffectives et cognitives.

(Coll. Psycho-Logiques, 160 p., 17,5 euros)

ISBN : 978-2-343-16572-1, EAN EBOOK : 9782140111976

DÉCHIFFRER LA DÉFICIENCE INTELLECTUELLE

La clinique du sujet auprès d'adolescents

Gérard Portier

Préface par Joseph Rouzel

Marin ou Paul donnent ici, dans leur inhibition déchirante, l'impression d'être condamnés à leur situation de handicap et à la dépendance à l'Autre : parental, médical, social... Chloé dans un diagnostic qui l'écrase, la révolte et ne fait pas la part belle à la dimension subjective, rêve pourtant d'un autre monde. Jade ou Lucia, dans l'expression de la honte à ne pas dire, invitent leurs parents à la parole qui délivre du secret. Que fait-on du mal-être et du vécu propre du sujet face à son histoire ? Comment peuvent opérer l'aide éducative et psychologique quand elles prennent en compte la dimension inconsciente chez l'adolescent, chez ses parents et dans l'instance de travail éducateur-psychologue ? L'inhibition ou autres manifestations de l'adolescent ne peuvent-elles pas être des leviers pour qu'advienne le sujet ?

(228 p., 23,5 euros)

ISBN : 978-2-343-16405-2, EAN EBOOK : 9782140111594

PSYCHOLOGIE, SOCIÉTÉ ET CULTURE

Mélanges en l'honneur de Dieudonné Tsokini

Nicaise Léandre Mesmin Ghimbi

Sous la direction de - Préface de Julien Mbambi

Cet ouvrage est l'oeuvre d'un ensemble de chercheurs intéressés par des problématiques liées à la psychologie, à la société et à la culture. C'est dans cette perspective que les contributeurs ont pu explorer les préoccupations humaines et sociales, à travers les thèmes développés dans cet ouvrage. L'interaction entre l'Homme et la société, à partir de la question de l'« entre-deux » a constitué le socle des travaux dirigés par le Professeur Dieudonné Tsokini.

(Coll. Études africaines, 370 p., 37,5 euros)

ISBN : 978-2-343-16088-7, EAN EBOOK : 9782140109508

TRAUMATISME PSYCHOLOGIQUE ET SUICIDE EN ALGÉRIE

Chérifa Sider

Préface de Jean-Luc Roelandt

L'auteure s'appuie sur l'enquête Santé Mentale en Population Générale (SMPG-2003) pour étudier la relation entre le trouble de stress post-traumatique et le risque suicidaire en Algérie. La réalité algérienne contemporaine est marquée par des violences protéiformes. De la guerre civile aux catastrophes naturelles, en passant par un malaise social, le citoyen algérien a vécu des évènements « hors du commun », notamment lors de la décennie noire avec les séquelles du terrorisme islamiste radical. Une violence extrême qui s'intensifie par la négation du droit de la victime à la reconnaissance et à la réparation matérielle et/ou morale.

(Coll. Histoire et perspectives méditerranéennes, 206 p., 22 euros)

ISBN : 978-2-343-15903-4, EAN EBOOK : 9782140106125

PSYCHOSES ET LANGAGES

Scènes psychothérapiques du dire

Jean Broustra

Les patients psychotiques ont de nombreuses scènes cliniques d'expression : verbales, phonatoires, corporelles, scripturaires. Il importe de leur proposer des praticables thérapeutiques qui soient aussi plurilangagiers : où phénoménologie, expression, psychanalyse risquent une heureuse alliance. De nombreuses situations thérapeutiques sont exposées.

(Coll. Psychanalyse et civilisations, 266 p., 26 euros)

ISBN : 978-2-343-15126-7, EAN EBOOK : 9782140104169

LES ALGORITHMES DE L'ÉTRANGÉITÉ

Psychanalyse et Anthropologie critique

Sous la direction de Marie-Laure Dimon et Michel Brouta - Les "rencontres-débat" du Cipa

Le monde du numérique, de l'algorithme et du réseau, fait partie de notre culture et bouleverse nos perceptions. Transformera-t-il notre propre rapport à autrui et à l'étranger ? Réussirons-nous à donner toute son ampleur aux algorithmes du biologique ouvrant sur la genèse de la condition humaine et sur l'étrangéité, son irréductible singularité? Dans ce monde des algorithmes, le politique peut-il encore poser la question de l'étranger? Les auteurs viennent explorer un grand nombre de ces questions liant de façon innovante psychanalyse et anthropologie.

(Coll. Psychanalyse et civilisations, 302 p., 28 euros)

ISBN : 978-2-343-10716-5, EAN EBOOK : 9782140101311

LA MÉMOIRE DE L'ORIGINE

Et si l'humanité était une chance ?

Pascal Elouard

La connaissance des fondements de l'existence montre que les êtres humains sont appelés à se réunir dans l'unité et qu'ils auront toujours ce choix. Les témoignages des patients qui ont suivi la démarche psychologique, la « Mémoire de l'Origine », et ceux des fondateurs de deux arts martiaux, l'Aïkido et le Kinomichi, révèlent cette réalité. Ce livre s'adresse à tous ceux qui veulent répondre à ce que nous propose la vie : réaliser l'humanité dans l'unité, faire de l'humanité une rencontre.

Les Impliqués (218 p., 22,5 euros)

ISBN : 978-2-343-15768-9, EAN EBOOK : 9782140101649

VAINCRE VOS TRAUMATISMES PAR LA MÉTHODE IPSCI

Une histoire naturelle de la souffrance et de la guérison

Myriam Noël-Winderling

Avec la collaboration de Davor Komplita

L'Intégration Psycho-Somato-Cinétique (IPSCi) offre une méthode de résolution des traumatismes engageant le corps et l'esprit. Celui qui l'adopte dispose d'un moyen de se libérer des symptômes post-traumatiques et de leurs réminiscences à long terme. Cet ouvrage présente cette méthode capable de prévenir des rechutes et qui élimine les séquelles psychiques et parfois physiques des traumas.

(Coll. Psycho-Logiques, 258 p., 27 euros)

ISBN : 978-2-343-15265-3, EAN EBOOK : 9782140101120

LE BEAU MÉTIER DE PSYCHOLOGUE

Journal d'un psychodramatiste

Claude Lorin

Oui, être psychologue est un métier formidable ? Vous découvrirez ici des dialogues vivants mettant en scène le « théâtre privé » de deux patients qui nous plongent, entres rires et larmes, dans les conflits et les intrigues de leur vie quotidienne. Vous saisirez leur évolution, leurs défis et leurs soucis, leurs hardiesses et leurs faiblesses, leurs déboires et leurs victoires. Vous accéderez enfin aux éléments cliniques et théoriques nécessaires pour comprendre l'enjeu des scènes improvisées et peut-être entreprendre une formation.

(250 p., 26 euros)

ISBN : 978-2-343-15828-0, EAN EBOOK : 9782140100543

Structures éditoriales du groupe L'Harmattan

L'Harmattan Italie
Via degli Artisti, 15
10124 Torino
harmattan.italia@gmail.com

L'Harmattan Hongrie
Kossuth l. u. 14-16.
1053 Budapest
harmattan@harmattan.hu

L'Harmattan Sénégal
10 VDN en face Mermoz
BP 45034 Dakar-Fann
senharmattan@gmail.com

L'Harmattan Cameroun
TSINGA/FECAFOOT
BP 11486 Yaoundé
inkoukam@gmail.com

L'Harmattan Burkina Faso
Achille Somé – tengnule@hotmail.fr

L'Harmattan Guinée
Almamya, rue KA 028 OKB Agency
BP 3470 Conakry
harmattanguinee@yahoo.fr

L'Harmattan RDC
185, avenue Nyangwe
Commune de Lingwala – Kinshasa
matangilamusadila@yahoo.fr

L'Harmattan Congo
67, boulevard Denis-Sassou-N'Guesso
BP 2874 Brazzaville
harmattan.congo@yahoo.fr

L'Harmattan Mali
Sirakoro-Meguetana V31
Bamako
syllaka@yahoo.fr

L'Harmattan Togo
Djidjole – Lomé
Maison Amela
face EPP BATOME
ddamela@aol.com

L'Harmattan Côte d'Ivoire
Résidence Karl – Cité des Arts
Abidjan-Cocody
03 BP 1588 Abidjan
espace_harmattan.ci@hotmail.fr

L'Harmattan Algérie
22, rue Moulay-Mohamed
31000 Oran
info2@harmattan-algerie.com

L'Harmattan Maroc
5, rue Ferrane-Kouicha, Talaâ-Elkbira
Chrableyine, Fès-Médine
30000 Fès
harmattan.maroc@gmail.com

Nos librairies en France

Librairie internationale
16, rue des Écoles – 75005 Paris
librairie.internationale@harmattan.fr
01 40 46 79 11
www.librairieharmattan.com

Librairie l'Espace Harmattan
21 bis, rue des Écoles – 75005 Paris
librairie.espace@harmattan.fr
01 43 29 49 42

Lib. sciences humaines & histoire
21, rue des Écoles – 75005 Paris
librairie.sh@harmattan.fr
01 46 34 13 71
www.librairieharmattansh.com

Lib. Méditerranée & Moyen-Orient
7, rue des Carmes – 75005 Paris
librairie.mediterranee@harmattan.fr
01 43 29 71 15

Librairie Le Lucernaire
53, rue Notre-Dame-des-Champs – 75006 Paris
librairie@lucernaire.fr
01 42 22 67 13

LEXIQUE DU DROIT SOCIAL DE L'AFRIQUE FRANCOPHONE

Antoine CIBALA MUKENDI

LEXIQUE DU DROIT SOCIAL DE L'AFRIQUE FRANCOPHONE

Préface de Victor KALUNGA TSHIKALA

L'Harmattan

5-7, rue de l'École-Polytechnique ; 75005 Paris

http://www.librairieharmattan.com

ISBN : 978-2-343-19699-2
EAN : 9782343196992

REMERCIEMENTS

Nous tenons à exprimer notre plus profonde gratitude au Professeur Ordinaire Victor KALUNGA TSHIKALA pour avoir lu le manuscrit et accepté de préfacer le présent ouvrage.

Nous remercions également le Professeur Ordinaire Becker WENU et le Professeur Associé Pierre Félix KANDOLO On'ufuku wa Kandolo pour leurs observations.

PRINCIPALES ABREVIATIONS

ART. : Article
CT : Code du travail
CT/ : Code du travail de
D. : Décret
L. : Loi
PAUDT : Projet d'Acte Uniforme relatif au droit du travail Ohada
RCA : République Centrafricaine
RDC : République Démocratique du Congo

NOTICE RELATIVE A L'UTILISATION DE L'OUVRAGE

Les termes et expressions définis dans cet ouvrage sont en caractère gras. Ils sont suivis de la définition avec références légales entre parenthèses.

Lorsque le terme ou l'expression est définie par plusieurs dispositions légales, l'on trouvera un seul titre, également en caractère gras, suivi de deux ou plusieurs chiffres correspondant au même titre, mais avec références légales différentes du pays concerné entre parenthèses.

Pour une consultation rapide, le lecteur peut se référer à l'index alphabétique à la fin de l'ouvrage. Les chiffres à côté des termes et expressions repris dans cet index alphabétique renvoient aux pages.

PREFACE

Toutes les disciplines scientifiques ont la réputation d'avoir, chacune, un langage technique, en évolution constante – et donc toujours moderne – et, le plus souvent, facilement reconnaissable à première vue. Tel n'est pas, hélas, le cas du droit.

Truffé des vocables désuets, archaïques, à la limite de l'ésotérisme, et parfois simplement vulgaires, le langage du droit est généralement déroutant pour le non juriste. Pire, il se complait à conférer, à des mots vernaculaires, un sens tout autre. Qui, du commun des mortels, eût cru qu'en droit, la confusion d'obligations permet de remettre de l'ordre et que la solidarité est une très mauvaise chose ; qu'il s'agisse de celle des débiteurs ou de celle des créanciers ? Comment comprendre qu'en droit, l'irresponsabilité est une vertu et que les biens d'une personne absente peuvent utilement être partagés entre ses membres de famille et que, même son conjoint peut légitimement se remarier avec une autre personne ?

Entre la simplicité et la technicité du langage juridique, jonchent de nombreux pièges auxquels il faut faire très attention car y tomber est un risque aux conséquences incalculables. Pourtant, tout le monde peut être pris dans les pièges du langage du droit. Et nombreux sont ceux qui y tombent et, en premier, les juristes eux-mêmes.

Tel un vade-mecum, le Lexique du droit social de Cibala Mukendi Antoine est l'outil espéré pour éviter de tomber dans les pièges du langage du droit social. Fruit de nombreuses années d'expérience en tant que juge de commerce et conseiller juridique dans une entreprise, cet ouvrage s'apparente davantage à une encyclopédie en ce qu'au-delà de la simple explication des mots, il expose, de manière sommaire, précise et concise, le contenu des vocabulaires les plus usuels dans la littérature législative et jurisprudentielle du domaine du droit social. L'ayant lu en prélude à sa publication, je le cote comme œuvre de haute portée scientifique, pédagogique et pratique. Du reste, sa lecture est un réel plaisir que je partagerai avec toutes les générations des lecteurs qui y auront accès.

Victor KALUNGA TSHIKALA
Professeur Ordinaire, Faculté de droit, Université de Lubumbashi
Recteur de l'Université de Kalemie
Directeur du Laboratoire d'analyse économique des lois, Université de Lubumbashi

AVANT-PROPOS

Le Droit Social est constitué des règles régissant non seulement les relations individuelles et collectives entre les employeurs et les travailleurs, mais aussi la protection de ces deniers contre les risques sociaux auxquels ils peuvent être exposés.

A l'instar des autres sciences humaines, il n'échappe nullement à la diversité des définitions de ses termes techniques, en dépit de la législation internationale issue de l'ordre conventionnel.

La formulation de définitions des termes et expressions contenus dans les codes du travail et de la sécurité sociale varient d'un pays à un autre, au regard de la situation socio-économique dudit pays et de la manière de s'exprimer du législateur de chaque pays, même si certaines des définitions peuvent être identiques du fait de l'influence métropolitaine.

A titre illustratif, le terme « Grève » et les expressions « Délégués syndicaux », «accident du travail » sont définis différemment dans cinq pays :

-En République Centrafricaine, la grève s'entend « d'un arrêt de travail concerté et collectif décidé par tout ou partie des travailleurs en vue d'appuyer des revendications professionnelles »[1] ; alors qu'au Cameroun, elle consiste en « le refus collectif et concerté par tout ou partie des travailleurs d'un établissement de respecter les règles normales de travail en vue d'amener l'employeur à satisfaire leurs réclamations ou revendications »[2]

-En République Démocratique du Congo, les délégués syndicaux sont les représentants élus par les travailleurs de l'entreprise en vue de la défense de leurs intérêts[3] , tandis qu'au Togo, ils sont désignés au sein de l'entreprise par les organisations syndicales les plus représentatives pour, au besoin, assister les délégués du personnel[4]

---

[1] Art..3 alinéa 26 et 377 CT/ RCA.

[2] Art. 157 point 4 CT/CAMER.

[3] Art.255 CT/RDC.

[4] (Art.218 et 219 CT/TOGO.

Il en est de même de l'expression « accident du travail » en France, en République de Guinée, de Guinée Equatoriale et au Rwanda.

Le législateur français entend par accident du travail « Accident qui, survenu par le fait ou à l'occasion du travail, à toute personne travaillant pour une ou plusieurs employeurs, est soumis, quels qu'en soit la cause et le lieu, à un régime spécial [5]

Selon le législateur guinéen, « Est considéré comme accident du travail, quelle qu'en soit la cause, l'accident survenu à un travailleur par le fait ou à l'occasion du travail, qu'il y ait ou non faute de sa part »[6]

Pour le législateur de la Guinée Equatoriale « Est considéré comme accident du travail, toute lésion fonctionnelle corporelle, permanente ou temporaire, immédiate ou postérieure, ou le décès résultant de l'action violente subie par le fait d'une force extérieure qui peut être déterminée dans le cadre du travail, par la nature ou l'exercice du travail; ou toute lésion interne causée par un effort violent survenu lors de l'exercice du travail »[7]

Au Rwanda, l'accident du travail est considéré comme « Un évènement de caractère soudain survenu par le fait ou à l'occasion du travail à un salarié d'une entreprise qui lui cause un dommage corporel »[8]

Il ressort de ces définitions une différence remarquable du point de vue de la forme et du fond, avec comme conséquence, l'interprétation diverse.

En effet, le silence de la loi française quant à la faute et à son exclusion peut être interprété comme une cause de responsabilité du

---

[5]Art.411-1 C. Sec Soc. cité par Gérard CORNU, Vocabulaire juridique Association Henri Capitant, 10ème édition Quadrige PUF 2014, p.12.

[6]Art.63 alinéa1 et 2 LOI L /94/006CTRN du 14 Février 1994 instituant un code de la sécurité sociale de GUINEE.

[7] Art. 36 CT/GUINE.

[8] Art.2 point 1° Arrêté ministériel N°01 du 17/05/2012 déterminant les modalités de mise en place et de fonctionnement des comités de santé et sécurité au travail au RWANDA.

travailleur, entraînant le refus de réparation du préjudice en Droit commun.

Par contre, la mise en évidence de l'atteinte à l'intégrité corporelle par les législateurs de la Guinée Equatoriale et du Rwanda matérialise l'accident du travail et fait écarter tout accident du travail au cours duquel le travailleur n'aura subi aucun dommage corporel.

Compte tenu de la diversité des définitions dans les différents textes légaux, de la limitation, dans l'espace, du champ d'application de la loi de chaque pays concerné, ainsi que de l'interprétation diversifiée qui s'en suit, il nous a paru nécessaire de rassembler, dans un ouvrage, les définitions légales des termes et expressions tirés de vingt codes du travail et de la sécurité sociale de vingt pays africains, qui sont membres de la Francophonie et dont le français est la langue officielle (République du Bénin, Burkina Faso, République du Burundi, République du Cameroun, République Fédérale Islamique des Comores, République du Congo, République de Côte d'Ivoire, République de Djibouti, République gabonaise, République de Guinée, République de Guinée Equatoriale, République de Madagascar, République du Mali, République du Niger, République Centrafricaine, République Démocratique du Congo, République du Rwanda, République du Sénégal, République du Tchad et République togolaise), afin de faciliter la tâche à tous ceux qui en font usage, notamment les chercheurs, comparatistes de droit social, juristes, juge saisi d'un litige relatif au contrat de travail international et susceptible d'entraîner un conflit des lois

A

Absences payées

Les absences ayant pour cause l'accomplissement d'un devoir imposé par la loi ou autorisées par le Ministre ayant le travail dans ses attributions sont payées. (Art.60 CT/RWANDA)

Absences pour activités syndicales

Pour faciliter la présence des travailleurs ayant des responsabilités syndicales aux congrès statutaires de leurs organisations syndicales, des autorisations d'absence seront accordées sur présentation d'une convocation écrite et nominative de l'organisation syndicale intéressée.

Ces absences seront payées et ne viendront pas en déduction des congés annuels (Art. L.254 CT/MALI).

Tout travailleur, régulièrement désigné par son organisation syndicale pour suivre un stage de formation, est autorisé à quitter l'entreprise, sans que cette absence puisse être considérée comme une cause de rupture du contrat de travail. (Art. L.255 CT/MALI)

Abus de droit d'ester au tribunal du travail

Il y a abus de droit d'ester au tribunal du travail, lorsqu'il apparaît que le demandeur a intenté son action uniquement pour nuire au défendeur en l'obligeant à subir les charges d'une défense. Lorsque le tribunal du travail estimera qu'une procédure est abusive de ce chef, le demandeur pourra être condamné à des dommages-intérêts envers le défendeur. (Art.263 CT/SENEGAL)

Accident du travail

1. Est considéré comme accident du travail, quelle qu'en soit la cause, l'accident survenu par le fait ou à l'occasion du travail à tous les travailleurs visés à l'article 4 de la présente loi.

Est également considéré comme accident du travail, l'accident survenu au travailleur :

□□ pendant le trajet de sa résidence au lieu du travail et vice-versa ou pendant le trajet entre le lieu du travail et le lieu où il prend habituellement ses repas et vice-versa, dans la mesure où le parcours n'a pas été interrompu ou détourné pour des motifs d'ordre personnel ou indépendants de l'emploi ;

□□ pendant les voyages dont les frais sont à la charge de l'employeur en vertu des dispositions prévues par le Code du travail. (Art.55 L. 98-19 du 21/03/2003 portant code de sécurité sociale au BENIN)

2. Est considéré comme accident du travail, quelle qu'en soit la cause, l'accident survenu à un travailleur par le fait ou à l'occasion du travail.

Sont également considérés comme accidents du travail:

a) l'accident survenu à un travailleur pendant le trajet d'aller et de retour entre sa résidence habituelle ou le lieu où il prend ordinairement ses repas et le lieu où il effectue son travail ou reçoit sa rémunération, dans la mesure où le parcours n'a pas été interrompu ou détourné par un motif dicté par l'intérêt personnel ou indépendant de l'emploi ;

b) l'accident survenu pendant les voyages dont les frais sont supportés par l'employeur. (Art.48 et 49 L.1/010 du 16/06/1999 portant code de sécurité sociale du BURUNDI)

3. Est considéré comme accident du travail, quelle qu'en soit la cause, l'accident survenu à un travailleur par le fait ou à l'occasion du travail.

Sont également considérés comme accidents du travail, lorsque la victime ou l'ayant-droit apporte la preuve que l'ensemble des conditions ci-après sont remplies ou lorsque l'enquête permet à la Caisse de disposer sur ce point des présomptions suffisantes :

a) L'accident survenu à un travailleur pendant le trajet d'aller et retour entre :

• la résidence principale, une résidence secondaire présentant un caractère de stabilité et le lieu du travail ;

• tout autre lieu où le travailleur se rend de façon habituelle pour les motifs d'ordre familial et le lieu de travail ;

• le lieu du travail et le restaurant, la cantine ou, d'une manière générale, le lieu où le travailleur prend habituellement ses repas, à condition que le parcours n'ait pas été interrompu ou détourné pour un motif dicté par l'intérêt personnel et étranger aux nécessités essentielles de la vie courante ou indépendante de l'emploi ;

b) L'accident survenu pendant les voyages dont les frais sont mis à la charge de l'employeur en vertu de l'article 125 du Code du Travail (Art.59 point 1° et 2° L.004-86 du 25/02/1986 portant code de sécurité sociale du CONGO).

4. Accident survenu, quelle qu'en soit la cause, à tout travailleur par le fait ou à l'occasion du travail (Art. 4 alinéa 2 Loi n°2016-28 du 6 février 2017 portant code de protection sociale au GABON).

5. Est considéré comme accident du travail, quelle qu'en soit la cause, l'accident survenu à un travailleur par le fait ou à l'occasion du travail, qu'il y ait ou non faute de sa part.

Est assimilé à un accident du travail:

- l'accident survenu à un travailleur pendant le trajet d'aller et de retour entre :

- sa résidence principale, une résidence secondaire présentant un certain caractère de stabilité ou tout autre lieu où le travailleur se rend de façon habituelle pour des motifs d'ordre familial et le lieu où il effectue son travail ou perçoit sa rémunération ;

- le lieu du travail et le restaurant, la cantine et, d'une manière générale, le lieu où le travailleur prend habituellement ses repas, dans la mesure où le parcours n'a pas été interrompu ou détourné par un motif d'intérêt personnel ou indépendant de l'emploi.

- l'accident survenu à un travailleur pendant un voyage dont les frais sont à la charge de l'employeur en application du code du travail. (Art. 63 alinéa1 et 2 Loi L/94/006/CTRN du 14 Février 1994 instituant un code de la sécurité sociale /GUINEE).

6. Est considéré comme accident du travail, toute lésion fonctionnelle corporelle, permanente ou temporaire, immédiate ou postérieure, ou le décès résultant de l'action violente subie par le fait d'une force extérieure qui peut être déterminée dans le cadre du travail, par la nature ou l'exercice du travail; ou toute lésion interne causée par un effort violent survenu lors de l'exercice du travail.

Est également considéré comme accident du travail celui que subit le travailleur :

- lors de l'exécution des ordres de l'employeur, ou lors de la prestation d'un service intervenant sous la responsabilité de l'employeur et ayant un lien avec les tâches qui lui sont assignées, même lorsque ce fait se produit en dehors du lieu et des horaires de travail ;

- lors d'une interruption justifiée ou durant la période de repos du travailleur, sur son lieu de travail ou dans les locaux, établissement ou exploitation de la société ;

- par le fait d'une tierce personne ou d'un acte intentionnel de l'employeur ou d'un collègue de travail, lors de l'exécution des tâches qui lui sont assignées ;

Lors de son déplacement de son domicile vers son lieu de travail, ou en sens contraire, sur une durée et un itinéraire raisonnable.

N'est pas considéré comme accident du travail :

- le fait qui serait provoqué intentionnellement par la victime ou par ses ayants droits, ou qui serait la conséquence d'un acte délictuel de l'accidenté ;

- le fait qui serait causé par une force majeure, sans relation aucune avec la nature du travail (Art. 36 CT/GUINEE EQUATORIALE).

7. Est considéré comme accident du travail, quelle qu'en soit la cause, l'accident survenu par le fait ou à l'occasion du travail, à tous les travailleurs définis à l'article précédent.

Sont également considérés comme accident du travail, l'accident survenu à un travailleur pendant le trajet de sa résidence au lieu du travail et vice-versa, dans la mesure où le parcours n'a pas été interrompu ou détourné pour un motif dicté par l'intérêt personnel ou indépendant de son emploi, et l'accident survenu pendant les voyages dont les frais sont soumis à la charge de l'employeur en vertu de l'article L164 du Code du Travail (Art.62 et 63 Loi N° 99-041 du 12 aout 1999 portant code de prévoyance sociale au MALI).

8. Est considéré comme accident du travail, quelle qu'en soit la cause, l'accident survenu à un travailleur par le fait ou à l'occasion du travail, qu'il y ait ou non faute de sa part.

Est également considéré comme accident du travail, l'accident survenu à un travailleur pendant le trajet de sa résidence, du lieu où il prend ordinairement ses repas, au lieu où il effectue son travail, perçoit sa rémunération, et *vice versa*, dans la mesure où le parcours n'a pas été interrompu ou détourné pour un motif dicté par un intérêt personnel ou indépendant de l'emploi. Il en est de même des accidents survenus pendant les voyages dont les frais sont supportés par l'employeur (Art. 20 alinéa 1 et 2 Décret-loi du 29 juin 1961 Organique de la Sécurité Sociale/RDC).

9. L'accident du travail est, quelle qu'en soit la cause, l'accident survenu à un travailleur par le fait ou à l'occasion du travail, qu'il y ait ou faute de sa part.

Est également considéré comme accident du travail :

L'accident survenu à un travailleur pendant le trajet d'aller et de retour, entre sa résidence ou le lieu où il prend ordinairement ses repas et le lieu où il effectue son travail ou perçoit sa rémunération, dans la mesure où le parcours n'a pas été interrompu ou détourné par un motif dicté par l'intérêt personnel ou indépendant de l'emploi (Art.58 Loi N° 16/009 du 15 juillet 2016 fixant les règles relatives au régime général de la sécurité sociale/RDC).

10. Un évènement de caractère soudain survenu par le fait ou à l'occasion du travail à un salarié d'une entreprise qui lui cause un dommage corporel. (Art.2 point 1° Arrêté ministériel N°01 du 17/05/2012 déterminant les modalités de mise en place et de fonctionnement des comités de santé et sécurité au travail au RWANDA).

11. Est considéré comme accident du travail, quelle qu'en soit la cause, l'accident survenu à un travailleur :

1° par le fait ou à l'occasion du travail ;

2° pendant le trajet de sa résidence au lieu de travail et vice versa, dans la mesure où le parcours n'a pas été interrompu ou détourné pour un motif dicté par l'intérêt personnel ou indépendamment de l'emploi ;

3° pendant les voyages et les déplacements dont les frais sont mis à la charge de l'employeur en vertu des articles 108, 150 et 151 du code du travail (Art.33 Loi N° 73-37 du 31 juillet 1973 portant code de la sécurité sociale modifiée par la Loi N° 97-05 du 10 mars 1997/SENEGAL).

12. Est considéré comme accident du travail, quelle qu'en soit la cause, l'accident survenu à un travailleur ;

- 1° par le fait ou à l'occasion du travail, qu'il y ait faute ou non de sa part ;

- 2° pendant le trajet de sa résidence ou du lieu où il prend habituellement ses repas au lieu où il exécute son travail ou perçoit sa rémunération et vice-versa, dans la mesure où le trajet n'a pas été interrompu ou détourné pour un motif dicté par l'intérêt personnel ou indépendant de l'emploi.

- 3° pendant un voyage dont les frais sont à la charge de l'employeur en vertu des textes en vigueur. (Art.115 CT/TCHAD)

13. Est considéré comme accident du travail, quelle qu'en soit la cause, l'accident survenu à un travailleur par le fait ou à l'occasion du travail, qu'il y ait ou non faute de sa part.

Est également considéré comme accident du travail, l'accident survenu à un travailleur pendant le trajet aller ou retour et dans la mesure où le parcours n'a pas été interrompu ou détourné pour un motif dicté par l'intérêt personnel ou indépendant de l'emploi:

- entre sa résidence principale et le lieu du travail ;
- entre le lieu du travail et sa résidence secondaire présentant un caractère de stabilité ;
- entre le lieu du travail et le lieu où il prend ordinairement ses repas ;
- entre le lieu du travail et le lieu où il perçoit sa rémunération,

II en est de même des accidents survenus pendant les voyages ou missions dûment autorisés par l'employeur et ayant un rapport avec l'objet de l'entreprise (Art.49 Loi N° 2011-006 du 21 février 2011 portant code de Sécurité sociale au TOGO).

Accord collectif

1. La convention collective ou l'accord collectif de travail est un accord écrit relatif aux conditions de travail et aux garanties sociales conclues entre :

- d'une part, un ou plusieurs syndicats ou unions syndicales de travailleurs ou représentants du personnel ;
- d'autre part, un ou plusieurs employeurs pris individuellement ou en groupements professionnels (Art.46 alinéa 1 CT/BENIN)

2. Est la convention collective de travail qui, conclue dans le cadre d'un établissement entre un employeur et une ou plusieurs organisations syndicales représentatives, a pour objet soit de déterminer les conditions de travail et les garanties sociales dans

l'établissement, soit au contraire d'adopter des dispositions d'une convention collective nationale et de prévoir des clauses plus favorables (Art.3, alinéa 18CT/RCA).

3. Les accords collectifs d'établissement sont des conventions collectives conclues entre d'une part, un employeur ou un groupement d'employeurs, et, d'autre part, des organisations professionnelles de travailleurs (Art.125 alinéa 1 CT/BURKINA. FASO).

Accord des parties

1. L'accord des parties est la manifestation de la volonté commune du travailleur et de l'employeur de mettre fin à l'amiable au contrat de travail. (Art.27 alinéa 4 CT/BENIN)

2. L'accord des parties est la manifestation de la volonté commune du travailleur et de l'employeur de mettre fin à l'amiable au contrat de travail (Art.38 alinéa 5/PAUDT)

Action sanitaire et sociale

1. L'action sanitaire et sociale est constituée essentiellement par les prestations en nature que la Caisse sert à ses assurés dans ses centres médico-sociaux. (Art.51 L. 98-19 du 21/03/2003 code de sécurité sociale au BENIN)

2. Toute action ou initiative publique ou privée prise en vue de la prévention générale, de prévention des dommages particuliers au moyen d'une aide financière ou matérielle, de fourniture d'équipement de protection, des soins médicaux, d'information, de documentation sur la sécurité sociale. (Art.7 point 1 Loi N° 16/009 du 15 juillet 2016 fixant les Règles relatives au Régime Générale de la Sécurité Sociale/RDC)

3. L'action sanitaire et sociale prévue à l'article 2 de la présente loi, consiste en l'amélioration de l'état sanitaire et social des assurés et de leurs ayants droit. (Art.123 alinéa 1 Loi N° 16/009 du 15 juillet 2016 fixant les Règles relatives au Régime Générale de la Sécurité Sociale/RDC)

Action sociale et sanitaire

1. L'action sociale et sanitaire prévue à l'article 2 de la présente loi consiste en l'amélioration de l'état social et sanitaire des assurés et de leurs ayants-droit sous forme de prestations qui comprennent :

- la protection maternelle et infantile, par la création et la gestion des centres d'actions sociale et sanitaire en vue notamment, de la lutte contre les endémies, de la diffusion de l'hygiène, du service des soins médicaux et de la promotion des assurés sociaux, l'aide à la mère et au nourrisson ;
- la participation à la prise en charge médicale des travailleurs en période d'épidémie ;
- l'aide financière ou la participation, en partenariat avec des institutions publiques ou privées, agissant dans les domaines social et sanitaire et dont l'activité présente un intérêt pour les assurés et les bénéficiaires des prestations de sécurité sociale.
- éventuellement l'aide à la construction et à l'amélioration de l'habitat en faveur des familles des assurés (Art.93 L.15-2006 du 11/05/2006 portant code de sécurité sociale au BURKINA FASO).

2. Ensemble des activités et actions qui concourent à améliorer l'état social et sanitaire de la population. Il y a lieu d'y inclure les activités relatives à l'animation et à l'encadrement social pour accéder aux bons soins de santé. (Art.13 alinéa 1 litera b L.1/010 du 16/06/1999 portant code de sécurité sociale du BURUNDI)

Activité assimilée

L'activité assimilée à une activité salariée au sens de l'article 1er de la convention est celle qui est reconnue comme telle par la législation de l'État sur le territoire duquel elle est exercée (application de l'article 5, paragraphe 2, a) de la Convention). (Art.1 Arrangement administratif général du 25 octobre 1985 relatif aux modalités d'application de la convention de Sécurité sociale entre le Gouvernement de la République de Côte-d'Ivoire et le Gouvernement de la République française)

Activité de placement

1. L'activité de placement est le fait, pour toute personne physique ou morale, de servir d'intermédiaire pour trouver un emploi à un travailleur ou un travailleur à un employeur.

L'activité de placement peut être publique ou privée. Dans ce dernier cas, l'opérateur peut en tirer profit.

Est assimilé à une activité de placement privé, le fait pour toute personne physique ou morale, de mener des activités ayant trait à la recherche d'emploi telle que la fourniture d'informations sans pour autant avoir pour objet de rapprocher une offre et une demande spécifiques. (Art.18 alinéa 1 et 3 CT/BURKINA FASO)

2. Est considérée comme activité de placement, le fait pour toute personne physique ou morale de servir d'intermédiaire pour trouver un emploi à un demandeur. (Art.195 CT/TOGO)

Activité de placement payant

Est considérée comme activité de placement payant, le fait pour toute personne physique ou morale, de servir d'intermédiaire pour trouver un emploi à un demandeur en tirant de cette opération un profit matériel et/ou financier direct ou indirect(Art. 196 alinéa 3 CT/TOGO)

Activités génératrices de revenu

Activités économiques de petites dimensions visant une autonomisation des populations ou personnes en situation de précarité. (Art.4 alinéa 6 Loin°2016-28 du 6 février 2017 portant code de protection sociale au GABON)

Adhérent

Tout travailleur intégrant le régime de protection sociale volontaire ou obligatoire (Art.4 alinéa 3 Loi n°2016-28 du 6 février 2017 portant code de protection sociale au GABON)

Administration de la prévoyance sociale

L'administration du travail et de la prévoyance sociale est l'ensemble des services chargés de toutes les questions intéressant la condition des travailleurs, les rapports professionnels, l'emploi, les mouvements de main-d'œuvre, l'orientation et la formation professionnelle, le placement, la protection de la santé des travailleurs ainsi que les problèmes de prévoyance sociale (Art.104 point 1 CT/CAMEROUN)

Administration du travail

1. L'administration du travail comprend l'ensemble des services qui assurent en matière de travail, d'emploi, d'orientation, de formation professionnelle et de sécurité sociale, un rôle de conception, de conseil, d'impulsion, de coordination et de contrôle.(Art.91 alinéa 1 CT/CI)

2. L'Administration du Travail comprend l'ensemble des services qui, placés sous l'autorité du Ministre chargé du Travail, assurent en matière de travail, d'emploi et de sécurité sociale, un rôle de conception, de conseil, d'impulsion, de mise en œuvre, de coordination et de contrôle. (Art.192 alinéa 1 CT/DJIBOUTI)

3. L'administration du travail regroupe l'ensemble des organes de l'administration publique chargée des questions de travail.(Art.258 alinéa 1 CT/NIGER)

4. L'administration du travail vise tous les organes publics chargés, sur les plans national, régional et local, des questions intéressant le travail, l'emploi et la sécurité sociale du travailleur ainsi que toute structure institutionnelle établie en vue de coordonner les activités de ces organes et d'assurer la consultation et la participation des employeurs, des travailleurs et de leurs organisations. (Art.247/PAUDT).

Adolescent

Le terme adolescent désigne toute personne âgée de dix-huit à vingt ans inclus (.Art. 150 point 2 CT/BURKINA FASO)

Affiliation

1. «Affiliation» désigne le lien qui existe entre l'assuré social à un organisme de sécurité sociale qui est susceptible de lui verser des prestations (Art.14 alinéa 1 litera j, L.1/010 du 16/06/1999 portant code de sécurité sociale du BURUNDI).

2. Lien de rattachement de l'employeur au régime de protection sociale (Art.4 alinéa 4 L.n° 2016-28 du 6 février 2017 portant code de protection sociale au GABON)

3. Lien qui existe entre l'assuré social et un organisme de sécurité sociale qui est susceptible de lui verser les prestations. (Art.7 point 2 Loi N° 16/009 du 15 juillet 2016 fixant les Règles relatives au Régime Générale de la Sécurité Sociale/RDC Art.4 alinéa 4 Loi n°2016-28 du 6 février 2017 portant Code de Protection Sociale au GABON (Art.4 alinéa 4 Loi n°2016-28 du 6 février 2017 portant code de protection sociale au GABON)

Affilié

L'employeur assujetti à un régime de protection sociale (Art.4 alinéa 5 Loi n°2016-28 du 6 février 2017 portant code de protection sociale au GABON)

Affilié obligatoire

Est obligatoirement affiliée en qualité d'employeur à l'établissement public de prévoyance sociale chargé de gérer le régime institué par la présente loi, toute personne physique ou morale, publique ou privée, qui emploie au moins un travailleur salarié au sens de l'article 3 de la présente loi. (Art.7 alinéa 1 L.15-2006 du 11/05/2006 portant code de sécurité sociale au BURKINA FASO)

Agence Nationale pour l'emploi

L'ANPE est un établissement public administratif doté de la personnalité morale et de l'autonomie financière. Elle est placée sous l'autorité du ministre chargé de l'emploi (Art.202 alinéa 1 CT/TOGO)

Agences privées d'emploi

Les « agences privées d'emploi » sont des personnes physiques ou morale, indépendantes des autorités publiques, enregistrées aux registres du commerce ou des sociétés, qui fournissent un ou plusieurs des services suivants se rapportant au marché du travail :

a) des services visant à rapprocher offres et demandes d'emploi, sans que l'agence d'emploi privée ne devienne partie aux relations de travail susceptibles d'en découler;

b) des services consistant à employer des travailleurs dans le but de les mettre à disposition d'une tierce personne physique ou morale, désignée « entreprise utilisatrice », qui fixe leurs tâches et en supervise l'exécution (Art. 31 alinéa 2 CT/DJIBOUTI)

Agent public

Ont qualité d'agent, au sens de la présente loi, les agents de l'Etat soumis à un statut général des fonctionnaires, les agents de l'Etat soumis à un statut spécial ou à un statut particulier, les agents de l'Etat engagés sous contrat, les agents des collectivités locales, les personnes des sociétés et des établissements publics, les agents des administrations personnalisées ainsi que les cadres et personnels politiques de l'Etat. (Art 4 L.1/05 du 10/09/2002 portant reforme du régime assurance maladie-maternité des agents publics et assimilés au BURUNDI)

Aide sociale

1. Ensemble de mesures prises par l'Etat, les collectivités publiques et locales, les personnes morales ou physiques et les organismes internationaux pour protéger les personnes les plus démunies et les moins encadrées moralement et socialement. (Art.13 alinéa 1 litera c L.1/010 du 16/06/1999/BURUNDI)

2. Prestations sociales, de toute nature, que l'Etat apporte, de façon ponctuelle, à certaines catégories de personnes, en cas de survenance de certains événements ou de certaines situations de détresse naturelle. (Art.4 alinéa 6 Loi n°2016-28 du 6 février 2017 portant Code de Protection Sociale au GABON)

Allocataires

Sont allocataires, les personnes physiques du chef desquelles les prestations sont dues. (Art.39 point 1 L. 98-19 du 21/03/2003/BENIN)

Allocation

Prestation en argent attribuée à une personne pour faire face à un besoin. (Art.7 point 3 Loi N° 16/009 du 15 juillet 2016 fixant les Règles relatives au Régime Générale de la Sécurité Sociale/RDC)

Allocation de congé payé

L'allocation de congé payé est égale à un douzième (1/12ème) de la rémunération perçue par le travailleur au cours de la période de référence, à l'exclusion des indemnités ayant le caractère de remboursement de frais professionnels (Art.104 alinéa 2/PAUDT)

Allocation familiale

Somme versée aux personnes ayant un ou plusieurs enfants à charge. Prestation en argent attribuée à une personne pour faire face à un besoin (Art.7 point 4 Loi N° 16/009 du 15 juillet 2016 fixant les Règles relatives au Régime Générale de la Sécurité Sociale/RDC)

Analyse actuarielle

Mode d'évaluation à court, moyen et long terme de la rentabilité des produits d'assurance (Art.7 point 5 Loi N° 16/009 du 15 juillet 2016 fixant les Règles relatives au Régime Générale de la Sécurité Sociale/RDC)

Ancienneté de services

Sauf dispositions plus favorables pour le travailleur, on entend par « ancienneté de services », le temps pendant lequel le travailleur a été occupé de façon continue par l'employeur dans les liens d'un contrat de travail ou d'apprentissage, quel qu'ait été le lieu de son emploi.

Les absences de travail sont déductibles de l'ancienneté de services lorsqu'elles atteignent une durée continue de douze mois calendriers au moins et que durant la période d'absence aucune rémunération proprement dite ou aucune rémunération de substitution n'a été payée ou n'était due au travailleur à charge de l'employeur ou à charge de l'institut national de sécurité sociale (Art.15 litera p et q CT/BURUNDI)

Apprenti

Est considéré comme apprenti, au sens du présent Code, toute personne, sans distinction de sexe, admise dans une entreprise, un établissement, ou chez un artisan ou un façonnier, dans le but d'acquérir des connaissances professionnelles théoriques et pratiques lui permettant d'entrer dans la vie active (Art. 1 alinéa 4 CT/GABON)

Apprentissage

1. Voir contrat d'apprentissage (Art.45 CT/CAMEROUN)

2. L'apprentissage est une forme d'éducation ayant pour but de donner une qualification professionnelle théorique et pratique aux personnes définies à l'article 1 du présent Code (Art. 81 CT/GABON)

3. Le contrat d'apprentissage est celui par lequel un chef d'établissement industriel, commercial ou agricole, un artisan ou un façonnier ou toute personne exerçant une profession libérale s'engage à donner ou à faire donner une formation professionnelle méthodique et complète à une autre personne, appelée apprenti et par lequel celle-ci s'oblige, en retour, à se conformer aux instructions qu'elle recevra et à exécuter les ouvrages qui lui sont confiés en vue de son apprentissage (Art.31 CT/MADAGASCAR)

4. Voir contrat d'apprentissage. (Art. 73 alinéa 1 CT/SENEGAL)

5. L'apprentissage est une initiation à un métier. Il a pour but de donner à des personnes une formation générale, théorique et/ou pratique en vue de l'acquisition d'une qualification professionnelle sanctionnée par une attestation. (Art.13 CT/TCHAD)

6. Voir contrat d'apprentissage (Art.92 CT/TOGO)

Arbitre

Toute personne spécialement désignée en vertu des dispositions de la présente loi pour trancher un différend collectif de travail survenu entre les parties (Art.1 point 30 CT/RWANDA)

Armateur

1. Est considéré comme armateur, pour l'application du présent Code, tout particulier, toute société, tout service public pour le compte desquels un navire est armé (Art.17 CT/GUINEE)

2. Est considéré comme armateur, pour l'application du présent Accord, tout particulier, toute société, tout service public pour le compte desquels un navire est armé (Art.1 § 1er alinéa 3/ Accord complémentaire du 8 novembre 1969 relatif au régime de sécurité sociale des marins au MADAGASCAR)

Arrérage

Somme d'argent versée périodiquement à un organisme social ou une compagnie d'assurance sous forme d'intérêt au titre d'une rente ou d'une pension (Art.7 point 6 L.n° 16/009 du 15 juillet 2016 fixant les Règles relatives au Régime générale de la Sécurité Sociale/RDC)

Assiette de cotisation

Ensemble des rémunérations ou revenus perçus par les assurés et soumis à cotisations sociales dans la limite d'un plafond. (Art.4 alinéa 16 Loi n°2016-28 du 6 février 2017 portant code de protection sociale au GABON)

Assimilés aux agents publics

Ont qualité d'assimilés aux agents publics, les personnes qui, en raison de la spécificité de leurs activités et pour autant qu'elles ne relèvent pas d'un autre régime d'assurance-maladie-maternité, peuvent demander et obtenir une dérogation spéciale d'affiliation au titre de l'une des catégories d'affiliés prévues à l'article 8 de la présente loi (Art.5 L.1/05 du 10/09/2002 portant reforme du régime assurance maladie-maternité des agents publics et assimilés au BURUNDI).

Assimilés travailleurs

1. Sont assimilés aux travailleurs salariés visés au premier alinéa du présent article, les élèves et étudiants des écoles ou des centres de formation professionnelle et les apprentis. Les branches et les modalités d'assujettissement les concernant sont déterminées par arrêté conjoint des ministres concernés, après avis de la Commission consultative du travail. (Art.3 alinéa 3 L.15-2006 du 11/05/2006 portant code de sécurité sociale au BURKINA FASO)

2. Sont assimilés aux travailleurs salariés visés au premier paragraphe du présent article :

- les apprentis, les stagiaires et les personnes placées dans les Centres professionnels ;
- les Présidents-Directeurs Généraux et Directeurs Généraux des sociétés anonymes ;
- les gérants des sociétés à responsabilité limitée, à condition que lesdits gérants ne possèdent pas ensemble plus de la moitié du capital social, les parts sociales possédées par les ascendants, les conjoints ou les enfants mineurs d'un gérant étant assimilées à celles qu'il possède personnellement dans le calcul de sa part.
- les membres des sociétés coopératives ouvrières de production ainsi que les gérants non-salariés de coopératives et leurs préposés (Art.3 point 2° Loi n°004-86 du 25 février 1986 portant code de la sécurité sociale du CONGO)

Associations de type professionnel

Les associations ou groupements à caractère professionnel en milieu rural ou urbain, constitués par des travailleurs en vue de l'exercice en commun de leur profession, pour l'entreprise de travaux ou la prestation de services publics ou privés entrant dans l'exercice de la profession, y compris la vente des produits fabriqués, travaillés, transformés ou extraits par eux prévues aux dispositions du présent Code, sont assimilés aux syndicats professionnels en ce qui concerne l'application des articles 16, 18, 19, et 23 (Art. 56 alinéa 1 CT/RCA)

Associations professionnelles

1. Les associations professionnelles de caractère coutumier reconnues par arrêté sont assimilées aux syndicats professionnels en ce qui concerne l'application des articles 18, 21, 22, 25, 26.

Elles peuvent :

1° acheter pour louer, prêter ou répartir entre leurs membres, tout ce qui est nécessaire à l'exercice de leur profession, notamment en matière première, outils, instruments, engrais, semences, plantes, animaux et matières alimentaires pour le bétail ;

2° prêter leur entremise gratuite pour la vente des produits provenant exclusivement du travail personnel ou des exploitations des membres de l'association, faciliter cette vente par expositions, annonces, publications sans pouvoir l'opérer sous leur nom et sous leur responsabilité (Art.33 CT/COMORES)

2. Les associations professionnelles reconnues par arrêté du Ministre du Travail et de la Prévoyance Sociale sont assimilées aux syndicats professionnels en ce qui concerne l'application des articles 194, 197, 198, 201, 202.

Elles peuvent :

1°- acheter pour louer, prêter ou répartir entre leurs membres, tout ce qui est nécessaire à l'exercice de leur profession, notamment matières premières, outils, instruments, machines, engrais, semences, plantes, animaux et matières alimentaires pour le bétail ;

2°- prêter leur entremise gratuite pour la vente des produits provenant exclusivement du travail personnel ou les exploitations des membres de l'association ; faciliter cette vente par exposition, annonces, publications, groupements de commandes et d'expéditions, sans pouvoir l'opérer sous leur nom, et sous leur responsabilité (Art.209 CT/CONGO)

3. Les associations professionnelles reconnues par arrêté du Ministre chargé du travail sont assimilées aux syndicats professionnels et jouissent des mêmes droits. (Art. L.253 CT/MALI)

Assujetti

1. Personne physique ou morale éligible à un régime de protection sociale (Art.4 alinéa 17 Loi n° 2016-28 du 6 février 2017 portant Code de protection sociale au GABON)

2. Sont assujettis aux régimes régis par la présente loi:

a)tous les travailleurs soumis aux dispositions du code du travail;

b) les mandataires publics et politiques liés antérieurement par un contrat de travail ;

c) les militaires, les contractuels de la fonction publique et des collectivités locales ;

d) les stagiaires et les apprentis liés par un contrat de travail ou d'apprentissage;

e) les travailleurs burundais occupés par une entreprise située au Burundi et qui sont détachés sur le territoire d'un autre pays afin d'y effectuer un travail pour le compte de cette entreprise, à condition que la durée prévisible du travail n'excède pas six mois;

f) les travailleurs étrangers occupés par une entreprise située à l'étranger et qui sont détachés sur le territoire du Burundi afin d'y effectuer un travail pour le compte de cette entreprise, à condition que la durée prévisible du travail n'excède pas six mois.

Les dispositions des points e) et f) du présent article s'appliquent sous réserve des accords de réciprocité ou des conventions régionales et ou internationales ratifiés par le Burundi (Art.3 LOI n°1/011 Réorganisation des régimes des pensions et des risques professionnels en faveur des travailleurs régis par le code du travail et assimilés du 29 novembre 2002 au BURUNDI)

3. Au sens de la présente loi, sont assujetties les personnes morales tenues de participer au fonctionnement du régime d'assurance maladie-maternité des agents publics et assimilés par le versement des

cotisations telles que définies dans le chapitre V ci-après (Art.11 L.1/05 du 10/09/2002 portant reforme du régime assurance maladie-maternité des agents publics et assimilés au BURUNDI)

Assujettis à toute ou partie des régimes

Sont assujettis à toute ou partie d'un ou des régimes:

a) les travailleurs burundais occupés par une entreprise située au Burundi et qui sont détachés sur le territoire d'un autre pays, afin d'y effectuer un travail pour le compte de cette entreprise et à condition que la durée prévisible n'excède pas six mois;

b) les travailleurs étrangers occupés par une entreprise située à l'étranger et qui sont détachés sur le territoire du Burundi, afin d'y effectuer un travail pour le compte de cette entreprise et à condition que la durée prévisible n'excède pas six mois;

c) les agents de la coopération bilatérale et multilatérale, à l'exclusion de ceux qui effectuent au Burundi une mission temporaire inférieure à trois mois;

d) les élèves des établissements d'enseignement technique professionnel et artisanal, les personnes placées dans les centres de formation, de réadaptation et de rééducation professionnelle;

e) les étudiants de l'enseignement supérieur ainsi que les élèves de l'enseignement primaire et secondaire;

f) les bénéficiaires des pensions et rentes ;

g) les agriculteurs, éleveurs, pêcheurs regroupés en association;

h) les artisans et les commerçants ;

i) les non salariés du secteur rural et urbain (Art.12 point 1 L.1/010 du 16/06/1999 portant code de sécurité sociale du BURUNDI)

Assujettis au régime d'assurance maladie-maternité

Sont assujettis au régime d'assurance-maladie-maternité organisé par la présente loi:

–les employeurs du secteur privé structuré, en qualité d'affiliés;
–les travailleurs salariés sous contrat soumis aux dispositions du code du travail et relevant du secteur privé structuré, en qualité d'assurés sociaux;
–les bénéficiaires des pensions et rentes du secteur privé structuré. (Art.4 alinéa 1 L.1/002 du 29/02/2000 portant institution d'un régime d'assurance maladie-maternité pour le secteur privé structuré au BURUNDI)

Assujettis au régime de sécurité sociale

1. Sont assujettis au régime de sécurité sociale institué par la présente loi, tous les travailleurs soumis aux dispositions du code du travail sans aucune distinction de race, de nationalité, de sexe et d'origine, lorsqu'ils sont occupés en ordre principal, sur le territoire national pour le compte d'un ou plusieurs employeurs, nonobstant la nature, la forme, la validité du contrat, la nature et le montant de la rémunération.(Art.3 alinéa1 et 2 L.15-2006 du 11/05/2006 portant code de sécurité sociale au BURKINA FASO)

2. Sont assujettis au régime de Sécurité Sociale institué par la présente loi, tous les travailleurs relevant du code du travail, sans aucune distinction de race, de nationalité, de sexe et d'origine, lorsqu'ils sont occupés à titre principal sur le territoire national pour le compte d'un ou plusieurs employeurs, nonobstant la nature, la forme, la validité du contrat, la nature et le montant de la rémunération (Art.3 point 1° L.n° 004-86 du 25 février 1986 portant code de la sécurité sociale du CONGO)

Assujettis aux régimes de base

Sont assujettis aux régimes de base: a)tous les travailleurs soumis aux dispositions du code du travail; b)les mandataires publics et politiques; c)les militaires, les salariés de l'Etat et des collectivités locales; d)les personnes de différents corps de police; e)les fonctionnaires, les magistrats et les agents de l'ordre judiciaire; f)les apprentis liés par un contrat d'apprentissage; g)les stagiaires liés ou non par un contrat de travail, employés dans une entreprise ou détachés dans une école professionnelle; h)les membres des professions libérales et des œuvres à caractère philanthropique ou religieux (Art.11 L.1/010 du 16/06/1999 portant code de sécurité sociale du BURUNDI)

Assujettissement

1 «Assujettissement» désigne le fait pour une personne d'entrer dans le champ d'application d'un régime de sécurité sociale, en raison de sa situation professionnelle (.Art.14 alinéa 1 litera h L.1/010 du 16/06/1999 portant code de sécurité sociale du BURUNDI)

2. Le fait pour une personne d'entrer dans un champ d'application d'un régime de sécurité sociale, en raison de sa situation professionnelle (Art.7 point 7 L.n° 16/009 du 15 juillet 2016 fixant les Règles relatives au régime générale de la sécurité Sociale/RDC)

Assurance-chômage

Affilié bénéficiaire des prestations servies par un régime de sécurité sociale ou personne sur la tête de laquelle repose l'assurance (Art.4 alinéa 7 L.n° 2016-28 du 6 février 2017 portant code de protection sociale au GABON)

Assurance privée

Système où un assureur joue le rôle d'intermédiaire dans la protection d'un risque social et ce, moyennant le paiement d'une certaine prime par les assurés (Art.13 alinéa 1 litera f L.1/010 du 16/06/1999 portant code de sécurité sociale du BURUNDI)

Assuré

Affilié bénéficiaire des prestations servies par un régime de sécurité sociale ou personne sur la tête de laquelle repose l'assurance (Art.4 alinéa 8 L. n° 2016-28 du 6 février 2017 portant code de protection sociale au GABON)

Assuré invalide

1. Est considéré comme invalide, l'assuré qui par suite de maladie ou d'accident d'origine non professionnelle, a subi une diminution permanente de ses capacités physiques ou mentales, dûment certifiée

par un médecin désigné ou agréé par l'établissement public de prévoyance sociale chargé de gérer le régime institué par la présente loi, le rendant incapable de gagner plus d'un tiers de la rémunération qu'un travailleur ayant la même qualification ou la même formation peut se procurer par son travail (Art.82 L.15-2006 du 11/05/2006 portant code de sécurité sociale au BURKINA FASO)

2. Est considéré comme invalide, l'assuré qui, par suite de maladie ou d'accident d'origine non professionnelle, a subi une diminution permanente de 66% de ses capacités physiques ou mentales, dûment certifiée par un médecin désigné ou agréé par l'organisme (Art.27 alinéa 3 LOI n°1/011 Réorganisation des régimes des pensions et des risques professionnels en faveur des travailleurs régis par le code du travail et assimilés du 29 novembre 2002 au BURUNDI)

3. Est considéré comme invalide l'assuré qui, par suite de maladie ou d'accident d'origine non professionnelle, a subi une diminution permanente de ses capacités physiques ou mentales, médicalement constatée, le rendant incapable de gagner plus d'un tiers de la rémunération qu'un travailleur ayant la même formation peut se procurer par son travail (Art.146 point 3° L.n° 004-86 du 25 février 1986 portant code de la sécurité sociale du CONGO)

4.Est considéré comme invalide, l'assuré qui, par suite de maladie ou d'accident d'origine non professionnelle, a subi une diminution permanente de ses capacités physiques ou mentales constatée par un médecin désigné ou agréé par l'établissement public le rendant inapte à gagner un tiers de la rémunération qu'un travailleur ayant la même formation peut se procurer par son travail ((art.89 L.n° 16/009 du 15 juillet 2016 fixant les règles relatives au régime générale de la sécurité sociale/RDC)

5. Est considéré comme invalide, l'assuré qui, par suite de maladie ou d'accident d'origine non professionnelle, a subi une diminution permanente de ses capacités physiques ou mentales, dûment certifiée par le Conseil médical de la Caisse, le rendant incapable de gagner plus d'un tiers de la rémunération qu'un travailleur ayant la même qualification ou la même formation peut se procurer par son travail (Art.43 point 3 L.n° 2011-006 du 21 février 2011 portant code de Sécurité sociale au TOGO)

Assuré social

«Assuré social» désigne toute personne protégée contre les risques sociaux, qu'elle soit en situation de salarié, de non salarié, d'indépendant, d'étudiant, de stagiaire ou d'apprenti (Art.14 alinéa 1 litera d L.1/010 du 16/06/1999 portant code de sécurité sociale /BURUNDI)

Assuré volontaire

Assuré ayant appartenu à un régime contributif, qui cesse toute activité salariée, alors qu'il n'a pas encore rempli les conditions d'accès aux droits, et qui vient s'affilier à nouveau au régime contributif, en vue de compléter les périodes d'assurance nécessaires au bénéfice des prestations (Art.4 alinéa 18 Loi n°2016-28 du 6 février 2017 portant code de protection sociale au GABON)

Assureur

Organisme de gestion d'un régime de protection sociale. (Art.4 alinéa 9 portant code de protection sociale au GABON)

Attributaire

1. Personne entre les mains desquelles les prestations sont servies. (Art.4 alinéa 10 Loi n°2016-28 du 6 février 2017 portant code de protection sociale au GABON)
2. Est considérée comme attributaire, la personne physique ou morale qui a la charge effective et la garde permanente de l'enfant (Art.36 alinéa dernier Loi N° 2011-006 du 21 février 2011 portant code de sécurité sociale au TOGO)
3. Sont attributaires, les personnes physiques ou morales entre les mains desquelles, il est prescrit d'effectuer le paiement des prestations (Art.39 point 2 L. 98-19 du 21/03/2003 portant code de sécurité sociale au BENIN)

Audience suffisante d'un syndicat

1. L'audience d'un syndicat professionnel de travailleurs est considérée comme suffisante, dans le cadre de l'établissement ou de l'entreprise, lorsque ce syndicat a obtenu, lors des dernières élections

des délégués du personnel, au premier ou au second tour, au moins trente pour cent des suffrages valablement exprimés représentant au moins quinze pour cent des électeurs inscrits. Aucun autre critère ne peut être retenu.

L'audience d'un syndicat ou d'une organisation professionnel d'employeurs doit toujours être considérée comme suffisante soit lorsqu'il regroupe au moins trente pour cent des entreprises du secteur géographique et d'activité qui est le sien, soit lorsqu'il regroupe des entreprises qui emploient ensemble au moins vingt-cinq pour cent des salariés travaillant dans le secteur géographique et d'activité qui est le sien.(Art.54.2 alinéa 1 et 3 CT/CI)

2 L'audience d'un syndicat de travailleurs est considérée comme suffisante, dans le cadre de l'établissement ou de l'entreprise, lorsque ce syndicat a obtenu, lors des dernières élections des délégués du personnel, au premier ou au second tour, au moins trente pour cent (30%) des suffrages valablement exprimés, représentant au moins quinze pour cent (15%) des électeurs inscrits. Aucun autre critère ne peut être retenu.

L'audience d'un syndicat ou d'une organisation d'employeurs doit toujours être considérée comme suffisante, soit lorsqu'il regroupe au moins trente pour cent (30%) des entreprises du secteur géographique ou d'activité qui est le sien, soit lorsqu'il regroupe des entreprises qui emploient ensemble au moins vingt-cinq pour cent (25%) des salariés travaillant dans le secteur géographique ou d'activité qui est le sien. (Art.54 alinéa 1 et 55 CT/RCA)

Autorité administrative

Les autorités administratives désignent comme organismes de liaison chargés notamment de centraliser les transferts de fonds concernant les allocations familiales prévues à l'article 12 de la Convention et les statistiques de payement prévues aux articles 9, 14, 20, 40 et 44 du présent arrangement administratif, les institutions suivantes :

Pour la France : Le Centre de sécurité sociale des travailleurs migrants. Toutefois, la caisse autonome nationale de la sécurité sociale dans les mines joue le rôle d'organisme de liaison, pour ce qui concerne les assurés du régime minier, en matière de détachement.

Pour Madagascar : La Caisse nationale d'allocations familiales et des accidents du travail (Art.47 Arrangement administratif du 8 mai 1967 relatif aux modalités d'application de la Convention de sécurité sociale entre le Gouvernement de la République française et le Gouvernement de la République malgache du 8 mai 1967)

Autorité administrative compétente

1. Sont considérées, sur le territoire de chacune des Parties contractantes, comme autorités administratives compétentes, au sens de la présente Convention, les ministres qui sont chargés, chacun en ce qui le concerne, de l'application des législations énumérées à l'article 4 (Art.42 Convention générale du 16 janvier 1985 entre le Gouvernement de la République française et le Gouvernement de la République de la Côte-d'Ivoire en matière de sécurité sociale)

2.. Sont considérés, dans chacun des États contractants, comme autorités administratives compétentes, au sens du présent Accord, les Ministres qui sont chargés, chacun en ce qui le concerne, de l'application des régimes de sécurité sociale dont relèvent les marins (Art.12 Accord complémentaire du 8 novembre 1969 relatif au régime de sécurité sociale des marins à MADAGASCAR)

3. Sont considérés, dans chacune des Parties contractantes, comme autorités administratives compétentes, au sens de la présente Convention, les ministres qui sont chargés, chacun en ce qui le concerne, de l'application des législations énumérées à l'article 2 (Art.15 convention générale du 8 mai 1967 entre le Gouvernement de la République française et le Gouvernement de la République malgache en matière de sécurité sociale)

Autorité compétente

Le terme "autorité compétente" désigne le ou les ministres de tutelle des institutions de sécurité sociale sur le territoire de chaque Partie Contractante (Art. 1 alinéa 1 litera e Loi n° 2- 2009 du 11 juin

2009 autorisant la ratification de la convention multilatérale de sécurité sociale).

Avance

L'avance est un prêt consenti par l'employeur au travailleur qui en garantit le remboursement sur ses salaires. Elle n'est autorisée que dans des cas exceptionnels (Art.274 alinéa 1 CT/TCHAD)

Avantages sociaux

Au terme du présent chapitre, sont considérés comme avantages sociaux, toutes actions organisées sans but lucratif, par lesquelles l'employeur pratique directement ou indirectement, la vente ou la cession de biens ou services aux travailleurs de l'entreprise pour leurs besoins personnels et normaux.

Ces avantages peuvent être notamment des économats, des cantines ou des infrastructures de loisir et de sport. Ils sont régis par un règlement propre adopté par le conseil d'entreprise ou à défaut par l'employeur et les délégués du personnel (Art. 106 et 107 CT/BURUNDI)

Ayants droit

1. Pour les ayants droit de l'assuré, les conditions exigées pour bénéficier des soins médicaux sont les suivantes:

- être immatriculé à l'organisme et avoir la carte d'immatriculation;

- figurer sur la liste des ayants droit de l'assuré établie mensuellement par l'employeur et transmise à l'organisme.(Art.51 L.15-2006 du 11/05/2006 portant code de sécurité sociale au BURKINA FASO)

2 «Ayants-droit» désignent les personnes admises à prétendre à des prestations prévues au point k et sont énumérés ci-après: –la veuve non divorcée, ni séparée de corps, à condition que le mariage ait été contracté et inscrit à l'état-civil; –le veuf non divorcé, ni séparé de corps, à condition que le mariage ait été contracté et inscrit à l'état-

civil; –les enfants célibataires non-salariés qui vivaient à charge du défunt, jusqu'à l'âge de seize ans révolus, de dix-huit ans révolus si l'enfant est en apprentissage, de vingt et un an révolus, si l'enfant poursuit des études. Il n'y a aucune limite d'âge si par suite d'une infirmité ou d'une maladie incurable, il est dans l'impossibilité d'exercer une activité rémunératrice ; –à défaut de la veuve, du veuf ou des enfants, les ascendants directs (Art.14 alinéa 1 litera t L.1/010 du 16/06/1999 portant code de sécurité sociale du BURUNDI)

3. Sont considérés comme ayants droit:

a) la veuve monogame, non divorcée ni séparée de corps à la condition que le mariage soit antérieur à la date de l'accident ou, s'il est postérieur, qu'il ait eu lieu six mois au moins avant le décès, et, dans les mêmes conditions, le veuf invalide qui vivait entièrement à la charge de la victime;

b) les enfants célibataires à charge de la victime, tels qu'ils sont définis au Code du travail.

Sont considérés comme ayants droit:

a) la veuve monogame, non divorcée ni séparée de corps à la condition que le mariage soit antérieur d'au moins six mois au décès, ce délai n'est pas requis en cas de décès résultant d'un accident, à la condition que le mariage soit antérieur à l'accident;

b) les enfants célibataires à charge, tels qu'ils sont définis au Code du travail (Art. 27 point 2° et 41 point 2° Décret-loi du 29 juin 1961 Organique de la Sécurité Sociale/RDC)

4. Sont considérés comme ayants droit ou survivants:

a)le conjoint non divorcé, à condition que le mariage ait été contracté avant le décès et inscrit à l'état civil;

b) les enfants célibataires non-salariés qui vivaient à charge du défunt, jusqu'à l'âge de seize ans révolus, de dix-huit ans révolus, si l'enfant est en apprentissage, de vingt et un ans révolus s'il poursuit des études. Il n'y a aucune limite d'âge, si par suite d'une infirmité ou d'une maladie incurable, l'enfant est dans l'impossibilité d'exercer une activité rémunératrice; c)à défaut de la veuve, du veuf ou des enfants, les ascendants directs (Art.32 alinéa 2 L.n°1/011 Réorganisation des régimes des pensions et des risques professionnels en faveur des travailleurs régis par le code du travail et assimilés du 29 novembre 2002 au BURUNDI)

5. Personne physique tenant ses droits de l'ouvrant droit (Art.4 alinéa 11 Loi n°2016-28 du 6 février 2017 portant Code de Protection Sociale au GABON)

Ayant un enfant à charge

Est considérée comme ayant un enfant à charge, toute personne qui assume les frais provoqués par la naissance, l'entretien, la nourriture et l'éducation de cet enfant (Art.9 alinéa 2 Loi N° 99-041 du 12 août 1999 portant code de prévoyance sociale au MALI)

B

Bénéficiaire

Personne ayant vocation à jouir des prestations du régime de protection sociale concerné (Art.4 alinéa 12 L. n° 2016-28 du 6 février 2017 portant code de protection sociale au GABON)

Bénéficiaire de l'action sanitaire et sociale

Bénéficient de l'action sanitaire et sociale :

□□ les femmes des travailleurs et les femmes salariées en état de grossesse ou ayant donné naissance, sous contrôle médical à un enfant;

□□ les enfants de ces femmes régulièrement inscrits au livret familial d'allocataire. (Art.53 L. 98-19 du 21/03/2003 portant code de sécurité sociale au BENIN)

Branche

Catégorie ou division d'un régime de prestations de sécurité sociale constitutive d'instrument de référence correspondant à l'un des risques sociaux visés, notamment la maladie, la vieillesse, les risques professionnels, la famille, définissant les objectifs à atteindre (Art.7 point 8 L. n° 16/009 du 15 juillet 2016 fixant les règles relatives au Régime général de la sécurité Sociale/RDC)

Branche de prestations

Groupe de prestations déterminées offertes par un régime de protection sociale et correspondant à la nature des risques couvert (Art.4 alinéa 13 L.n° 2016-28 du 6 février 2017 portant code de protection sociale au GABON)

Branches des prestations familiales

La branche des prestations familiales comprend les allocations prénatales, les allocations familiales, les prestations de maternité

(Art.30 L.15-2006 du 11/05/2006 portant code de sécurité sociale au BURKINA FASO)

Bulletin de paie

Quels que soient la nature et la durée du travail fourni et le montant de la rémunération acquise, tout paiement du salaire doit faire l'objet d'une pièce justificative dite « bulletin de paie », établi et émis par l'employeur. Le bulletin de paie est remis au travailleur lors du paiement contre émargement obligatoire de ce dernier sur le double (Art.125 alinéa 1 PAUDT/OHADA)

C

Caisse

La caisse est un établissement public à caractère social, jouissant de la personnalité civile et de l'autonomie financière. Elle est gérée par une direction générale et administrée par un conseil d'administration

Elle est placée sous la tutelle du Ministre chargé de la sécurité sociale (Art.8 point 2 L. 98-19 du 21/03/2003 portant code de sécurité sociale au BENIN)

Capital assuré ou capital garanti

Prestation due au bénéficiaire par l'assureur à la réalisation du risque assuré ou à l'échéance du contrat (Art.4 alinéa 14 L.n° 2016-28 du 6 février 2017 portant code de protection sociale au GABON)

Caractère représentatif des organisations syndicales

Le caractère représentatif des organisations syndicales d'employeurs et de travailleurs est déterminé par les résultats des élections professionnelles. Le classement issu du résultat de ces élections est constaté par arrêté du ministre en charge du travail (Art.185 alinéa 1 CT/NIGER)

Caractère représentatif d'un syndicat

Le caractère représentatif d'un syndicat est constaté par le Ministre chargé du Travail sur la base notamment des résultats des élections des délégués du personnel ou de toute autre élection professionnelle organisée par l'Etat partie (Art.209 alinéa 1 /PAUDT/OHADA)

Caractère représentatif d'une organisation d'employeurs

1 Le caractère représentatif d'une organisation d'employeurs est déterminé par le Ministre chargé du Travail soit au vu de l'effectif des entreprises adhérentes du secteur géographique et d'activité, soit au vu du nombre de travailleurs dans le secteur géographique et d'activité. (Art.16 CT/MADAGASCAR)

2 Le caractère représentatif d'une organisation d'employeurs est déterminé par le Ministre chargé du Travail soit au vu de l'effectif des entreprises adhérentes du secteur géographique et d'activité, soit au vu du nombre de travailleurs dans le secteur géographique et d'activité (Art.209 alinéa 3/PAUDT/OHADA)

Causes de rupture du contrat de travail

Le contrat du travail est rompu pour quatre (04) causes :

- du fait de l'employeur, par le licenciement ;
- du fait du travailleur,
- par la démission ;
- par accord de volontés des parties ;
- en cas de force majeure laissée à l'appréciation de la juridiction compétente (Art.16 CT/MADAGASCAR)

Causes justifiées de licenciement

Sont causes justifiées de licenciement, les manquements graves du travailleur aux obligations que lui impose le contra t, telles que :

- fautes répétées et absences injustifiées et défaut de ponctualité au travail;
- indiscipline et désobéissance grave ;
- offenses verbales ou physiques à l'employeur, à sa famille, ou aux personnes qui travaillent dans l'entreprise ;
- fraude, défaut de loyauté ou abus de confiance dans la gestion confiée ;
- dommage matériel causé intentionnellement ou par négligence grave sur les installations, équipements ou produits du lieu de travail ;
- ébriété habituelle ;

- défauts d'hygiène lorsqu'ils auront été signalés à plusieurs reprises ou qu'ils occasionnent des plaintes justifiées de la part des collègues partageant le même local ; et

- condamnation à une peine de prison ferme (Art.80 CT/GUINEE EQUATORIALE)

Cautionnement

1. Le cautionnement est un contrat par lequel un travailleur dépose des numéraires entre les mains de son employeur, à l'effet de garantir la restitution des liquidités que ce travailleur peut perdre ou dissiper à l'occasion de l'exercice de ses fonctions.

Tout chef d'entreprise qui se fait remettre, par un travailleur, des numéraires ou des titres, doit en délivrer récépissé et le mentionner en détail sur le registre de l'employeur. Tout numéraire à titre de garantie doit être remis en dépôt dans le délai d'un mois à dater de sa réception par l'employeur. Mention du numéraire et de son dépôt est faite sur le registre de l'employeur (Art.45 alinéa 1 CT/BENIN)

2. Le cautionnement est un contrat par lequel un travailleur dépose une somme d'argent entre les mains de son employeur au moment de la conclusion du contrat de travail.

Il a pour objet de garantir la restitution des fonds que ce travailleur peut perdre ou dissiper à l'occasion de l'exercice de ses fonctions (Art.220 CT/BURKINA FASO)

Centrale syndicale

Le terme Centrale Syndicale s'entend de toute organisation syndicale regroupant plusieurs fédérations professionnelles ou syndicats nationaux et des unions syndicales préfectorales (Art.302 alinéa 2 CT/TCHAD)

Cessation des relations de travail

Les causes de cessation des relations de travail sont :

1. la cessation d'accord - parties ;
2. la cessation d'activités de l'entreprise ;
3. l'annulation légale et la résolution judiciaire du contrat de travail;
4. l'arrivée du terme du contrat à durée déterminée ;
5. la démission ;
6. le licenciement ;
7. la retraite ;
8. l'incapacité permanente totale de travail telle que définie par la réglementation;
9. le décès (Art.97 CT/BURKINA FASO)

Chantier- école

Est appelé chantier-école toute action collective qui, à partir d'une situation de mise au travail sur une production grandeur nature, a pour objectif la professionnalisation et la qualification dans un métier d'une personne ou d'un groupe de personnes (Art.art.13.21 CT/CI)

Chômage

1. « Chômage » désigne un arrêt involontaire et prolongé du travail dû à l'impossibilité de trouver un emploi pour des raisons indépendantes des capacités de l'intéressé et liées à l'état du marché du travail (Art.14 alinéa 1 litera u L.1/010 du 16/06/1999 portant code de sécurité sociale du BURUNDI)

2. Situation de toute personne physique apte au travail, reconnue comme tel par les organismes compétents, se trouvant à la recherche d'un emploi ; ou situation des personnes en âge de travailler qui :

1° n'ont pas travaillé, ne serait-ce qu'une heure,au cours de la semaine de référence;

2° sont disponibles pour travailler dans les deux semaines;

3° ont entrepris des démarches actives de recherche d'emploi dans le mois précédent, ou ont trouvé un emploi qui commence dans les 3 mois. (Art.4 alinéa 15 Loi n° 2016-28 du 6 février 2017portant code de protection sociale au GABON)

Chômage économique

Le chômage économique est une mesure de suspension des contrats individuels de travail à l'initiative de l'employeur pour motif d'ordre économique ;

Tout employeur désireux de mettre une partie ou la totalité de son personnel en chômage économique est tenu d'adresser, au Directeur Régional du Travail du ressort, un dossier économique et financier accompagné de l'avis écrit des partenaires sociaux au sein de l'entreprise (Art.47.2--47.3 CT/CONGO)

Chômage technique

1. Le chômage technique est l'arrêt d'activité d'un établissement lié à un évènement insurmontable. Il peut être total ou partiel.

La mise en chômage technique est subordonnée à la consultation des délégués du personnel (. Art.94 alinéa 1 et 2 CT/BURKINA FASO)

2. Le chômage technique est une mesure de suspension des contrats individuels de travail due à l'impossibilité matérielle dans laquelle se trouve l'employeur de fournir du travail dans tout ou partie de l'entreprise.

Le chômage technique peut résulter notamment d'un événement de force majeure ou du fait du prince, des intempéries à caractère exceptionnel, des difficultés d'approvisionnement en matières premières et en énergie, d'un sinistre, d'un incendie, ou de toutes circonstances à caractère exceptionnel.

L'employeur qui désire mettre son personnel en chômage technique est tenu de saisir immédiatement, après avis des partenaires sociaux au sein de l'entreprise, le Directeur Régional du Travail du ressort, qui, après avoir vérifié la réalité des faits ou causes justificatives de la suspension, convoque la commission des litiges dans un délai de dix (10) jours maximum.

La période de chômage technique ne peut excéder six (6) mois renouvellement compris (Art.47.9-47.11 CT/CONGO)

3. Interruption collective de travail, totale ou partielle, du personnel d'une entreprise ou d'un établissement résultant soit de causes accidentelles ou de force majeure, soit d'une conjoncture économique défavorable (Art.1 point 28 CT/RWANDA)

4. Le chômage technique est défini comme la suspension de tout ou partie des activités d'une entreprise, suite à des difficultés économiques graves ou à des événements relevant de la force majeure rendant économiquement et matériellement impossible le fonctionnement de l'entreprise (Art. 56 alinéa 2 CT/TOGO)

Clause d'essai

Tout contrat de travail peut être assorti d'une clause d'essai. Cette clause d'essai doit être constatée par écrit.

La durée de l'essai ne peut être supérieure au délai nécessaire pour mettre à l'épreuve le personnel engagé, compte tenu de la technique et des usages de la profession.

Dans tous les cas, la durée de l'essai ne peut dépasser un mois pour le travailleur manœuvre sans spécialité ni six mois pour les autres travailleurs. Si la clause d'essai prévoit une durée plus longue, celle-ci est réduite de plein droit à un mois ou à six mois, selon le cas (Art.43 alinéas 1- 3 CT/RDC)

Comité d'entreprise

1. Le Comité d'Entreprise, organe consultatif bipartite, est une plate-forme de négociation, de dialogue et de collaboration intervenant dans le cadre de l'entreprise. Il est consulté et émet son avis sur toutes les questions intéressant la vie des travailleurs : conditions de travail, affaires sociales et culturelles, hygiène, sécurité, santé et environnement du travail, licenciement individuel ou collectif pour motif économique, différend du travail.(Art.159 alinéa 2 CT/MADAGASCAR)

2. Organe qui réunit le chef d'entreprise et les représentants du personnel en vue d'associer ceux-ci à la marche de l'entreprise (Art.3 alinéa 20 CT/RCA)

Comité de santé et sécurité au travail

Une équipe de travail paritaire dont l'objectif premier est l'amélioration des conditions en santé et sécurité du travail, et dont le but est la prévention des maladies et accidents professionnels (Art.2 point 6° Arrêté ministériel n° 01 du 17/05/2012 déterminant les modalités de mise en place et de fonctionnement des comités de santé et sécurité au travail au RWANDA)

Commission Nationale Consultative du travail

La commission Nationale Consultative du travail, présidée par le Ministre du travail, est un organe tripartite composé en nombre égal d'employeurs, de travailleurs et de représentants de l'Administration Publique (Art.170 alinéa 1 CT/CONGO)

Conciliation

Médiation des parties au différend et formulation d'un avis consultatif (Art.1 point 20 CT/RWANDA)

Conciliation de différend collectif

1. Tout différend collectif doit être immédiatement notifié par les parties:

- 1° à l'Inspecteur du Travail lorsque le conflit est limité au ressort d'une inspection locale du travail ;
- 2° au Directeur du Travail lorsque le conflit s'étend sur les ressorts de plusieurs inspections locales du travail (Art.176-177 CT/DJIBOUTI)

2. Tout différend collectif doit être immédiatement notifié par les parties:

- 1 - à l'inspecteur régional du travail du ressort, lorsque le conflit est limité au territoire d'une inspection régionale du travail;

• 2 - au directeur du travail, lorsque le conflit s'étend sur le territoire de plusieurs inspections régionales.

L'inspecteur régional du travail et le directeur du travail, suivant le cas, procèdent sans délai à la tentative de conciliation.

Est réputé différend collectif du travail, tout conflit caractérisé à la fois par:

1 - L'intervention d'un groupe de travailleurs;

2 - La nature collective de l'intérêt en jeu. (Art. L 219 CT/MALI)

Conciliation préalable des conflits collectifs de travail

Les conflits collectifs de travail ne sont recevables devant les Tribunaux de Travail que s'ils ont été préalablement soumis à la procédure de conciliation et de médiation, selon le cas, à l'initiative respectivement de l'une des parties devant l'inspecteur du Travail ou du Ministre ayant le Travail et la Prévoyance Sociale dans ses attributions ou du Gouverneur de province devant la commission de médiation (Art.304 CT/RDC)

Conclusion du contrat de travail

1. Le contrat de travail peut être conclu pour une durée déterminée ou indéterminée (Art.25 point 1 literas a et b CT/CAMEROUN)

2. Le contrat de travail est passé librement et, sous réserve des dispositions du présent Code, constaté dans les formes qu'il convient aux parties contractantes d'adopter (Art.14.2 CT/CI)

3. Le contrat de travail peut être conclu pour une durée indéterminée ou pour une durée déterminée.

Le contrat de travail ne peut être conclu qu'avec un individu ayant atteint l'âge minimum de seize ans. Les mineurs ayant au moins seize ans ne peuvent être engagés qu'avec l'accord de l'autorité dont ils relèvent (Art.4 et 5 CT/GUINEE)

Conclusion du contrat de travail à durée déterminée

Le contrat de travail à durée déterminée doit être écrit : à défaut, il est présumé conclu pour une durée indéterminée. Il doit comporter les indications suivantes :

- la définition précise de son projet ;
- lorsqu'il est conclu dans le cas visé au 3 e alinéa de l'article 32-2, l'identité et la qualification du salarié remplacé ;
- lorsqu'il comporte un terme précis, la date d'échéance du terme et, le cas échéant, une clause prévoyant le report du terme, sans que ce report ait pour effet de proroger le contrat au-delà de deux ans ;
- lorsqu'il ne comporte pas de terme précis, la durée pour laquelle il est conclu ;
- la désignation du poste de travail ou de l'emploi occupé ;
- la durée de la période d'essai éventuellement prévue ;
- les modalités de paiement et les éléments de la rémunération (Art.32-3CT/CONGO)

Confédération des organisations d'employeurs

Union des fédérations des organisations d'employeurs (Art.1 point 47 CT/RWANDA)

Confédération des organisations syndicales

Organisation faîtière des organisations syndicales agréées. (Art.1 point 46 CT/RWANDA)

Confédération ou centrale syndicale

La confédération ou centrale syndicale est une union verticale regroupant au moins trois fédérations syndicales de différents secteurs ou de différentes branches d'activités (Art.53.2 alinéa 2 CT/CI)

Confirmation du caractère illégal de la grève ou du lock-out

La juridiction compétente est seule habilitée à confirmer le caractère illégal de la grève ou du lock-out.(Art.152 CT/RWANDA)

Conflit collectif

1. Le conflit collectif est un différend qui naît en cours d'exécution d'un contrat de travail et qui oppose un ou des employeurs à un groupe organisé ou non de travailleurs pour la défense d'un intérêt collectif (Art.367 CT/BURKINA FASO)

2. Le terme « conflit collectif » signifie tout conflit social dans lequel au moins une des parties au litige est une collectivité et portant sur des droits ou des intérêts communs ou collectifs (Art.15 litera k 2er tiret CT/BURUNDI)

3. Le conflit collectif est celui qui oppose un employeur ou un groupe d'employeurs organisé ou non et un groupe de travailleurs organisé ou non, et porte sur le respect d'une règle de droit ou sur un intérêt professionnel à caractère économique ou social.(Art.233 alinéa 2/PAUDT/OHADA)

4. Est considéré comme conflit collectif, tout différend intervenu ou risquant d'intervenir entre l'employeur et tout ou partie du personnel de l'entreprise au sujet des conditions de travail ou d'emploi des salariés parties au conflit (Art.443 alinéa 1 CT/TCHAD)

5. Le conflit collectif est celui qui oppose une collectivité de salariés organisés ou non en groupement professionnel à un employeur ou à un groupe d'employeurs (Art.256 alinéa 1 CT/TOGO)

6. Est considéré comme conflit collectif du travail, tout conflit opposant l'employeur à un groupe ou à l'ensemble des travailleurs par le fait ou à l'occasion du travail et qui porte sur les droits ou les intérêts communs à cette collectivité de salariés (Art. 356 CT/GABON)

7. Est réputé conflit collectif du travail, tout conflit survenu entre un ou plusieurs employeurs, d'une part, et un certain nombre de membres de leur personnel, d'autre part, portant sur les conditions de travail, lorsqu'il est de nature à compromettre la bonne marche de l'entreprise ou la paix sociale(Art.303 CT/RDC)

Conflit individuel du travail

1. Aux fins du présent code :

- le terme « conflit individuel » signifie tout litige juridique, entre un employeur et un ou plusieurs travailleurs pris individuellement, à l'occasion du contrat de travail et portant sur intérêt individuel.

- le terme « conflit collectif » signifie tout conflit social dans lequel au moins une des parties au litige est une collectivité et portant sur des droits ou des intérêts communs ou collectifs.

- le terme « grève » signifie toute interruption concertée du travail, organisée par un groupe de travailleurs, à l'occasion d'un conflit du travail.

-le terme « lock-out » signifie toute fermeture, par l'employeur, de tout ou partie de l'établissement ou de l'entreprise, à l'occasion d'un conflit du travail (Art.15 k CT/BURUNDI)

2. Le terme «conflit individuel » signifie tout litige juridique, entre un employeur et un ou plusieurs travailleurs pris individuellement, à l'occasion du contrat de travail et portant sur intérêt individuel. (Art.15 litera k 1er tiret CT/BURUNDI)

3. Le conflit individuel du travail est celui qui oppose, encours d'emploi ou à l'occasion de la rupture du contrat de travail, un travailleur à son employeur. (Art.47 CT/BENIN)

Congé de formation

Le congé de formation est une période de suspension du contrat de travail qui a pour objet de permettre â tout travailleur, au cours de sa vie professionnelle, de suivre â son initiative, et à titre individuel, des actions de formation, indépendamment de sa participation au stage compris dans le plan de formation de l'entreprise dans laquelle il exerce son activité (Art.13.26 alinéa 1 CT/CI)

Congé de formation syndicale

Le congé de formation syndicale est une période au cours de laquelle les représentants des travailleurs participent à une formation syndicale.

La durée de ce congé, qui ne peut excéder trois semaines dans l'année, est fixée d'accord parties entre les syndicats des travailleurs et l'employeur. Il ne vient pas en déduction de la durée normale du congé payé. Les parties contractantes s'emploieront à ce que ces absences n'apportent pas de gêne à la marche normale du travail.

Le temps non travaillé est rémunéré par l'employeur comme temps de travail effectif ; il n'est pas récupérable et est considéré comme temps de service pour la détermination des droits du travailleur au congé payé. (Art.13.32 CT/CI)

Congé occasionnel

Période d'absence du travailleur autorisée par son employeur et rémunéré à plein salaire (Art.1 point 8 CT/RWANDA)

Congés spéciaux

Voir permissions exceptionnelles (Art. L.146 CT/MALI)

Conjoint survivant

Epoux (se) qui survit à son conjoint prédécédé et auquel (à laquelle) la loi accorde divers droits (Art.7 point 10 L.n° 16/009 du 15 juillet 2016 fixant les règles relatives au régime général de la sécurité sociale/RDC)

Conseil des ministres de tutelle de la prévoyance sociale

Le Conseil est l'organe directeur de la Conférence. Il est le garant de la réalisation des objectifs du présent traité. A cette fin :

□□ 1° il modifie et complète, par voie de règlement, les annexes du présent traité ;

□□ 2° il définit la politique de la Conférence en matière de formation;

□□ 3° il veille à l'exécution, par les Etats membres, des obligations découlant du présent traité. Dans le cadre de cette mission, il fixe, par voie de règlement, les informations dont la transmission incombe aux organismes et aux Etats membres ; il adopte, à leur intention, des recommandations portant sur toute question ayant une incidence sur le bon fonctionnement du secteur de la prévoyance sociale ; il statue sur les questions qui lui sont soumises dans le cadre de la procédure mentionnée à l'article 16 alinéa 3 du présent traité ;

□□ 4° il peut émettre des recommandations visant à l'harmonisation des législations sociales nationales ;

□□ 5° Il fixe son règlement intérieur, les statuts des organes de la Conférence ainsi que le statut de leur personnel (Art. 5 Traité du 22 septembre 1993 instituant la Conférence Interafricaine de la Prévoyance Sociale/NIGER)

Conseil national d'orientation de la protection sociale

Le Conseil National d'Orientation de la Protection Sociale est un organisme tripartite d'orientation, de consultation, de concertation et d'information sur toutes questions relatives à la protection sociale.

Il est chargé notamment :

- De concevoir l'orientation générale de la politique nationale en matière de protection sociale;

- De superviser, contrôler et coordonner le fonctionnement du système national de protection sociale;

- De participer à l'élaboration de tout programme national ayant, éventuellement, des répercussions sur la protection sociale.(Art.5 loi n° 94-026 du 17 novembre 1994 portant code de protection sociale à MADAGASCAR)

Conseil national du dialogue social

Le Conseil national du Dialogue social est un organe tripartite de concertation et de réflexion permanente entre les partenaires sociaux et le Gouvernement sur des questions de toute nature en rapport avec le monde du travail (Art.71.4 CT/COTE D'IVOIRE)

Conseil national du travail

Par sa composition tripartite, le Conseil National du Travail est un organe hautement représentatif qui exprime par consensus la volonté des partenaires sociaux. Ses avis sont donc déterminants (Art. 247 alinéa 3 CT/BURUNDI)

Constitution des syndicats

Les salariés ou les employeurs, sans distinction d'aucune sorte, ont droit de constituer librement des syndicats de leur choix dans des secteurs d'activité et des secteurs géographiques qu'ils déterminent.

Ils ont le droit d'y adhérer et de se retirer librement, de même que les anciens travailleurs et les anciens employeurs ayant exercé leur activité pendant un an au moins.

Les femmes mariées exerçant une profession ou un métier peuvent, sans autorisation de leur mari, adhérer aux syndicats professionnels et participer à leur administration ou à leur direction.

Les mineurs âgés de plus de seize ans peuvent adhérer aux syndicats sauf opposition de leur père, mère ou tuteur.

Des syndicats peuvent également être constitués librement par des exploitants indépendants qui n'emploient aucun personnel (Art.212 CT/DJIBOUTI)

Constitution des syndicats professionnels

Les personnes exerçant la même profession, des métiers similaires ou des professions connexes concourant à l'établissement de produits déterminés, ou la même profession libérale, peuvent constituer librement un syndicat professionnel. Tout travailleur ou employeur peut adhérer librement à un syndicat de son choix dans le cadre de sa profession (Art.4 CT/COMORES)

Contrat à durée déterminée

1. Sont considérés notamment contrats à durée déterminée :

a) les contrats dont la durée ou l'échéance sont convenues avec précision ;

b) les contrats conclus pour l'exécution d'un ouvrage déterminé ;

c) les contrats conclus pour le remplacement d'un travailleur absent ou à l'occasion d'un surcroît exceptionnel ou inhabituel de travail ;

d) les contrats dont le terme est subordonné à un événement futur et certain qui ne dépend pas exclusivement de la volonté des parties, mais qui est indiqué avec précision (Art. 26 CT/BURUNDI)

2. Le contrat de travail à durée déterminée est un contrat comportant un terme certain. Celui-ci est habituellement fixé avec précision lors de la conclusion du contrat (Art.12 CT/GUINEE)

3. Un contrat à durée déterminée est un contrat de travail caractérisé, au moment de sa conclusion, par l'existence d'un terme fixé par les parties ou lié à un événement dont la survenance future est certaine, même si elle ne dépend pas de la volonté des parties. (Art.8 alinéa 2 CT/MADAGASCAR)

4. Le contrat à durée déterminée est un contrat qui prend fin par l'arrivée d'un terme fixé par les parties au moment de sa conclusion. (Art.58 alinéa 1 CT/NIGER)

Contrat à durée déterminée à terme imprécis

Sont assimilés au contrat à durée déterminée à terme imprécis, les contrats des travailleurs journaliers engagés à l'heure ou à la journée pour une occupation de courte durée et payés à la fin de la journée ou de la quinzaine. (Art.110 alinéa 1 CT/RCA)

Contrat à durée indéterminée

Tout contrat de travail qui ne répond pas aux définitions du contrat à durée déterminée fixée à l'article 26 ci-dessus doit être considéré comme un contrat à durée indéterminée. (Art.29 alinéa CT/BURUNDI)

Contrat à l'essai

Le contrat d'engagement à l'essai est un contrat écrit qui a pour objet de permettre à l'employeur et au travailleur de s'assurer mutuellement par la pratique s'ils vont s'engager dans les liens plus durables (Art. 15 litera d CT/BURUNDI)

Contrat d'apprentissage

1. Le contrat d'apprentissage est le contrat par lequel une personne, appelée maître, s'oblige à donner ou à faire donner une formation professionnelle méthodique et complète à une autre personne appelée apprenti. Il est établi en tenant compte des usages et coutumes de la profession (Art. 13 alinéa 1 CT/BURKINA FASO)

2. Le contrat d'apprentissage est celui par lequel un chef d'établissement industriel, commercial ou agricole ou un artisan s'oblige à donner ou à faire donner une formation professionnelle méthodique et complète à une personne et par lequel celle-ci s'oblige, en retour, à se conformer aux instructions qu'elle recevra et à exécuter les ouvrages qui lui seront confiés en vue de son apprentissage (Art.45 CT/CAMEROUN)

3. Le contrat d'apprentissage est celui par lequel un chef d'établissement industriel, commercial ou agricole, un artisan ou un façonnier s'oblige à donner ou à faire donner une formation professionnelle méthodique et complète à une autre personne, et par lequel celle-ci s'oblige, en retour, à se conformer aux instructions qu'elle recevra et à exécuter les ouvrages qui lui seront confiés en vue de son apprentissage(Art.63 alinéa 1 CT/COMORES)

4. Le contrat d'apprentissage est celui par lequel un chef d'établissement industriel, commercial ou agricole, un artisan ou un façonnier s'oblige à donner ou à faire donner une formation

professionnelle méthodique et complète à une autre personne et par lequel celle-ci s'oblige en retour, à se conformer aux instructions qu'elle recevra et à exécuter les ouvrages qui lui seront confiés en vue de son apprentissage.(Art.5 CT/CONGO)

5. Le contrat d'apprentissage est celui par lequel un chef d'établissement industriel, commercial ou agricole, un artisan ou un façonnier s'oblige à donner ou à faire donner une formation professionnelle méthodique et complète à une autre personne et par lequel celle-ci s'engage, en retour, à se conformer aux instructions qu'elle reçoit et à exécuter les ouvrages qui lui sont confiés en vue de sa formation (Art.13.1 alinéa 1 CT/COTE D'IVOIRE)

6. Le contrat d'apprentissage est celui par lequel un chef d'établissement industriel, commercial ou agricole, un artisan ou un façonnier, s'oblige à donner ou à faire suivre une formation professionnelle méthodique et complète à une autre personne et par lequel celle-ci s'oblige, en retour, à se conformer aux instructions qu'elle recevra et à exécuter les ouvrages qui lui seront confiés dans le cadre de son apprentissage. (Art.67 alinéa 1 CT/DIJIBOUTI)

7. Le contrat d'apprentissage est celui par lequel un chef d'établissement, un artisan ou un façonnier s'oblige à donner ou à faire donner une formation professionnelle méthodique et complète à une autre personne, et par lequel celle-ci s'oblige, en retour, à se conformer aux instructions qu'elle recevra et à exécuter les ouvrages qui lui seront confiés en vue de son apprentissage.(Art.88 alinéa 1 CT/GABON)

8. Le contrat d'apprentissage est celui par lequel un chef d'établissement industriel ou agricole, un artisan ou un façonnier s'oblige à donner ou à faire donner une formation professionnelle méthodique et complète à une autre personne, et par lequel celle-ci s'oblige, en retour, à se conformer aux instructions qu'elle recevra et à exécuter les ouvrages qui lui seront confiés en vue de son apprentissage, le tout à des conditions et pendant un temps convenus (Art. 28 alinéa 1 CT/GUINEE)

9.Le contrat d'apprentissage est celui par lequel un chef d'établissement industriel, commercial ou agricole, un artisan ou un façonnier ou toute personne exerçant une profession libérale, s'engage à donner ou à faire donner une formation professionnelle méthodique et complète à une autre personne, appelée apprenti et par lequel celle-ci s'oblige, en retour, à se conformer aux instructions qu'elle recevra et à exécuter les ouvrages qui lui sont confiés en vue de son apprentissage.(Art.31 alinéa 1 CT/MADAGASCAR)

10. Le contrat d'apprentissage est un contrat de travail, de type particulier, par lequel un employeur s'engage, outre le versement d'une allocation d'apprentissage, à assurer une formation professionnelle méthodique et complète, dispensée dans l'entreprise et éventuellement dans un centre de formation d'apprentis, à un jeune travailleur qui s'oblige, en retour, à travailler pour cet employeur pendant la durée du contrat (Art. L.7 alinéa 1 CT/MALI)

11. Le contrat d'apprentissage est un contrat de travail de type particulier par lequel un employeur s'engage, outre le versement d'une allocation d'apprentissage, à assurer une formation professionnelle méthodique et complète, dispensée dans l'entreprise et éventuellement dans un centre de formation d'apprentis, à un jeune travailleur qui s'oblige, en retour, à travailler pour cet employeur pendant la durée du contrat (Art D.7-1/D96-178/R-RM portant application de diverses dispositions de la L.n° 92-020 du 23 septembre1992 portant code du travail en République du Mali)

12. Le contrat d'apprentissage est celui par lequel un chef d'établissement industriel, commercial ou agricole, un artisan ou un façonnier, s'oblige à donner ou à faire donner une formation professionnelle méthodique et complète à une autre personne et par lequel celle-ci s'oblige, en retour, à se conformer aux instructions qu'elle reçoit et à exécuter les ouvrages qui lui sont confiés en vue de son apprentissage(Art. 26 alinéa 1 CT/NIGER)

13. Le contrat d'apprentissage est une convention de formation théorique et pratique par le travail, en vue de donner une qualification professionnelle à l'apprenti. (Art.61 alinéa 1/PAUDT)

14. Le contrat d'apprentissage est celui par lequel un chef d'établissement industriel, commercial ou agricole, un artisan ou un façonnier s'oblige à donner ou à faire donner une formation professionnelle méthodique et complète à une autre personne appelée apprenti et par lequel celle -ci s'oblige, en retour, à se conformer aux

instructions qu'elle recevra et à exécuter les ouvrages qui lui sont confiés en vue de son apprentissage. (Art. 161 alinéa 1 CT/RCA)

15 Le contrat par lequel une personne physique ou morale, le maître d'apprentissage, s'oblige à donner ou à faire donner une formation professionnelle méthodique et complète à une personne, l'apprenti, et par lequel ce dernier s'oblige en retour à se conformer aux instructions qu'il recevra et à exécuter les ouvrages qui lui seront confiés en vue de son apprentissage (Art. 7 point 7 CT/RDC)

16. Le contrat d'apprentissage est celui par lequel un chef d'établissement s'engage à employer un travailleur et à lui enseigner ou à lui faire enseigner, méthodiquement un métier pendant une période convenue entre eux. L'apprenti s'engage à travailler au service de son employeur et à se conformer aux instructions qui lui seront données et à exécuter les ouvrages qui lui seront confiés en vue de l'apprentissage (Art.39 CT/RWANDA)

17. Le contrat d'apprentissage est un contrat de travail de type particulier par lequel un employeur s'engage, outre le versement d'une allocation d'apprentissage, à assurer une formation professionnelle méthodique et complète, dispensée dans l'entreprise et éventuellement dans un centre de formation d'apprentis, à un jeune travailleur qui s'oblige, en retour, à travailler pour cet employeur pendant la durée du contrat.(Art.73 alinéa 1 CT/SENEGAL)

18. Le contrat d'apprentissage est un contrat de travail particulier, par lequel un chef d'établissement industriel, commercial, agricole, un artisan ou un façonnier s'engage à assurer une formation professionnelle méthodique et complète à une autre personne qui s'oblige, en retour, à exécuter les ouvrages qui lui seront confiés en vue de son apprentissage pendant la durée du contrat. (Art.14 CT/TCHAD)

Contrat d'apprentissage par alternance

Le contrat d'apprentissage par alternance est un contrat de travail de type particulier par lequel l'employeur s'engage à assurer à un jeune apprenti une formation professionnelle méthodique et complète dispensée alternativement dans un centre de formation et en entreprise ou dans un atelier (Art.38 et 39 CT/NIGER)

Contrat d'engagement à l'essai

1. Le contrat d'engagement à l'essai est un contrat écrit qui a pour objet de permettre à l'employeur et au travailleur de s'assurer mutuellement par la pratique s'ils vont s'engager dans les liens plus durables. (Art.15 litera d CT/BURUNDI)

2. Il y a engagement à l'essai, lorsque l'employeur et le travailleur, en vue de conclure un contrat définitif verbal ou écrit, décident, au préalable, d'apprécier notamment, le premier, la qualité des services du travailleur et son rendement, le second, les conditions, chez l'employeur, de travail, de vie, de rémunération, d'hygiène et de sécurité ainsi que le climat social (Art.34 alinéa 1 CT/CONGO)

Contrat d'engagement maritime

Tout contrat de travail conclu entre un armateur ou son représentant et un marin et ayant pour objet un service à accomplir à bord d'un navire est un contrat d'engagement maritime soumis aux règles du contrat de travail et aux règles qui suivent. (Art.16 CT/GUINEE)

Contrat de sous-traitance

1. Le contrat de sous-traitance est une convention par laquelle une entreprise dite entreprise principale fait appel à une autre, dite entreprise sous-traitante, pour l'exécution d'un ouvrage ou d'un service entrant dans l'objet de son activité. (Art.22 CT/BENIN)

2. Le contrat de sous-traitance est une convention par laquelle une entreprise dite entreprise principale fait appel à une autre, dite entreprise sous-traitante, pour l'exécution d'un ouvrage ou d'un service entrant dans l'objet de son activité. (Art.78/PAUDT)

3. Le contrat de sous-traitance est une convention par laquelle un chef d'entreprise industrielle ou commerciale confie l'exécution d'un certain travail ou la fourniture de certains services à un entrepreneur recrutant lui-même la main-d'œuvre nécessaire qui travaille sous sa direction et son contrôle. (Art.42 CT/RWANDA)

Contrat de stage

Le contrat de stage est une convention par laquelle, un maître de stage s'engage à donner ou à faire donner à une personne appelée stagiaire, une formation professionnelle pratique. (Art.11 alinéa 1 CT/BURKINA FASO)

Contrat de travail

1. Le contrat de travail est un accord de volonté par lequel, une personne physique s'engage à mettre son activité professionnelle sous la direction et l'autorité d'une autre personne physique ou morale moyennant rémunération (Art.6 alinéa 1 CT/BENIN)

2. Le contrat de travail est toute convention, écrite ou verbale, par laquelle une personne appelée travailleur, s'engage à mettre son activité professionnelle, moyennant rémunération, sous la direction et l'autorité d'une autre personne physique ou morale, publique ou privée appelée employeur (Art.29 alinéa 1 CT/BURKINA FASO)

3. Le contrat de travail est toute convention, écrite ou verbale, par laquelle une personne, le travailleur, s'engage à fournir à une autre personne, l'employeur, un travail manuel ou intellectuel, sous la direction et l'autorité directe ou indirecte de celui-ci et moyennant salaire ou toute autre rémunération (Art.15 litera a CT/BURUNDI)

4. Le contrat de travail est une convention par laquelle un travailleur s'engage à mettre son activité professionnelle sous l'autorité et la direction d'un employeur, en contrepartie d'une rémunération (Art.23 point 1 CT/CAMEROUN)

5. Le contrat de travail est un accord de volontés par lequel une personne physique s'engage à mettre son activité professionnelle sous la direction et l'autorité d'une autre personne physique ou d'une personne morale, moyennant rémunération (Art.14.1 CT/COTE D'IVOIRE)

6. Le contrat de travail est un accord de volonté par lequel une personne physique s'engage à mettre son activité professionnelle sous la direction et l'autorité d'une autre personne physique ou morale, publique ou privée, moyennant rémunération (Art.7 CT/DJIBOUTI)

7. Le contrat de travail est le contrat par lequel une personne s'engage à mettre son activité à la disposition d'une autre, sous la subordination de laquelle elle se place moyennant une rémunération (Art.3 CT/GUINEE)

8. Le contrat de travail est un accord en vertu duquel une personne accepte de rendre service à une autre, physique ou morale, en contrepartie d'une rémunération (Art.6 point 1 CT/GUINEE EQUATORIALE)

9. Le contrat de travail est la convention qui lie un employeur et un travailleur selon la définition donnée par l'article 2 du présent Acte uniforme (Art.10 alinéa 1/ PAUDT)

10.Convention par laquelle une personne physique s'engage à mettre son activité professionnelle, moyennant rémunération, sous la direction et l'autorité d'une autre personne, physique ou morale, publique ou privée (Art.3 alinéa 8 CT/ RCA)

11 Toute convention, écrite ou verbale, par laquelle une personne, le travailleur, s'engage à fournir à une autre personne, l'employeur, un travail manuel ou autre, sous la direction et l'autorité directe ou indirecte de celui-ci et moyennant rémunération (Art.7 point 3 CT/RDC)

12 Accord oral ou écrit, par lequel un individu s'engage à travailler pour le compte d'une autre personne, moyennant rémunération (Art.1 point 2 CT/RWANDA)

13. Le contrat de travail est un contrat par lequel une personne, dénommée employeur, s'engage à fournir un emploi à une personne physique, dénommée travailleur, qui lui est juridiquement subordonnée dans l'exécution du travail et qui accepte d'exécuter sa prestation moyennant une rémunération appelée salaire (Art.48 CT/TCHAD)

14. Le contrat de travail est un accord de volonté par lequel une personne physique, dénommée travailleur, s'engage à mettre son activité professionnelle sous la direction et l'autorité d'une autre personne, physique ou morale, dénommée employeur, moyennant une rémunération appelée salaire (Art.34 CT/TOGO)

Contrat de travail à domicile

Le contrat de travail à domicile est celui par lequel une personne exerce à son domicile ou dans d'autres lieux de son choix, autres que les locaux de travail de l'employeur, moyennant rémunération, une activité en vue de la réalisation d'un service (Art. 3 alinéa 15 et 186 CT/ RCA)

Contrat de travail à durée déterminée

1. Le contrat de travail à durée déterminée est un contrat écrit comportant un terme certain, fixé par les parties, ou un contrat dont le terme :

- est subordonné à un événement futur et certain dont la date n'est pas connue d'avance;

- est lié à la réalisation d'un ouvrage ou d'une tâche déterminée (Art.12 CT/BENIN)

2. Le contrat de travail à durée déterminée est le contrat dont le terme est précisé à l'avance par la volonté des deux parties.

Sont assimilés à un contrat de travail à durée déterminée :

1. le contrat de travail conclu pour l'exécution d'un ouvrage déterminé, la réalisation d'une entreprise dont la durée ne peut être préalablement évaluée avec précision ;

2. le contrat de travail dont le terme est subordonné à la survenance d'un événement futur et certain, dont la date n'est pas exactement connue. (Art.49 CT/BURKINA FASO)

3. Le contrat de travail à durée déterminée est celui dont le terme est fixé à l'avance par la volonté des deux parties. Il ne peut être conclu pour une durée supérieure à deux ans et peut être renouvelé pour la même durée.

Est assimilé à un contrat de travail à durée déterminée mais ne peut être renouvelé :

• le contrat dont le terme est subordonné à la survenance d'un événement futur et certain dont la réalisation ne dépend pas exclusivement de la volonté des deux parties, mais qui est indiqué avec précision ;

• le contrat conclu pour un ouvrage déterminé (Art.25 point 1 litera a CT/CAMEROUN)

4. Sont considérés comme contrats de travail à durée déterminée, sans que la présente liste soit limitative :

• 1° le contrat passé pour l'exécution d'un ouvrage ou d'un chantier

• 2° le contrat conclu pour faire face à un surcroît exceptionnel et temporaire de travail ou des travaux urgents

• 3° le contrat conclu pour les cas d'absence temporaire ou de suspension du contrat de travail d'un salarié ne résultant pas d'un conflit collectif du travail

• 4° le contrat conclu en cas de rupture anticipée d'un contrat de travail à durée déterminée du fait du salarié.

• 5° le contrat conclu en cas de survenance de la fin d'un contrat de travail à durée déterminée, dans l'attente de l'entrée en service effective du travailleur permanent, appelé à remplacer celui dont le contrat a pris fin

• 6° le contrat conclu au titre des dispositions législatives et réglementaires destinées à favoriser l'embauche de certaines catégories de demandeurs d'emplois.

• 7° le contrat passé, lorsque l'employeur s'engage, pour une durée et dans les conditions qui sont fixées par décret, à assurer un complément de formation professionnelle à certaines catégories de personnes. Ce contrat doit comporter un terme précis, fixé dès sa conclusion.

• 8° le contrat conclu en vue de pourvoir aux emplois, pour lesquels il est d'usage constant de ne pas recourir aux contrats à durée déterminée, en raison de la nature de l'activité exercée et du caractère par nature temporaire de ces emplois (Art.32.2 alinéa 1 CT/CONGO)

5. Le contrat de travail à durée déterminée est un contrat qui prend fin à l'arrivée d'un terme fixé par les parties au moment de sa conclusion. L'effectif des travailleurs sous contrat à durée déterminée occupant un emploi permanent ne doit pas dépasser le tiers de l'effectif total de l'entreprise.

Sont assimilés aux contrats à durée déterminée à terme imprécis, les contrats des travailleurs journaliers, engagés à l'heure ou à la journée, pour une occupation de courte durée et payés à la fin de la journée, de la semaine ou de la quinzaine (Art.15.1 et 15.7 CT/COTE D'IVOIRE)

6. Le contrat de travail à durée déterminée est un contrat comportant un terme certain, fixé d'avance et d'accord parties. Il est obligatoirement écrit. Sa durée ne peut excéder deux ans. Il ne peut être renouvelé qu'une fois (Art.23 alinéa 1 CT/GABON)

7Le contrat de travail à durée déterminée est un contrat comportant un terme certain. Celui-ci est habituellement fixé avec précision lors de la conclusion du contrat (. Art. 12 CT/GUINEE)

8. Le contrat de travail à durée déterminée est un contrat dont la durée est précisée à l'avance suivant la volonté des parties (Art. L18 CT/MALI)

9. Le contrat de travail à durée déterminée est un contrat comportant un terme certain, fixé d'avance ou un contrat dont le terme:

- est subordonné à un événement futur et certain dont la date n'est pas connue d'avance ;

-ou est lié à la réalisation d'un ouvrage ou d'une tâche déterminée (Art.20 alinéa 1/PAUDT)

10. Le contrat de travail à durée déterminée est un contrat qui prend fin à l'arrivée du terme fixé par les parties, par écrit, au moment de sa conclusion (Art.103 alinéa 1 CT/RCA)

11. Est à durée déterminée le contrat qui est conclu soit pour un temps déterminé, soit pour un ouvrage déterminé, soit pour le remplacement d'un travailleur temporairement indisponible (Art.40 alinéa 1 CT/RDC)

12. Le contrat de travail à durée déterminée est un contrat, dont la durée est précisée à l'avance, suivant la volonté des parties. Un contrat de travail passé pour l'exécution d'un ouvrage déterminé ou la réalisation d'une entreprise, dont la durée ne peut être préalablement évaluée avec précision, est assimilé à un contrat à durée déterminée. Un contrat dont le terme est subordonné à un événement futur et certain, dont la date n'est pas exactement connue, est également assimilé à un contrat à durée déterminée (Art.41 CT/SENEGAL)

13. Le contrat de travail à durée déterminée est un contrat comportant un terme certain, fixé d'avance et d'accord parties. Il est obligatoirement écrit. Sa durée ne peut excéder deux ans, renouvelable une seule fois. Toutefois, des contrats de courte durée peuvent être conclus et renouvelés plus d'une fois, à condition que leur durée totale ne dépasse pas deux ans (Art.59 alinéa 1 CT/TCHAD)

Contrat de travail à durée déterminée à terme imprécis

1. Sont assimilés aux contrats à durée déterminée à terme imprécis les contrats des travailleurs journaliers engagés à l'heure ou à la journée pour une occupation de courte durée et payes à la fin de la journée, de la semaine ou de la quinzaine (Art.15.7 CT/COTE D'IVOIRE)

2. Sont assimilés au contrat de travail à durée déterminée à terme imprécis, les contrats des travailleurs occasionnels engagés à l'heure ou à la journée pour une occupation de courte durée et payés à la fin de la journée, de la semaine ou de la quinzaine (Art.49 alinéa 2 CT/TOGO)

Contrat de travail à durée indéterminée

1. Le contrat de travail à durée indéterminée est celui dont le terme n'est pas fixé à l'avance et qui peut cesser à tout moment, par la volonté de l'une des parties, sous réserve du préavis. Il peut être conclu à temps plein ou à temps partiel (Art.11 CT/BENIN)

2. Le contrat de travail à durée indéterminée est le contrat de travail conclu sans précision de terme (Art. 62 alinéa 1 CT/BURKINA FASO)

3. Le contrat à durée indéterminée est celui dont le terme n'est pas fixé à l'avance et qui peut cesser à tout instant, par la volonté de l'une ou de l'autre partie, sous réserve du préavis prévu à l'article 34 ci-dessous (Art.25 point 1 litera b CT/CAMEROUN)

4. Le contrat de travail à durée indéterminée est celui dont le terme n'est pas fixé à l'avance et qui peut cesser à tout instant, par la volonté de l'une ou l'autre partie, sous réserve du préavis. Il peut être conclu à temps plein ou à temps partiel (Art.19/ PAUDT)

5. Le contrat de travail à durée indéterminée est celui dont le terme n'a pas été fixé par les parties au moment de sa conclusion.

En l'absence d'écrit, le contrat de travail à durée déterminée est réputé être conclu pour une période indéterminée et l'engagement du travailleur considéré comme définitif dès le jour de l'embauche (Art. 3 alinéas 10 et 116 CT/RCA)

6. Tout contrat de travail qui ne répond pas aux définitions du contrat à durée déterminée, du contrat d'apprentissage ou du contrat d'engagement à l'essai doit être considéré comme contrat à durée indéterminée (Art. L.49 alinéa 1 CT/SENEGAL)

Contrat de travail à la quinzaine

Engagement contracté pour une journée, une semaine ou une quinzaine de jours de travail (Art.3, alinéa 12 CT/ RCA)

Contrat de travail à l'essai

Il y a engagement à l'essai lorsque l'employeur et le travailleur, en vue de conclure un contrat de travail définitif, verbal ou écrit, décident au préalable d'apprécier, notamment, pour le premier, la qualité des services du travailleur et son rendement et pour le second, les conditions de travail, de vie, de rémunération, d'hygiène et de sécurité ainsi que le climat social de l'entreprise (Art. 41 alinéa 1 CT/BURKINA FASO)

Contrat de travail à temps partiel

1. Le contrat de travail à temps partiel est le contrat conclu pour une durée inférieure d'un cinquième (1/5ème) au moins à la durée légale ou conventionnelle de travail (Art.14 alinéa 1 CT/BENIN)

2. Le contrat de travail à temps partiel est le contrat de travail dont la durée d'exécution est inférieure à la durée hebdomadaire légale. (Art.47 alinéa 1 CT/BURKINA FASO)

3. Le contrat de travail à temps partiel est le contrat conclu pour une durée inférieure d'un cinquième (1/5ème) au moins à la durée légale ou conventionnelle de travail (Art.24 alinéa 1/PAUDT)

4. Voir aussi Art. 189 CT/RCA

Contrat de travail hebdomadaire

Contrat par lequel le travailleur est engagé pour exécuter une tâche ou un ouvrage précis (Art.3, alinéa 11CT/RCA)

Voir aussi contrat de travail journalier.

Contrat de travail individuel

Le contrat de travail est une convention par laquelle un travailleur s'engage à mettre son activité professionnelle sous l'autorité et la dircction d'un employeur, en contrepartie d'une rémunération (Art.23 alinéa 1 CT/CAMEROUN)

Contrat de travail journalier

Engagement contracté pour une journée, une semaine ou une quinzaine de jours de travail.(Art.3 alinéa 12 CT/RCA)

Contrat de travail pour une tâche ou un ouvrage déterminé

Contrat par lequel le travailleur est engagé pour exécuter une tâche ou un ouvrage précis (Art.3 alinéa 11 CT/RCA)

Contrat de travail saisonnier

1. Engagement lié à certaines activités dont l'exécution ne se fait que pendant une période de l'année et qui se répètent au fil des ans (Art.3 alinéa 14 CT/RCA)

2. Le contrat de travail saisonnier est le contrat de travail à durée déterminée, par lequel le travailleur engage ses services pour la durée d'une campagne agricole, commerciale, industrielle ou artisanale dont le terme est indépendant de la volonté des parties (Art.50 alinéa 1 CT/BURKINA FASO)

Contrat de travail temporaire

Engagement conclu pour un délai bien déterminé (Art. 3 alinéa 13 CT/RCA)

Contrat individuel de travail

1. Le contrat individuel de travail est un accord de volonté par lequel, une personne s'engage à accomplir des actes matériels de nature professionnelle sous la direction et l'autorité d'une autre personne qui s'oblige à lui payer, en contrepartie, une rémunération, généralement en argent, appelée salaire (Art. 26 CT/CONGO)

2. Le contrat individuel de travail est la convention par laquelle, une personne physique s'engage, moyennant rémunération, à mettre tout ou partie de son activité professionnelle sous la direction d'une autre personne, physique ou morale, appelée employeur (Art.40 CT/NIGER)

3. Le contrat individuel de travail est une convention par laquelle une personne s'engage à mettre son activité professionnelle sous la direction et l'autorité d'une autre personne qui s'oblige à lui payer en contrepartie une rémunération (Art.18 alinéa 1CT/GABON)

4. Le contrat individuel de travail est la convention en vertu de laquelle, une personne s'engage à mettre son activité professionnelle, moyennant rémunération, sous la direction et l'autorité d'une autre personne appelée employeur (Art. L.13 CT/MALI)

Contrat réputée à durée indéterminée

Lorsque les conditions exigées pour un contrat du travail à durée déterminée ne sont pas remplies, le contrat est réputé conclu pour une durée indéterminée.

Sont considérés conclus pour une durée indéterminée :

-le contrat à durée déterminée et le contrat d'essai aux termes desquels, aucune des parties n'a manifesté sa volonté de cesser les relations du travail ;

-le contrat des journaliers occupés au même poste de façon intermittente pendant six (06) mois successifs pour le compte d'un même employeur et totalisant en moyenne vingt (20) jours de travail par mois (Art.9 CT/MADAGASCAR)

Contrat stage de qualification ou d'expérience professionnelle

Le contrat stage de qualification ou d'expérience professionnelle est une convention par laquelle l'entreprise s'engage, pour la durée prévue, à donner au stagiaire une formation pratique lui permettant d'acquérir une qualification ou une expérience professionnelle (Art.13.14 alinéa 1 CT/COTE D'IVOIRE)

Contrat stage-école

Le contrat stage-école est la convention par laquelle un élève ou un étudiant s'engage, en vue de la validation de son diplôme ou de sa formation professionnelle, à recevoir, au sein d'une entreprise, une formation pratique (Art.13.11 alinéa 1 CT/COTE D'IVOIRE)

Contraventions de simple police

Voir récidive (Art.284 CT/SENEGAL)

Contre-valeur légale des avantages en nature

La valeur minimale d'un avantage en nature est fixée par ordonnance conjointe des Ministres ayant le Travail et les Finances dans leurs attributions, en vue notamment du calcul des allocations et indemnités de congé payé, de préavis, de maladie, de grossesse, etc. (Art.15 point 5° CT/BURUNDI)

Convention collective

1. La convention collective est un accord ayant pour objet de régler les relations entre employeur et travailleurs d'un établissement, d'une partie, d'une entreprise ou d'un groupe d'entreprises, d'une ou plusieurs branches d'activité.

Cet accord est conclu entre :

- d'une part, les représentants d'un ou plusieurs syndicats, des groupements professionnels de travailleurs ou des travailleurs d'une entreprise et,

- d'autre part, une ou plusieurs organisations syndicales d'employeurs ou un ou plusieurs employeurs pris individuellement (Art.224 CT/BURUNDI)

2. La convention collective de travail est un accord ayant pour objet de régler les rapports professionnels entre les employeurs et les travailleurs, soit d'une entreprise ou d'un groupe d'entreprises, soit d'une ou plusieurs branches d'activités. Cet accord est conclu entre :

-d'une part, les représentants d'un ou plusieurs syndicats ou d'une union de syndicats de travailleurs;

-d'autre part, les représentants d'une ou plusieurs organisations syndicales d'employeurs ou de tout autre groupement d'employeurs ou un ou plusieurs employeurs pris individuellement (Art.52 alinéa 1 CT/CAMEROUN)

3. La Convention collective du travail est un contrat écrit relatif aux conditions du travail conclu:

1- Au niveau de l'entreprise :

a) où sont employés moins de cinquante (50) travailleurs, elle est conclue entre : un ou plusieurs employeurs ou un groupement d'employeurs, d'une part ; et les délégués du personnel, d'autre part.

b) à partir de cinquante (50) travailleurs, l'entité travailleur est représentée par le Comité d'Entreprise.

2- Pour un niveau dépassant le cadre de l'entreprise, elle est conclue entre : un ou plusieurs employeurs ou groupement d'employeurs et les représentants désignés par la plate-forme syndicale de l'unité considérée ou, le cas échéant, les représentants des syndicats les plus représentatifs de l'unité (Art.173 CT/MADAGASCAR)

4.Accord écrit relatif aux conditions de travail conclu entre d'une part, les représentants d'un ou de plusieurs syndicats ou groupements professionnels de travailleurs et d'autre part, une ou plusieurs organisations syndicales d'employeurs ou tout autre groupement d'employeurs ou un ou plusieurs employeurs pris individuellement

La convention collective du travail est un accord écrit, relatif aux conditions de travail, conclu entre, d'une part, les représentants d'un ou de plusieurs syndicats ou groupements professionnels de travailleurs et, d'autre part, une ou plusieurs organisations syndicales d'employeurs ou tout autre groupement d'employeurs ou un ou plusieurs employeurs pris individuellement (Art.3 alinéa 18 et 197 alinéa 1 CT/RCA)

5. La convention collective est un accord écrit relatif aux conditions et aux relations de travail conclu entre, d'une part un ou plusieurs employeurs, une ou plusieurs organisations professionnelles d'employeurs et, d'autre part, une ou plusieurs organisations professionnelles de travailleurs (Art.272 CT/RDC)

6. Accord écrit relatif aux termes et conditions d'emploi ou toute autre question d'intérêt mutuel (Art.1 point 1 CT/RWANDA)

7. La convention collective de travail est un accord relatif aux conditions de travail conclu entre, d'une part, les représentants d'un ou plusieurs syndicats de travailleurs, et, d'autre part, une ou plusieurs organisations syndicales d'employeurs, groupements professionnels ou un ou plusieurs employeurs pris individuellement (Art.71 alinéa 1 CT/COMORES)

8. La convention collective ou l'accord collectif de travail est un accord écrit relatif aux conditions de travail et aux garanties sociales conclues entre :

- d'une part, un ou plusieurs syndicats ou unions syndicales de travailleurs ou représentants du personnel ;

- d'autre part, un ou plusieurs employeurs pris individuellement ou en groupements professionnels (Art. 46 alinéa 1 CT/BENIN)

9. La convention collective ou l'accord collectif de travail est un accord écrit relatif aux conditions de travail et aux garanties sociales conclues entre :

- d'une part, un ou plusieurs syndicats ou unions syndicales de travailleurs,

- d'autre part, un ou plusieurs employeurs pris individuellement ou regroupés en syndicats ou groupements professionnels (Art.202 alinéa 1/PAUDT)

10. La convention collective de travail est un accord relatif aux conditions de travail.

Elle est conclue entre les représentants d'un ou de plusieurs syndicats ou groupements professionnels de travailleurs, d'une part, et une ou plusieurs organisations syndicales d'employeurs ou tous autres groupements d'employeurs ou un ou plusieurs employeurs pris individuellement, d'autre part (Art.107 alinéa 1 et 2 CT/BURKINA FASO)

11. La convention collective de travail est un accord relatif aux conditions de travail conclu entre d'une part, les représentants d'un ou plusieurs syndicats des travailleurs et, d'autre part, d'une ou plusieurs organisations syndicales d'employeurs, ou tout autre groupement d'employeurs ou un ou plusieurs employeurs pris individuellement (Art. L.70 alinéa 1 CT/MALI)

12. La convention collective de travail est un accord relatif aux conditions d'emploi, de travail ou de salaire, notamment, conclu entre, d'une part, les représentants d'un ou de plusieurs syndicats ou

groupements professionnels de travailleurs reconnus les plus représentatifs dans les conditions prévues à l'article 185, et d'autre part, une ou plusieurs organisations syndicales d'employeurs ou tout autre groupement d'employeurs ou un ou plusieurs employeurs pris individuellement (Art.229 CT/NIGER)

13 La convention collective de travail est un accord ayant pour objet de régler les rapports professionnels entre les employeurs et les travailleurs, soit d'une entreprise ou d'un groupe d'entreprises, soit d'une ou plusieurs branches d'activités. Cet accord est conclu entre :

• d'une part, les représentants d'un ou plusieurs syndicats ou d'une union de syndicats de travailleurs ;

• d'autre part, les représentants d'une ou plusieurs organisations syndicales d'employeurs ou de tout autre groupement d'employeurs ou un ou plusieurs employeurs pris individuellement (. Art.52 point 1 CT/CAMEROUN)

14. La convention collective de travail est un accord relatif aux conditions de travail conclu entre, d'une part, les représentants d'un ou plusieurs syndicats ou groupements professionnels de travailleurs, et d'autre part, une ou plusieurs organisations syndicales d'employeurs ou tout autre groupement d'employeurs, ou un ou plusieurs employeurs pris individuellement (Art.50 alinéa 1 CT/CONGO)

15. La Convention collective de Travail est un accord relatif aux conditions d'emploi et de travail conclu entre, d'une part, tes représentants d'un ou de plusieurs syndicats ou groupements professionnels de travailleurs et, d'autre pan, une ou plusieurs organisations syndicales d'employeurs ou tout autre groupement d'employeurs ou un ou plusieurs employeurs pris individuellement (Art.72.1 CT/COTE D'IVOIRE)

16. La convention collective de travail est un accord relatif aux conditions de travail conclu par une commission paritaire entre, d'une part, les représentants d'un ou plusieurs syndicats ou d'une union de syndicats de travailleurs et, d'autre part, une ou plusieurs organisations syndicales d'employeurs, ou un ou plusieurs employeurs pris individuellement (Art.254 alinéa 1 CT/DJIBOUTI)

17. La convention collective de travail est un accord relatif aux conditions de travail conclu entre, d'une part, les représentants d'un ou plusieurs syndicats ou groupements professionnels de travailleurs, et, d'autre part, une ou plusieurs organisations syndicales d'employeurs, ou un ou plusieurs employeurs pris individuellement (Art. 80 alinéa 1 CT/SENEGAL)

18. La convention collective de travail est un accord conclu entre, d'une part, les représentants d'un ou de plusieurs syndicats ou groupements professionnels de travailleurs, et, d'autre part, une ou plusieurs organisations syndicales d'employeurs ou de tout autre groupement d'employeurs ou un ou plusieurs employeurs pris individuellement, ayant pour objet de déterminer les conditions auxquelles seront conclus les contrats individuels de travail, de fixer les droits et les devoirs des parties et d'uniformiser les conditions de travail (Art.96 CT/TOGO)

19. La convention collective du travail est un accord écrit, relatif aux conditions de travail et aux garanties sociales conclues entre, d'une part, les représentants d'un ou plusieurs syndicats ou groupements professionnels de travailleurs les plus représentatifs et, d'autre part, une ou plusieurs organisations syndicales d'employeurs et un ou plusieurs employeurs pris individuellement (Art. 119 alinéa 1 CT/GABON)

20. La convention collective est un accord écrit, relatif aux conditions et aux relations de travail, conclu entre, d'une part, un ou plusieurs employeurs, une ou plusieurs organisations professionnelles d'employeurs et, d'autre part, une ou plusieurs organisations professionnelles de travailleurs (Art.272 CT/RDC)

21. Les conventions collectives sont des accords écrits, conclus entre, d'une part, soit un employeur, soit un ou plusieurs groupements patronaux et, d'autre part, une ou plusieurs organisations syndicales représentatives des salariés (Art.338 CT/TCHAD)

Conventions collectives susceptibles d'être étendues ou élargies

Les Conventions collectives ayant pour objet de régler les rapports entre employeurs et travailleurs d'une ou plusieurs branches d'activités sur le plan national, régional ou local, sont conclues entre les organisations syndicales d'employeurs et de travailleurs intéressés, considérées comme représentatives, et sont susceptibles d'extension ou d'élargissement à tous les employeurs et travailleurs de la ou des branches d'activités visées, dans les formes et conditions définies par décret (Art.73.1-73.4 CT/ COTE D'IVOIRE)

Convention de mensualisation

Est une convention de mensualisation, au sens du présent article, une convention collective prévoyant le paiement mensuel des salaires et étendant aux ouvriers tout ou partie des avantages accordés auparavant aux salariés payés mensuellement (Art.216 alinéa 2 CT/GUINEE)

Cotisation

La cotisation est une somme exprimée en pourcentage prélevée à la source sur la rémunération, au sens de l'article19 du code de sécurité sociale, sur la pension, sur la rente, à laquelle s'est ajoutée la quote-part de l'assujetti et qui est versée mensuellement pour participer au financement de l'organisme (Art.46 L.1/05 du 10/09/2002 portant reforme du régime assurance-maladie- maternité des agents publics et assimilés au BURUNDI)

Cotisation sociale

1. Contribution financière obligatoire ou volontaire d'un affilié destinée au financement d'un régime de protection sociale (Art.4 alinéa 19 L.n° 2016-28 du 6 février 2017 portant code de protection sociale au GABON)

2. Sommes destinées au financement de la sécurité sociale à verser, pour chaque assuré, et partie par lui-même par retenue et en partie par l'employeur par cotisation patronale dans le cadre d'un régime général (Art.7 point 9 L.n° 16/009 du 15 juillet 2016 fixant les règles relatives au régime général de la sécurité sociale/RDC).

Créance salariale

On entend par créance salariale, toutes sommes dues aux salariés en raison de l'exécution ou de la rupture du contrat de travail (Art.266 CT/TCHAD)

D

Délai de carence

Délai imparti à l'organisme de gestion en charge des risques professionnels, pour se prononcer sur le caractère professionnel ou non de l'accident ou de la maladie et pendant laquelle la garantie n'est pas due au bénéficiaire (Art.4 alinéa 20 L.n° 2016-28 du 6 février 2017 portant code de protection sociale au GABON)

Délai de prescription

Délai imparti à la réalisation du terme entraînant la déchéance du droit et rendant toute action irrecevable (Art.4 alinéa 21 L.n° 2016-28 du 6 février 2017 portant code de protection sociale au GABON)

Délégué du personnel

1. La représentation des salariés dans les établissements ou entreprises est assurée par des délégués du personnel élus par les salariés de ces établissements ou entreprises (Art. 225 alinéa 1 CT/DJIBOUTI)

2. Les délégués du personnel sont des représentants des travailleurs au sein d'une entreprise chargés de transmettre les réclamations des travailleurs à l'employeur et de faire observer les conditions de travail (Art.307 CT/BURKINA FASO)

3. Les délégués du personnel sont élus dans chaque entreprise ou chaque établissement pour une durée de deux ans. *Ils* sont rééligibles (Art.61.1 CT/COTE D'IVOIRE)

4. Les délégués du personnel sont les représentants élus du personnel. Ils sont chargés de la défense des intérêts des travailleurs au sein de l'entreprise. La durée de leur mandat est de deux (02) ans. Ils sont rééligibles (Art.212 alinéa 1 CT/TOGO)

Délégués syndicaux

Les délégués syndicaux sont désignés au sein de l'entreprise par les organisations syndicales les plus représentatives.

Les délégués syndicaux peuvent assister les délégués du personnel sur leur demande (Art. 218 et 219 CT/TOGO)

Démission

1. La démission est la résiliation du contrat de travail à l'initiative du travailleur. Elle résulte de la manifestation de volonté non équivoque du travailleur de mettre fin au contrat (Art.27 alinéa 3 CT/BENIN)

2. La démission est la manifestation, par le travailleur, de sa volonté de mettre fin au contrat de travail. Elle ne se présume point. Elle doit être expressément notifiée par écrit à l'employeur. Celui-ci doit en accuser réception dans les quarante-huit heures qui suivent la notification (Art. 61 CT/GABON)

3. La démission est la résiliation du contrat de travail à l'initiative du travailleur. Elle ne se présume point. Elle résulte de la manifestation de volonté expresse et non équivoque du travailleur de mettre fin au contrat (Art.38 alinéa 3/PAUDT)

4. La rupture d'un contrat de travail à durée indéterminée, qui résulte d'une initiative du salarié, survenant postérieurement à l'expiration de la période d'essai est une démission. Toutefois une telle rupture est assimilée à un licenciement lorsque :

1° la démission résulte d'une pression de l'employeur.

2° la démission résulte de l'inexécution par l'employeur de ses propres obligations, notamment lorsque ce dernier aura prétendu imposer unilatéralement au salarié un changement substantiel dans ses conditions de travail. (Art.144 alinéa 3 CT/TCHAD)

Départ à la retraite

1. Le départ à la retraite est la cessation, par le travailleur atteint par la limite d'âge, de toute activité salariée. Il intervient à l'initiative de l'employeur ou du travailleur.(Art.62 alinéa 1 CT/GABON)

2. Le départ à la retraite est la cessation de toutes activités salariées par le travailleur admis à faire valoir ses droits à la retraite. Il

intervient à l'initiative de l'employeur ou du travailleur dans les conditions définies par la loi (Art.146 CT/RCA)

Dialogue social

Le dialogue social est le processus d'échange d'informations et de communication par lequel les acteurs du monde du travail s'entendent pour gérer au mieux leurs intérêts (Art.209 alinéa 1 CT/TOGO)

Différend

Tout désaccord relatif à une question de droit ou de fait entre un employeur ou une organisation d'employeurs, d'une part, et un travailleur ou une organisation syndicale des travailleurs, d'autre part, ledit désaccord étant relatif aux conditions de travail.

Différend survenant entre un ou plusieurs employeurs, d'une part, et d'autre part, un certain nombre ou la totalité des membres du personnel au sujet des conditions de travail, lorsque ce différend est de nature à compromettre la bonne marche ou la paix sociale de l'entreprise (Art.1 point 11et 12 CT/RWANDA)

Différend collectif

1. Est réputé différend collectif de travail et, par conséquent, soustrait à la compétence des juridictions visées à l'article 131 ci-dessus, tout conflit caractérisé à la fois par :

• a) l'intervention d'une collectivité de salariés organisés ou non en groupements professionnels ;

• b) la nature collective de l'intérêt en jeu.(Art.157 point 1 CT/CAMEROUN)

2. Le différend collectif est celui qui oppose une collectivité de salariés organisés ou non en groupement professionnel à un employeur ou à un groupe d'employeurs. Il est caractérisé par la nature collective de l'intérêt en jeu. (Art.176 CT/DJIBOUTI)

3. Un conflit, pour qu'il soit collectif, doit répondre à deux caractéristiques :

-la présence d'un certain nombre de travailleurs constitués en un groupement de droit ou de fait ;

-l'existence d'un intérêt collectif traduit par des revendications précises. (Art.209 CT/MADAGASCAR)

4. Est réputé différend collectif du travail, tout conflit caractérisé à la fois par:

*1 - L'intervention d'un groupe de travailleurs;

*2 - La nature collective de l'intérêt en jeu. (Art. L.218 CT/MALI)

Différend individuel

1. Le différend individuel est le conflit qui oppose un ou plusieurs travailleurs à leurs employeurs à l'occasion de l'exécution du contrat de travail pour la reconnaissance d'un droit individuel (Art.319 CT/BURKINA FASO)

2. Un différend individuel du travail est un litige qui oppose, en cours d'emploi ou à l'occasion de la rupture du contrat de travail, un travailleur à son employeur ou un apprenti à son maître (Art.82.1 alinéa 2 CT/COTE D'IVOIRE)

3. Différend survenant entre un travailleur et son employeur ou à la fois entre plusieurs travailleurs et leur employeur, mais pour des motifs ayant trait à l'inobservation d'une clause du contrat de travail qui lie chacun d'eux à son employeur, cette clause pouvant varier d'un travailleur à un autre (Art.1 point 13 CT/RWANDA)

Discrimination

1. Par discrimination, on entend :

*1. toute distinction, exclusion ou préférence fondée notamment sur la race, la couleur, le sexe, la religion, l'opinion politique, le handicap, l'état de grossesse, l'ascendance nationale ou l'origine sociale, qui a pour effet de détruire, d'altérer l'égalité de chance ou de traitement en matière d'emploi ou de profession;

*2. toute autre distinction, exclusion ou préférence ayant pour effet de détruire, d'altérer l'égalité de chance ou de traitement en matière d'emploi ou de profession ((Art.4 alinéa 2 CT/BURKINA.FASO)

2. Toute distinction, exclusion ou préférence ayant pour effet de détruire ou d'altérer l'égalité de traitement en matière d'emploi ou de profession (Art.3 alinéa 22 CT/RCA)

3. Par discrimination, on entend toute distinction, exclusion ou préférence fondée sur le sexe, la race, la couleur, la religion, l'appartenance ethnique, l'opinion politique ou philosophique, l'origine sociale, le statut juridique, l'ascendance nationale, l'état de santé ou le handicap et qui a pour effet de réduire ou d'altérer l'égalité de chance ou de traitement en matière d'emploi ou de profession (Art. 3 alinéa 2 CT/TOGO)

Diurne

L'on considère comme diurne, la journée de travail accomplie entre 6H00 du matin et 6H00 du soir (Art.48 point 3 CT/GUIN. EQUATORIALE)

Double récidive

Il y a doublé récidive lorsque le contrevenant, pour un fait identique, s'est déjà trouvé dans une situation de récidive. Toutefois, la double récidive ne s'applique qu'en cas de délit (Art. 260 alinéa 5 CT/CONGO)

Droits dérivés

Droits rattachés aux ayants-droit (Art.4 alinéa 22 L.n° 2016-28 du 6 février 2017 portant code de protection sociale au GABON)

Droits propres

Droits rattachés à l'ouvrant droit (Art.4 alinéa 23 L.N° 2016-28 du 06/02/2017 portant code de protection sociale au GABON)

Durée du travail

1. La durée du travail s'entend du travail effectif. Les temps nécessaires à l'habillage, au déshabillage et à la restauration n'entrent pas dans le calcul du temps de travail effectif (Art.79 alinéa 3 CT/MADAGASCAR)

2. Est considéré comme durée du travail, le temps pendant lequel la loi autorise l'employeur à occuper le travailleur (Art.247 CT/ RCA)

Durée du travail effectif

La durée du travail effectif est le temps pendant lequel le travailleur est à la disposition de l'employeur et doit se conformer à ses directives sans pouvoir vaquer librement à des occupations personnelles (Art.83/PAUDT)

E

Echéance principale

Date anniversaire du contrat (Art.4 alinéa 24 L.n° 2016-28 du 6 février 2017 portant code de protection sociale au GABON)

Economat

1. L'économat est le mécanisme par lequel l'employeur pratique directement la vente ou la cession de marchandises aux travailleurs de l'entreprise pour leurs besoins personnels (Art. 228 CT/BURKINA FASO)

2. Est considérée comme « économat », toute organisation où l'employeur pratique, directement ou indirectement, la vente ou la cession de marchandises aux travailleurs de l'entreprise pour leurs besoins personnels et normaux.

Les économats sont admis à fonctionner sous la quadruple condition :

a) que le travailleurs demeurent libres de s'y approvisionner ou non;

b) que la vente des marchandises y soit pratiquée exclusivement au comptant et sans bénéfice;

c) que la comptabilité de l'économat ou des économats de l'entreprise soit entièrement autonome et soumise au contrôle d'une commission de surveillance élue par les travailleurs ;

d) qu'il n'y soit mis en vente ni alcool, ni spiritueux (Art.78 CT/CAMEROUN)

3. Est considérée comme économat, toute organisation où l'employeur pratique, directement ou indirectement, la vente ou la cession de marchandises aux travailleurs de l'entreprise pour leurs besoins personnels et normaux.

Les économats sont admis sous la triple condition :

a) que les travailleurs ne soient pas obligés de s'y fournir ;

b) que la vente des marchandises y soit faite exclusivement au comptant et sans bénéfice ;

c) que la comptabilité du ou des économats de l'entreprise soit entièrement autonome et soumise au contrôle d'une commission de surveillance élue par les travailleurs (Art.115 alinéas 1 et 2 CT/COMORES)

4. Est considérée comme économat, toute organisation où l'employeur pratique, directement ou indirectement, la vente ou la cession de marchandises aux travailleurs de l'entreprise pour leurs besoins personnels et normaux.

Les économats sont admis sous la triple condition :

• a) que les travailleurs ne soient pas obligés de s'y fournir;

• b) que la vente des marchandises y soit faite exclusivement au comptant et sans bénéfice ;

• c) que la comptabilité du ou des économats de l'entreprise soit entièrement autonome (Art.103 alinéa 1 et 2 CT/CONGO)

5. Est considérée comme économat, toute organisation où l'employeur pratique, directement ou indirectement, la vente ou la cession de marchandises aux travailleurs de l'entreprise pour leurs besoins personnels et normaux.

Les économats sont admis sous la triple condition:

a) que les travailleurs ne soient pas obligés de s'y fournir ;

b) que la vente des marchandises y soit faite exclusivement au comptant et sans bénéfice ;

c) que la compatibilité du ou des économats de l'entreprise soit entièrement autonome et soumise au contrôle d'une commission de surveillance élue par les travailleurs (Art.27.1 alinéas 1 et 2 CT/COTE D'IVOIRE)

6. Est considérée comme économat, toute organisation de l'entreprise qui pratique directement la vente ou la cession de marchandises aux travailleurs de l'entreprise pour leurs besoins personnels normaux.

Les économats sont admis sous la triple condition:

a) que les travailleurs ne soient pas obligés de s'y ravitailler;

b) que la vente des marchandises y soit faite de préférence au comptant et sans bénéfice;

c) que la gestion soit entièrement autonome sous la responsabilité de l'entreprise et portée, au moins une fois par trimestre, à la connaissance des délégués du personnel et soumise à tout moment au contrôle du Comité permanent de concertation économique et sociale (Art. 163 alinéa 1 et 2 CT/GABON)

7. Est considérée comme économat, toute organisation où l'employeur pratique, directement ou indirectement, la vente ou la cession de marchandises aux travailleurs de l'entreprise pour leurs besoins personnels et normaux.

Les économats sont admis sous la triple condition que :

a) - Les travailleurs ne soient pas obligés de s'y fournir ;

b) - La vente des marchandises y soit faite exclusivement au comptant et sans bénéfice ;

c) - La comptabilité du ou des économats de l'entreprise soit entièrement autonome et soumise au contrôle d'une commission de surveillance élue par les travailleurs (Art. 234 alinéas 1 et 2 CT/GUINEE)

8. Est considéré comme économat, toute organisation installée dans le domaine de l'entreprise où l'employeur ou une association de travailleurs pratique, directement ou indirectement, la vente ou la cession de marchandises aux travailleurs, pour leurs besoins personnels et normaux (Art.74 alinéa 1 CT/MADAGASCAR)

9. Est considérée comme économat, toute organisation où l'employeur pratique, directement ou indirectement, la vente ou la cession de marchandises aux travailleurs de l'entreprise pour leurs besoins personnels et normaux.

Les économats sont admis sous la triple condition :

a) que les travailleurs ne soient pas obligés de s'y fournir ;

b) que la vente des marchandises y soit faite exclusivement au comptant et sans bénéfice ;

c) que la comptabilité du ou des économats de l'entreprise soit entièrement autonome et soumise au contrôle d'une commission de surveillance élue par les travailleurs (Art.134 alinéa 1 CT/NIGER)

10 Est considérée comme économat, toute organisation où l'employeur pratique directement ou indirectement la vente ou la cession de marchandises aux travailleurs de l'entreprise pour leurs besoins personnels et normaux.

Les économats sont admis sous la triple condition suivante:

-les travailleurs ne sont pas obligés de s'y ravitailler;

-la vente des marchandises est faite exclusivement au comptant et sans bénéfice ;

-la comptabilité du ou des économats de l'entreprise est entièrement autonome et soumise au contrôle d'une commission de surveillance élue par les travailleurs (Art. 3 alinéa 21 et 244 alinéas 1 et 2 CT/RCA)

11. Est considéré comme économat, toute organisation où l'employeur pratique, directement ou indirectement, la vente ou la cession de denrées alimentaires et marchandises de première nécessité, aux travailleurs, exclusivement, pour leurs besoins personnels et normaux.

Les économats sont admis sous la triple condition que :

a) les travailleurs ne soient pas obligés de s'y fournir ;

b) la vente des marchandises y soit faite à des prix raisonnables établis par l'employeur, après avis de la délégation syndicale, en fonction de l'intérêt des travailleurs et à l'exclusion de toute recherche de bénéfice;

c) la comptabilité de l'économat soit entièrement autonome (Art.115 et 116 CT/RDC)

12. Est considérée comme économat, toute organisation où l'employeur pratique directement ou indirectement la vente ou la cession de marchandises aux travailleurs de l'entreprise pour leurs besoins personnels et normaux.

Les économats sont admis sous la triple condition:

- a) que les travailleurs ne soient pas obligés de s'y fournir;

- b) que la vente des marchandises y soit faite exclusivement au comptant et sans bénéfice;

- c) que la comptabilité du ou des économats de l'entreprise soit entièrement autonome et soumise au contrôle d'une commission de surveillance élue par les travailleurs (Art.133alinea 1 et 2 CT/SENEGAL)

13 Est considéré comme économat, toute organisation où l'employeur pratique, directement ou indirectement, la vente ou la cession des marchandises aux travailleurs de l'entreprise pour leurs besoins personnels et normaux.

Les économats et tout commerce installé à l'intérieur de l'entreprise, à l'exception des coopératives ouvrières, sont admis sous les conditions suivantes :

a) que les travailleurs ne soient pas obligés de s'y fournir;

b) que la vente des marchandises y soit faite exclusivement au comptant et sans bénéfice ;

c) que la comptabilité de ou des économats de l'entreprise soit entièrement autonome et soumise au contrôle d'une commission de surveillance élue par les travailleurs ;

d) que la vente des alcools et spiritueux y soit interdite ainsi que sur le lieu d'emploi du travailleur (Art 279 alinéas 1 et 2 CT/TCHAD)

14. Est considérée comme économat, toute organisation où l'employeur pratique, directement ou indirectement, la vente ou la cession de marchandises aux travailleurs de l'entreprise pour leurs besoins personnels et normaux.

Les économats sont admis sous la triple condition que:

1. les travailleurs ne soient pas obligés de s'y fournir ;

2. la vente des marchandises y soit faite exclusivement au comptant et sans bénéfice ;

3. la comptabilité du ou des économats de l'entreprise soit entièrement autonome et soumise au contrôle d'une commission de surveillance élue par les travailleurs (Art.139 alinéas 1 et 2 CT/TOGO)

Élargissement de convention collective

L'élargissement de convention collective consiste à inclure, dans le champ d'application, les entreprises ou les secteurs d'activités qui, initialement, n'étaient pas visés par ladite convention (Art.73.1 alinéa 5 CT/COTE D'IVOIRE)

Emploi

L'emploi est toute activité non illicite pouvant procurer à un individu les revenus nécessaires pour satisfaire à ses besoins essentiels (Art.201 CT/RDC)

Employeur

1. Un employeur est toute personne physique ou morale, de droit public ou de droit privé, qui utilise les services d'un ou de plusieurs travailleurs en vertu d'un contrat de travail.

Le terme employeur s'entend tant de l'actuel employeur a été substitué en vertu du contrat ou en vertu de la loi (Art.15 c CT/BURUNDI)

2. «Employeur» désigne toute personne physique ou morale, de droit public ou de droit privé, qui utilise les services d'un ou de plusieurs travailleurs en vertu d'un contrat de travail (Art.14 alinéa 1 litera g L.1/010 du 16/06/1999 portant code de sécurité sociale du BURUNDI)

3. Aux termes de cette Loi, sont considérées comme employeurs, les personnes physiques ou morales, ou communautés de biens, qui ordonnent, dirigent ou bénéficient du travail (Art.2 point 2 CT/GUINEE EQUATORIALE)

4. Est considéré comme employeur, au sens du présent Code du Travail, toute personne physique ou morale, publique ou privée et toute entreprise publique ou collective, ayant ou non un but lucratif qui, assumant les risques financiers, engage, rémunère et dirige le personnel qui loue ses services (Art.3 CT/MADAGASCAR)

5. Est considérée comme employeur et constitue une entreprise soumise aux dispositions du présent Code, toute personne physique ou morale, de droit public ou de droit privé, employant un ou plusieurs travailleurs, quelle que soit son activité ou son statut : entreprise commerciale, industrielle, agricole ou de services, profession libérale, institution de bienfaisance, organisation non gouvernementale, association ou confrérie religieuse, ainsi que toutes autres institutions avec ou sans but lucratif (Art. 3 alinéa 1 CT/NIGER)

6. Toute personne physique ou morale, de droit public ou privé, qui utilise les services d'un ou de plusieurs travailleurs en vertu d'un contrat de travail (Art. 3 alinéa 4 CT/ RCA)

7. Toute personne physique ou morale, de droit public ou privé, qui utilise les services d'un ou de plusieurs travailleurs en vertu d'un contrat de travail (Art.7 point 2 CT/RDC)

8. Toute personne physique ou morale, de droit public ou privé, qui utilise les services d'un ou de plusieurs travailleurs, même de façon discontinue (Art.1 point 31 CT/RWANDA)

9. Est considérée comme employeur, toute personne physique ou morale, publique ou privée, qui, sous sa direction et son autorité, utilise les services d'une ou de plusieurs personnes physiques moyennant rémunération (Art.4 CT/TCHAD)

Enfant

1. Le terme enfant désigne toute personne âgée de moins de dix-huit ans (Art. 150 point 1 CT/BURKINA FASO)

2. Toute personne âgée de moins de 18 ans (Art.3 alinéa 24 CT/RCA)

3. Tout être humain âgé de moins de dix-huit (18) ans (Art.1 point 45 CT/RWANDA)

Enfant à charge

1. Est considéré comme enfant à charge, l'enfant âgé de 0 à 21 ans, lorsqu'il est placé en apprentissage ou s'il poursuit ses études ou si, par suite d'infirmité ou de maladie incurable, il est dans l'impossibilité de se livrer à un travail salarié, conformément à la loi (Art.114 L.98-19 du 21/03/2003 portant code de sécurité sociale au BENIN)

2. Sont considérés comme enfants à charge, les enfants âgés de quinze ans révolus au plus, qui vivent avec l'assuré(e) et dont celui-ci ou celle-ci assume, de façon permanente, l'entretien, si ces enfants rentrent, en outre, dans une des catégories suivantes :

• les enfants de l'assuré(e) ;

• les enfants du conjoint de l'assuré(e) ou ceux placés sous la tutelle de l'un des conjoints, lorsqu'il y a eu décès régulièrement déclaré ;

• les enfants ayant fait l'objet d'une adoption par l'assuré ou son conjoint conformément à la loi;

• les enfants d'un travailleur décédé placés sous tutelle ;

• les enfants d'un travailleur déclaré incapable et placé sous tutelle (Art.38 alinéa 1 L.15-2006 du 11/05/2006 portant code de sécurité sociale au BURKINA FASO)

3 «Enfants à charge» désignent les enfants légitimes, naturels reconnus, sous tutelle ou adoptifs du travailleur ou de son conjoint qui réunissent les conditions ci-après:

-être âgé de moins de 18ans: cette limite est portée à 21ans si l'enfant est apprenti ou poursuit des études dans un établissement de plein exercice. Il n'y a pas de limite d'âge lorsque l'enfant, en raison de son état physique ou mental, est incapable d'exercer une activité professionnelle susceptible d'apporter au ménage un revenu d'appoint substantiel ; cet état d'incapacité doit être prouvé par un certificat médical ;

-ne pas exercer, dans un but lucratif, une profession indépendante;

-ne pas être tenu dans les liens d'un mariage;

-ne pas avoir été adopté par autrui (. Art.14 alinéa 1 litera s L.1/010 du 16/06/1999 portant code de sécurité sociale du BURUNDI)

4. Enfants vivant ou non avec l'assuré et auxquels ce dernier assure, en permanence, les moyens de vie, notamment :

□□ les enfants naturels ou légitimes de l'assuré

□□ les enfants du conjoint de l'assuré ;

□□ les enfants ayant fait l'objet d'une mesure judiciaire (Art.4 alinéa 25 L.n° 2016-28 du 6 février 2017 portant code de protection sociale au GABON)

5. Sont considérés comme enfants à charge, les enfants qui n'ont pas atteint l'âge au-delà duquel la scolarité ne devient pas obligatoire, qui vivent avec l'assuré et dont celui-ci assure, de façon permanente, l'entretien, ainsi que, dans une limite d'âge fixée par arrêté, les enfants qui sont en apprentissage ou poursuivent leurs études ou sont atteints d'invalidité ou de maladie chronique les rendant inaptes à toute

activité professionnelle (Art.99 alinéa 2 L./94/006/CTRN du 14 Février 1994 instituant un code de la sécurité sociale /GUINEE)

6. La notion juridique d'enfant à charge est celle retenue par la réglementation en vigueur sur les prestations familiales. La rente prévue au premier alinéa du présent paragraphe peut être portée à un maximum de 20% pour chacun des enfants orphelins de père et peut être portée à un maximum de 20 % pour chacun des enfants orphelins de père et de mère ou, en cas de décès du conjoint survivant postérieurement à l'accident (Art.126 point 2 alinéa 2 L.n° 99-041 du 12 aout 1999 portant code de prévoyance sociale/MALI)

7. Est réputé à charge, l'enfant enregistré à l'état civil qui n'a pas atteint l'âge de quinze (15) ans. Le congé supplémentaire prévu au profit des mères de famille est réduit à un (1) jour, si la durée du congé normal, déterminée en application des autres dispositions du présent article, n'excède pas six (6) jours (Art.119 alinéa 2 CT/NIGER)

8. Sont considérés comme enfants à charge, les enfants célibataires, tels qu'ils sont définis au Code du travail (Art.32 point 1° décret-loi du 29 juin 1961 organique de la sécurité sociale/RDC)

9. Sont considérés comme enfants à charge, les enfants tels que définis par le Code de la Famille (Art.50 alinéa 2 L.n° 16/009 du 15 juillet 2016 fixant les règles relatives au régime général de la sécurité sociale/RDC)

10. Ouvrent droit aux prestations familiales, les enfants à la charge du travailleur salarié qui entrent dans l'une des catégories suivantes :

1° Les enfants issus du mariage du travailleur, à condition qu'ils aient été inscrits sur les registres de l'état civil et que ce mariage ait été célébré ou constaté par l'officier de l'état civil;

2° Les enfants ayant fait l'objet d'une adoption conformément à la loi ;

3° Les enfants de la femme salariée, non mariée dont la filiation naturelle est établie par reconnaissance volontaire ou par jugement conformément à la loi ;

4° Les enfants dont la filiation naturelle, tant à l'égard du travailleur marié que de son épouse, est établie conformément à la loi (Art.7 Loi N° 73-37 du 31 juillet 1973 portant code de la sécurité sociale modifiée par la L.n° 97-05 du 10 mars 1997/SENEGAL)

11. Sont considérés comme enfants à charge, les enfants, jusqu'à l'âge de seize (16) ans révolus, qui vivent avec l'assuré et dont celui-ci assume, de façon permanente, l'entretien, si ces enfants rentrent, en outre, dans une des catégories suivantes:

a) les enfants de l'assuré(e) ;

b) les enfants du conjoint de l'assuré, lorsqu'il y a eu décès régulièrement déclaré du premier conjoint ou divorce judiciairement prononcé, sauf lorsque les enfants sont restés à la charge du premier conjoint ou que ce dernier contribue à leur entretien ;

c) les enfants ayant fait l'objet d'une adoption (Art.31 point 2 L.n° 2011-006 du 21 février 2011 portant code de sécurité sociale au TOGO)

Enfant adoptif

L'enfant dont l'adoption est constatée par acte authentique ou par jugement (Art.15 litera m alinéa 4 tiret 3 CT/BURUNDI et art.14 alinéa 1 litera s tiret 5 L.1/010 du 16/06/1999 code de sécurité sociale du BURUNDI)

Enfant sous tutelle

Le mineur orphelin de père et de mère dont la tutelle a été organisée ou constatée par jugement (Art.15 litera m alinéa 4 tiret 2 CT/BURUNDI et 14 alinéa 1 litera s tiret 4 L.1/010 du 16/06/1999 du code de sécurité sociale du BURUNDI)

Engagement à l'essai

1. Il y a engagement à l'essai, lorsque l'employeur et le travailleur, en vue de conclure un contrat de travail définitif, verbal ou écrit, décident, au préalable, d'apprécier notamment, pour le premier, la qualité des services du travailleur et son rendement et, pour le second,

les conditions de travail, de vie, de rémunération, d'hygiène et de sécurité ainsi que le climat social de l'entreprise (Art.41 alinéa 1 CT/BURKINA FASO)

2. Il y a engagement à l'essai, lorsque l'employeur et le travailleur, en vue de conclure un contrat définitif, décident, au préalable, d'apprécier notamment, le premier la qualité des services du travailleur et son rendement, le second, les conditions, chez l'employeur, de travail, de vie, de rémunération, d'hygiène, de sécurité ainsi que de climat (. Art.28 point 1 CT/CAMEROUN)

3. Il y a engagement à l'essai, lorsque l'employeur et le travailleur, en vue de conclure un contrat définitif, verbal ou écrit, décident, au préalable, d'apprécier notamment, le premier, la qualité des services du travailleur et son rendement ; le second, les conditions de travail, de vie, de rémunération, d'hygiène et de sécurité ainsi que le climat social (Art.39 alinéa 2 CT/COMORES)

4. Il y a engagement à l'essai, lorsque l'employeur et le travailleur, en vue de conclure un contrat définitif verbal ou écrit, décident, au préalable, d'apprécier notamment, le premier, la qualité des services du travailleur et son rendement, le second, les conditions, chez l'employeur, de travail, de vie, de rémunération, d'hygiène et de sécurité ainsi que le climat social. (Art.34 alinéa 1 CT/CONGO)

5. Il y a engagement à l'essai, lorsque l'employeur et le travailleur, en vue de conclure un contrat définitif, décident, au préalable, d'apprécier notamment :

- le premier, l'aptitude professionnelle du travailleur et son rendement,

- le second, les conditions de travail, de vie, de rémunération, d'hygiène et de sécurité ainsi que le climat social de l'entreprise (Art.16 CT/DJIBOUTI)

6. L'engagement ou le renouvellement de l'engagement à l'essai doit être stipulé par écrit précisant au moins le poste à pourvoir, la durée, le salaire et la catégorie professionnelle.

Ainsi, dans tout contrat à durée déterminée ou indéterminée, l'essai non stipulé par écrit est réputé inexistant (Art.35 CT/MADAGASCAR)

7. Il y a engagement à l'essai, lorsque l'employeur et le travailleur, en vue de conclure un contrat définitif, décident, au préalable, d'apprécier notamment, le premier, la qualité des services du travailleur et de son rendement; le second, les conditions de travail, de vie, de rémunération, de santé et de sécurité au travail ainsi que le climat social dans l'entreprise (Art.19 CT/RWANDA)

8. Il y a engagement à l'essai, lorsque l'employeur et le travailleur, en vue de conclure un contrat définitif verbal ou écrit, décident, au préalable, d'apprécier notamment, le premier, la qualité des services du travailleur et son rendement, le second, les conditions de travail, de vie, de rémunération, d'hygiène et de sécurité, ainsi que le climat social (Art. L.36 CT/SENEGAL)

9. Il y a engagement à l'essai, lorsque l'employeur et le travailleur, en vue de conclure un contrat définitif, décident, au préalable, d'apprécier notamment :

1. l'employeur, l'aptitude professionnelle du travailleur ;

2. le travailleur, les conditions de travail, de vie, de rémunération, d'hygiène, de sécurité et santé au travail, ainsi que le climat social de l'entreprise (Art.51 alinéa 1 CT/TOGO)

Entrepreneur

Est considérée comme entrepreneur, la personne physique ou morale qui, à travers un contrat, exécute un chantier avec ses propres éléments (Art.14 point 2 CT/GUINEE EQUATORIALE)

Entrepreneur de travail d'intérim

Voir entrepreneur de travail temporaire

Entrepreneur de travail temporaire

1. L'entrepreneur de travail temporaire est toute personne, physique ou morale, dont l'activité principale est de mettre à la disposition d'utilisateurs, des travailleurs en fonction d'une qualification déterminée (Art.19 CT/BURKINA FASO)

2. Est considérée comme entrepreneur de travail temporaire, toute personne physique ou morale, dont l'activité exclusive est de mettre à la disposition provisoire d'utilisateurs, des travailleurs qu'elle embauche et rémunère (Art 26 point 2 CT/CAMEROUN)

3. Est entrepreneur de travail temporaire, toute personne physique ou morale, dont l'activité exclusive est de mettre à la disposition provisoire d'utilisateurs, personnes physiques ou morales, des salariés qu'elle embauche et rémunère â cet effet en fonction d'une qualification convenue (Art.11.4 alinéa 1 CT/COTE D'IVOIRE)

4. Est entrepreneur de travail temporaire, toute personne physique ou morale, dont l'activité est de mettre à la disposition provisoire d'utilisateurs, personnes physiques ou morales, des salariés, qu'en fonction d'une qualification convenue, elle embauche et rémunère à cet effet (Art.16 alinéa 1 CT/NIGER)

Entrepreneur de travail temporaire ou d'intérim

1. Est, au sens de la présente section, un entrepreneur de travail temporaire ou d'intérim, toute personne physique ou morale, dont l'activité exclusive est de mettre, à la disposition provisoire d'utilisateurs, des salariés qu'en fonction d'une qualification connue, elle embauche et rémunère à cet effet (Art.73 alinéa 1 CT/CONGO)

2. Est un entrepreneur de travail temporaire toute personne physique ou morale dont l'activité est de mettre à la disposition provisoire d'utilisateurs, des travailleurs qu'elle embauche et rémunère en fonction d'une qualification convenue (Art D.313 -1 /D96-178/R-RM portant application de diverses dispositions de la loi n°92-020 du 23 septembre 1992 portant code du travail en République du MLI)

Entreprise

1. L'entreprise est une unité économique, individuelle ou collective, ayant une personnalité juridique dont l'objet est de produire des biens ou des services. L'entreprise peut comprendre un ou plusieurs établissements (Art. 127 CT/BURKINA.FASO)

2. Un établissement est constitué par un groupe de personnes travaillant en commun en lieu déterminé, (l'usine, local ou chantier), sous une autorité commune représentant l'entreprise.

Un établissement donné relève toujours d'une entreprise, sauf lorsqu'il s'agit d'un établissement unique et indépendant, lequel constitue à la fois une entreprise et un établissement.

Exceptionnellement, un établissement peut ne comporter qu'une seule personne (Art.15 litera e CT/BURUNDI)

3. Toute personne, physique ou morale, publique ou privée, employant un ou plusieurs travailleurs, au sens de l'article 2, est considérée comme constituant une entreprise et est soumise aux dispositions du présent code visant les employeurs.(Art.3 CT/CONGO)

4. L'entreprise s'entend de toute organisation, quelle qu'en soit la forme juridique, propriété individuelle ou propriété collective, ayant une activité de production, de distribution ou de fourniture de biens ou services. Une entreprise peut donc comporter un seul établissement avec lequel elle se confond ou plusieurs établissements distincts les uns des autres (Art.61.2 alinéa 2 CT/COTE D'IVOIRE)

5. On entend par entreprise, toute organisation, quelle que soit sa forme juridique (société, association, syndicat, propriété individuelle), ayant une activité de production, de distribution ou de fourniture de services. L'entreprise peut comprendre plusieurs établissements (Art.119 alinéa 1 CT/GUINEE)

6. Au sens du présent code on entend par entreprise une organisation de forme juridique déterminée, propriété individuelle ou

collective, employant des travailleurs sous l'autorité d'un organe investi du pouvoir de direction et ayant pour objet une activité commune d'ordre généralement économique, destinée à la production ou la vente de biens ou à la prestation de services déterminés.

L'entreprise peut comprendre un ou plusieurs établissements.

-Chaque établissement constitue une unité technique composée d'un groupe de personnes travaillant en commun en un lieu déterminé sous une même autorité directrice.

-Un établissement unique et indépendant constitue à la fois une entreprise et un établissement.

-L'établissement peut ne comporter qu'un seul travailleur (Art. L.3 CT/MALI)

7. Toute entité économique de forme juridique déterminée et constituée pour une production de biens destinés à la vente ou pour la fourniture de services rémunérés (Art. 3 alinéa 5 CT/ RCA)

8. Toute organisation économique, sociale, culturelle, communautaire, philanthropique, de forme juridique déterminée, propriété individuelle ou collective, poursuivant ou non un but lucratif pouvant comprendre un ou plusieurs établissements (Art. 7 point 4 CT/RDC)

Épargne

Système par lequel un individu prélève une partie de son revenu pour l'affecter à la garantie d'éventuels risques (Art.13 alinéa 1 litera d L.1/010 du 16/06/1999 portant code de sécurité sociale du BURUNDI)

Établissement

1. L'établissement est une unité de production regroupant des salariés travaillant sous l'autorité d'un ou de plusieurs représentants d'un même employeur (Art.126 CT/BURKINA FASO)

2. L'établissement s'entend d'un groupe de personnes travaillant en commun de façon habituelle, en un même lieu tel qu'une usine, un chantier, un local, point de rassemblement, sous une même autorité directrice (Art.61.2 alinéa 1 CT/COTE D'IVOIRE)

3. L'établissement s'entend d'un groupe de personnes travaillant en commun, de façon habituelle, en un même lieu tel qu'usine, chantier, local, sous une même autorité directrice (Art.227 CT/DJIBOUTI)

4. L'établissement est un groupe de personnes travaillant, en commun, de façon habituelle, en un lieu déterminé, sous la direction d'une même autorité (Art. 119 alinéa 2 CT/GUINEE)

5. Un groupe de personnes travaillant en commun en un lieu déterminé (usine, local ou chantier), sous une autorité commune (Art.3 alinéa 7 CT/RCA)

6. Un centre d'activité individualisé dans l'espace ayant, au point de vue technique, son objet propre et utilisant les services d'un ou de plusieurs travailleurs qui exécutent une tache sous une direction unique.

Un établissement donné relève toujours d'une entreprise.

Un établissement unique et indépendant constitue à la fois une entreprise et un établissement (Art.7 point 5 CT/RDC)

Établissement d'une entreprise

Groupe de personnes travaillant, en commun, en un lieu déterminé, et attaché à une entreprise. Une entreprise peut se doter de plusieurs établissements placés sous une direction unique (Art.1 point 16 CT/RWANDA)

Établissements industriels

Pour l'application du présent article, sont considérés comme établissements industriels :

-les mines, carrières, industries extractives de toutes natures;

-les industries dans lesquelles des produits sont manufacturés, modifiés, nettoyés, réparés, décorés, achevés, préparés pour la vente ou dans lesquelles les matières subissent une transformation, y compris la construction des navires, les industries de démolition de matériel, ainsi que la production, la transformation et la transmission de la force motrice en général et de l'électricité ;

-la construction, la reconstruction, l'entretien et la réparation, la modification ou la démolition de tous bâtiments et édifices, chemins de fer, tramways, ports, docks, jetées, canaux, installations pour la navigation intérieure, routes, tunnels, ponts, viaducs, égouts collecteurs, égouts ordinaires, puits, installations télégraphiques ou téléphoniques, installations électriques, usines à gaz, distribution d'eau ou autres travaux de construction, ainsi que les travaux de préparation et de fondation précédant les travaux ci-dessus (Art.85 alinéa 3 CT/MADAGASCAR)

Etat Compétent

Le terme "Etat compétent" désigne la Partie Contractante sur le territoire de laquelle se trouve l'institution compétente (Art. 1 alinéa 1 litera h Loi n° 2- 2009 du 11 juin 2009 autorisant la ratification de la convention multilatérale de sécurité sociale)

Etat de famille

Le travailleur visé à l'article 36 de la Convention doit, préalablement à son départ, se munir du formulaire intitulé « État de famille », ainsi que de toutes pièces supplémentaires justifiant, le cas échéant, que les enfants considérés remplissent les conditions requises pour ouvrir droit aux prestations familiales.

1. Ces pièces ainsi que l'état de famille devront avoir été établis dans un délai n'excédant pas trois mois avant leur présentation.

2. L'état de famille est établi en double exemplaire et visé par les autorités compétentes en matière d'état civil.

3. L'état de famille mentionne notamment la liste des enfants à charge au sens de la législation sur les allocations familiales du pays

de résidence des enfants, ainsi que les nom et adresse de la personne devant percevoir les prestations familiales.

4. Un exemplaire de l'état de famille est remis par le travailleur avant son départ à l'institution compétente du pays de résidence des membres de la famille. Le travailleur, à son arrivée sur le territoire de l'autre pays, remet l'autre exemplaire à l'institution compétente du pays d'emploi.

5. Si le travailleur n'est pas muni, à son arrivée sur le territoire du nouveau pays d'emploi, de l'état de famille prévu au présent article ou si cet état de famille est périmé, l'institution compétente du pays d'emploi demande à l'institution compétente du pays de résidence de la famille de provoquer l'établissement, en double exemplaire, du document en cause et de lui en transmettre un exemplaire (Art.31 arrangement administratif du 8 mai 1967 relatif aux modalités d'application de la Convention de sécurité sociale entre le Gouvernement de la République française et le Gouvernement de la République malgache du 8 mai 1967 et 42 arrangement administratif du 25octobre 1985 relatif aux modalités d'application de la convention de sécurité sociale entre le Gouvernement de la République de Côte-d'Ivoire et le Gouvernement de la République française.)

Expert en santé et sécurité au travail

Toute personne ayant obtenu un diplôme post universitaire en santé et sécurité au travail (Art.2 point 5° Arrêté ministériel N° 01 du 17/05/2012 déterminant les modalités de mise en place et de fonctionnement des comités de santé et sécurité au travail au RWANDA)

F

Famille

Personnes ayant un lien avec le travailleur, y compris son conjoint, un ou plusieurs enfants, qu'ils soient légitimes ou adoptifs, ses parents, frères ou sœurs et grands-parents (Art.1 point 44 CT/RWANDA)

Famille du travailleur

1. La famille du travailleur comprend :

- 1° Le conjoint non divorcé du travailleur ;

- 2° Les enfants à charge du travailleur.

Sont considérés comme enfant à charge : les enfants légitimes, naturels reconnus, sous tutelle ou adoptifs du travailleur ou de son conjoint qui réunissent les conditions suivantes :

-Etre âgé de moins de 18 ans : cette limite d'âge est portée à 21 ans si l'enfant est apprenti ou poursuit des études dans un établissement de plein exercice.

-Il n'y a aucune limite d'âge lorsque l'enfant, en raison de son état physique ou mental, est incapable d'exercer une activité professionnelle susceptible d'apporter au ménage un revenu d'appoint substantiel, cet état d'incapacité doit être prouvé par un certificat médical :

-Ne pas exercer, dans un but lucratif, une profession indépendante ;

-Ne pas être tenu dans les liens d'un mariage, à moins qu'il ne s'agisse d'un enfant au bénéfice duquel la limite d'âge a été portée à 21 ans, en application des dispositions du présent paragraphe, point 2, premier alinéa ;

-Ne pas avoir été adopté par autrui (Art.15 litera m, alinéa 1-3 CT/BURUNDI)

2. Par famille du travailleur, il faut entendre ses épouses et ses enfants vivant avec lui, régulièrement déclarés à l'état civil et dont le

travailleur a la charge effective, au sens de l'article 9 du présent Code (Art.12 L.n° 99-041 du 12 aout 1999 portant code de prévoyance sociale au MALI)

3 La famille du travailleur comprend :

-Le conjoint ;

-Les enfants tels que définis par la L.**n°** 087-010 du 1er août 1987 portant Code de la famille;

-Les enfants que le travailleur a adoptés ;

-Les enfants dont le travailleur a la tutelle ou la paternité juridique ;

-Les enfants pour lesquels il est débiteur d'aliments, conformément aux dispositions de la L.n° 087-010 du 1 août 1987 portant code de la famille.

Un enfant entre en ligne de compte s'il est célibataire et :

-Jusqu'à sa majorité en règle générale ;

-Jusqu'à l'âge de 25 ans révolus, s'il étudie dans un établissement de plein exercice ;

-Sans limite d'âge, lorsqu'il est incapable d'exercer une activité lucrative en raison de son état physique ou mental et que le travailleur l'entretient

N'entre pas en ligne de compte, l'enfant mineur engagé dans les liens d'un contrat de travail ou d'apprentissage qui lui donne droit à une rémunération normale.

Dans tous les textes légaux et réglementaires relatifs à la sécurité sociale s'appliquant, tant au secteur public qu'au secteur privé, le terme «enfant» doit être interprété conformément à l'article 7, point 11, de la présente loi, sans préjudice des dispositions plus favorables aux bénéficiaires des avantages sociaux (.Art.7 point CT/RDC)

Faute intentionnelle

Acte volontaire ayant entraîné des conséquences graves, même si l'auteur n'a pas voulu le dommage qui en résulte (Art.13 alinéa 1 litera h L.1/010 du 16/06/1999 portant code de sécurité sociale du BURUNDI)

Faute lourde

1. Constitue notamment une faute lourde, le fait, pour le travailleur gréviste, de s'opposer au travail d'autrui et/ou à ce que sa tâche soit effectuée par d'autres travailleurs, même ceux qui n'y sont pas habituellement affectés (Art.383 alinéa 2 CT/BURKINA FASO)

2. Peut être considéré comme faute lourde, le manquement grave à ses obligations contractuelles et prévues dans le règlement d'entreprise notamment dans les cas suivants :

1° du fait du travailleur :

a) lorsque le travailleur se rend coupable d'un acte d'improbité ou de voies de fait ou d'injures graves à l'égard de l'employeur ou de son personnel ;

b) lorsqu'il cause, intentionnellement à l'employeur, un préjudice matériel pendant ou à l'occasion de l'exécution du contrat et pendant la suspension du contrat ;

c) lorsqu'il compromet, par son imprudence, la sécurité de l'établissement, du travail, du personnel ou de tiers, à l'occasion de l'exécution du contrat.

2° du fait de l'employeur :

a) lorsque l'employeur, ou son préposé, se rend coupable envers le travailleur d'un acte d'improbité, de voies de fait ou d'injures graves ou tolère, de la part des autres travailleurs, de semblables actes à son égard ;

b) lorsque l'employeur, ou son préposé, cause intentionnellement au travailleur un préjudice matériel pendant ou à l'occasion de l'exécution du contrat ou pendant la suspension du contrat;

c) lorsque l'employeur, ou son préposé, opère indûment des réductions ou retenues sur le salaire du travailleur ;

d) en cas de retard réitéré dans le paiement du salaire dû au travailleur (Art.58 alinéa 1 CT/BURUNDI)

3. Les faits suivants sont constitutifs de faute lourde pendant la grève, sans que cette énumération soit limitative, et sous réserve de l'appréciation de la juridiction compétente :

• l'occupation des locaux

• les coups et blessures volontaires sur la personne de l'employeur

• la séquestration de l'employeur

• l'entrave à la liberté de travail

• le sabotage, le vol ou la destruction de marchandise ou de matériel de l'entreprise

• la participation à une grève illicite (Art.248-11 alinéa 1 CT/CONGO)

4. Une partie est réputée avoir commis une faute lourde, lorsque les règles de la bonne foi ne permettent pas d'exiger de l'autre qu'elle continue à exécuter le contrat.

L'employeur commet une faute lourde qui permet au travailleur de rompre le contrat, lorsqu'il manque gravement aux obligations du contrat, notamment dans les cas suivants :

a) l'employeur ou son préposé se rend coupable, envers lui, d'un acte d'improbité, de harcèlement sexuel ou moral, d'intimidation, de voies de fait, d'injures graves ou tolère de la part des autres travailleurs de semblables actes ;

b) l'employeur ou son préposé lui cause intentionnellement un préjudice matériel pendant ou à l'occasion de l'exécution du contrat ;

c) en cours d'exécution du contrat, la sécurité ou la santé du travailleur se trouve exposée à des dangers graves qu'il n'a pas pu prévoir au moment de la conclusion du contrat ou lorsque sa moralité est en péril;

d) l'employeur ou son préposé opère indûment des réductions ou retenues sur la rémunération du travailleur ;

e) l'employeur persiste à ne pas appliquer les dispositions légales ou réglementaires en vigueur en matière du travail.

Le travailleur commet une faute lourde, qui permet à l'employeur de rompre le contrat, lorsqu'il manque gravement aux obligations du contrat et notamment s'il :

a) se rend coupable d'un acte d'improbité, de harcèlement sexuel ou moral, d'intimidation, de voies de fait ou d'injures graves à l'égard de l'employeur ou de son personnel ;

b) cause à l'employeur, intentionnellement, un préjudice matériel pendant ou à l'occasion de l'exécution du contrat;

c) se rend coupable de faits immoraux pendant l'exécution du contrat;

d) compromet, par son imprudence, la sécurité de l'entreprise ou de l'établissement, du travail ou du personnel (Art.72 alinéa 2 ; 73 ; 74 et 80 alinéa dernier CT/RDC)

5. Peuvent être considérés notamment comme fautes lourdes, sous réserve de l'appréciation de la juridiction compétente, les faits ou comportements d'un travailleur ayant un lien avec ses fonctions et rendant intolérable le maintien des relations de travail (Art.18.8 CT/COTE D'IVOIRE)

Faute lourde d'ordre professionnel

Peuvent être considérées comme fautes lourdes d'ordre professionnel :

• 1° l'insubordination, c'est à dire le refus d'exécuter un travail ou un ordre entrant dans le cadre des activités relevant de l'emploi ;

• 2° la violation caractérisée d'une prescription concernant l'exécution du service et régulièrement portée à la connaissance du personnel ;

• 3° les atteintes à l'obligation de probité ;

• 4° la perte de confiance, fondée sur des faits objectifs, rendant impossible l'exécution du contrat ;

• 5° les voies de faits, injures ou menaces sur les lieux du travail ou à l'occasion du travail ;

• 6° la violation du secret professionnel ;

• 7° l'état d'ivresse, la consommation de drogue ou de khat pendant les heures de travail sur les lieux du travail ;

• 8° la violation flagrante des clauses du contrat de travail ;

• 9° les absences ou retards répétés ou importants et non justifiés. (Art.59 alinéa 1 CT/DJIBOUTI)

Faute professionnelle

Une sanction disciplinaire ne peut être infligée à un salarié que s'il a commis une faute professionnelle c'est-à-dire une faute dans l'exécution de son contrat de travail (Art.87 alinéa 1 CT/TCHAD)

Fédération des organisations syndicales

Collectif des organisations syndicales agréées (Art.1 point 14 CT/RWANDA)

Fédération syndicale

Les organisations professionnelles de travailleurs sont structurées en syndicat de base, fédérations syndicales et confédérations ou centrales syndicales. La fédération syndicale est une union syndicale horizontale, c'est-à-dire regroupant au moins cinq syndicats de base d'un même secteur ou d'une même branche d'activité (Art.53.2 alinéa 1 CT/COTE D'IVOIRE)

Femme

Toute personne de sexe féminin, quels que soient son âge, sa nationalité, sa race ou ses croyances religieuses, son état civil (Art.1 point 29 CT/RWANDA)

Fonds de réserves permanent

Patrimoine de rapport permettant au régime, par répartition, de compléter ses recettes courantes tirées des cotisations sociales par les produits financiers encaissés (Art.4 alinéa 26 L.n° 2016-28 du 6 février 2017 portant code de protection sociale au GABON)

Fonds de roulement

Fonds servant au maintien d'un volume suffisant de liquidités pour faire face aux dépenses courantes (Art.7 point 11 L.n° 16/009 du 15 juillet 2016 fixant les règles relatives au régime générale de la sécurité sociale/RDC)

Force majeure

1. La force majeure se définit comme un événement imprévisible, irrésistible et insurmontable empêchant l'une ou l'autre des parties au contrat de travail d'exécuter ses obligations (Art.93 point 16 alinéa 2 CT/BURKINA FASO)

2. Toutes circonstances mettant en danger ou risquant de mettre en danger la vie ou les conditions normales d'existence de l'ensemble ou d'une partie de la population (Art.3 alinéa 3 litera d/ PAUDT)

3. Il y a force majeure, lorsque l'événement survenu est imprévisible, inévitable, non imputable à l'une ou l'autre partie et constitue une impossibilité absolue d'exécution d'obligations contractuelles (Art.57 alinéa 2 CT/RDC)

Formation en alternance

Est considérée comme formation en alternance, toute formation dispensée au sein de l'entreprise, visant à faire acquérir au candidat un poste de travail déterminé, le savoir-faire technique et gestuel exigé par le poste qu'il pourrait occuper au terme de sa formation.

La formation en alternance se présente sous la forme d'un contrat emploi/formation, d'un contrat de qualification, d'un contrat d'adaptation ou d'un contrat de stage d'initiation à la vie professionnelle (Art.197 CT/MADAGASCAR)

Formation professionnelle

La formation professionnelle est l'ensemble des activités visant à assurer l'acquisition de connaissances, de qualifications et d'aptitudes nécessaires pour exercer une profession ou une fonction déterminée (Art.8 alinéa 1 CT/BURKINA FASO)

Formation professionnelle continue.

1. La formation professionnelle comporte une formation initiale et des formations ultérieures destinées aux adultes et aux jeunes déjà engagés dans la vie active ou qui s'y engagent. Ces formations ultérieures constituent la formation professionnelle continue. La formation professionnelle continue fait partie de l'éducation permanente. Elle a pour objet de permettre l'adaptation des travailleurs au changement des techniques et des conditions de travail, de favoriser leur promotion sociale par l'accès aux différents niveaux de la culture et de la qualification professionnelle et leur contribution au développement culturel, économique et social. Elle peut être dispensée à des salariés titulaires d'un contrat de travail prévoyant une formation en alternance *(Art.* D.9-1/D96-178/R-RM portant application de diverses dispositions de la L.n°92-020 du 23 septembre 1992 portant code du travail du MALI).

2. La formation professionnelle consiste à dispenser à une personne un enseignement technique, théorique et pratique pouvant lui permettre d'occuper un poste de travail (Art.38 CT/TCHAD)

G

Gabonais économiquement faible

Toute personne physique de nationalité gabonaise âgée d'au moins 16 ans et dont les revenus, inférieurs au SMIG, nécessitent le recours à la solidarité nationale, afin de bénéficier d'une protection sociale contre les risques liés à la maternité, aux charges familiales, à la maladie, au chômage et à la vieillesse. Sous réserve de remplir les conditions fixées à l'alinéa ci-dessus, peuvent également prétendre à la qualité de gabonais économiquement faible, les Ministres de cultes : prêtre, imam, pasteur, religieux ou religieuse appartenant à une congrégation ou à une association religieuse reconnue par l'administration compétente.

Le statut de gabonais économiquement faible est reconnu après une enquête sociale effectuée, selon les modalités fixées par voie réglementaire (Art.4 alinéa 27 26 L.n° 2016-28 du 6 février 2017 portant code de protection sociale au GABON)

Garantie sociale

Système de protection sociale des citoyens vulnérables contre les risques sociaux, aux moyens de mécanismes de prise en charge offerts par l'État (Art.4 alinéa 28 26 L.n° 2016-28 du 6 février 2017 portant code de protection sociale au GABON)

Gens de maison

Personnel astreint aux travaux domestiques et assimilés (Art.4 alinéa 29 26 Loi n°2016-28 du 6 février 2017 portant code de protection sociale au GABON)

Grande invalidité

L'on considère qu'il y a grande invalidité, quand le travailleur ne peut pas se déplacer, conduire ou effectuer les actes essentiels de vie quotidienne de toute personne (Art. 43 CT/GUINEE EQUATORIALE)

Grève

1. La grève est une cessation, concertée et collective du travail, en vue d'appuyer des revendications professionnelles et d'assurer la défense des intérêts matériels ou moraux des travailleurs (Art.382 alinéa 1 CT/BURKINA FASO)

2 Le terme «grève » signifie toute interruption concertée du travail, organisée par un groupe de travailleurs, à l'occasion d'un conflit du travail ; ou encore, une cessation du travail, concertée et réalisée au sein d'une entreprise ou d'un établissement, par un groupe de travailleurs en vue d'obtenir la satisfaction des revendications présentées à leurs employeurs et dont ils font la condition de reprise du travail (. Art.15 litera k tiret 3 et .212 alinéa 1 CT/BURUNDI)

3. La grève est le refus, collectif et concerté, par tout ou partie des travailleurs d'un établissement, de respecter les règles normales de travail en vue d'amener l'employeur à satisfaire leurs réclamations ou revendications (Art. 157 point 4 CT/CAMEROUN)

4. Est considérée comme grève, tout arrêt concerté et collectif de travail, en vue de faire aboutir des revendications professionnelles déjà déterminées dans un cahier de revendications et non satisfaites par l'employeur soit par échec de procédure de négociation de conciliation d'arbitrage et de recommandation, soit par refus de négocier opposé par l'employeur (Art.248-2 CT/CONGO)

5. La grève résulte d'un arrêt, collectif et concerté, du travail provoqué par le personnel en vue d'obtenir une modification des conditions de travail ou de leur rémunération (Art.188 alinéa 1 CT/DJIBOUTI)

6. La grève est l'arrêt concerté du travail par un groupe de salariés. Elle est une modalité de défense des droits et des intérêts professionnels, économiques et sociaux (Art.342 CT/GABON)

7. La grève est un arrêt, complet et collectif du travail, décidé par les salariés pour faire aboutir des revendications professionnelles qui n'ont pas été satisfaites. (Art.329 CT/GUINEE)

8. La grève est un arrêt complet, concerté et collectif, du travail décidé par des salariés d'une entreprise ou d'un établissement, pour faire aboutir des revendications professionnelles qui n'ont pas été satisfaites (Art.228 alinéa 2 CT/MADAGASCAR)

9. La grève est un arrêt, concerté du travail, décidé par les salariés pour faire aboutir des revendications professionnelles et assurer la défense de leurs intérêts matériels ou moraux Art.320 alinéa 1 CT/NIGER)

10. La grève est la cessation collective et concertée du travail, en vue d'appuyer des revendications professionnelles et d'assurer la défense des intérêts économiques et sociaux des travailleurs (Art.240/PAUDT)

11. La grève est un arrêt de travail, concerté et collectif, décidé par tout ou partie des travailleurs en vue d'appuyer des revendications professionnelles (Art. 3 alinéa 26 et 377 CT/ RCA)

12. Interruption partielle ou totale ou le retard du travail par l'ensemble ou une partie des travailleurs, lorsque l'interruption ou le retard a pour objet d'obliger l'employeur ou tout autre organisation patronale à laquelle l'employeur est affilié, à accepter, modifier ou abandonner une décision quelconque (Art.1 point 4 CT/RWANDA)

13. La grève est un arrêt, collectif et concerté de travail, décidé par les salariés pour faire aboutir des revendications professionnelles qui n'ont pas été satisfaites par l'employeur (Art.456 alinéa 2 CT/TCHAD)

14. La grève est une cessation, collective et concertée du travail, décidée par les travailleurs en vue d'obtenir la satisfaction de leurs revendications d'ordre professionnel (Art.268 CT/TOGO)

Grève illicite

1. Est également illicite, la grève déclenchée en violation des stipulations d'un accord de conciliation ou d'une sentence arbitrale devenue définitive pendant les négociations (Art.244 alinéa 2/PAUDT)

2. Sont illicites:

a) la grève à caractère purement politique ;

b) la grève déclenchée sans respecter le préavis indiqué aux articles 346 et 354 ci-dessous ;

c) la grève avec violence, voies de fait, menaces, manœuvres dans le but de porter atteinte à l'exercice de l'industrie et à la liberté du travail ;

d) la grève en violation du service minimum ;

e) la grève intervenue en cours de négociation collective ;

f) toute autre grève dont le but est différent de celui défini à l'article 342 ci-dessus (Art.344 CT/GABON)

Grève licite

1. Pour être licite, la grève doit être précédée d'un préavis de cinq (05) jours ouvrables notifiés à l'employeur et à l'inspecteur du travail et des lois sociales du ressort par l'organisation syndicale ayant pris l'initiative de la grève. Cette notification doit comporter les raisons et les revendications formulées par l'organisation syndicale déposant le préavis de grève et indiquer si le conflit a déjà fait l'objet de procédure conventionnelle de négociation (. Art.270 alinéa 1 CT/TOGO)

2. Sont réputées licites, toutes grèves déclenchées suite à une ou plusieurs revendications professionnelles et collectives non satisfaites soit par échec des négociations, d'arbitrage, de conciliation et de recommandation, soit par refus de négocier opposé par l'employeur (Art.248-3 CT/CONGO)

H

Handicap

Incapacité physique, mentale, intellectuelle ou sensorielle durable dont l'interaction avec diverses barrières peut faire obstacle à une pleine et effective participation à la société sur la base de l'égalité entre citoyens (Art.4 alinéa 30 L.n° 2016-28 du 6 février 2017 portant code de protection sociale au GABON)

Harcèlement moral

1. Constituent un harcèlement moral, les comportements abusifs, les menaces, les attaques, les paroles, les intimidations, les écrits, les attitudes, les agissements répétés à l'encontre d'un salarié, ayant pour objet ou pour effet la dégradation de ses conditions de travail et qui, comme tels, sont susceptibles de porter atteinte à ses droits et à sa dignité, d'altérer sa santé physique ou mentale ou de compromettre son avenir professionnel (Art.5 alinéa 5 CT/COTE D'IVOIRE)

2. Tout acte de harcèlement au travail de toute origine, externe ou interne à l'entreprise, qui se manifeste notamment par des comportements, des paroles, des intimidations et des écrits anonymes ayant pour objet d'affecter la dignité d'un travailleur sur le lieu de travail, de mettre en péril son emploi et constituer un obstacle à sa performance (Art.1 point 6 CT/RWANDA)

Harcèlement sexuel

1. Le harcèlement sexuel consiste à obtenir d'autrui par ordre, parole, intimidation, acte, geste, menace ou contrainte, des faveurs de nature sexuelle (Art.37 alinéa 3 CT/BURKINA FASO)

2. Constituent un harcèlement sexuel, les comportements abusifs, les menaces, les attaques, les paroles, les intimidations, les écrits, les attitudes, les agissements répétés à rencontre d'un salarié, ayant une connotation sexuelle, dont le but est d'obtenir des faveurs de nature sexuelle à son profit ou au profit d'un tiers.(Art.5 alinéa 4 CT/COTE D'IVOIRE)

3. Est considéré comme harcèlement sexuel au travail, toute conduite non souhaitée, de nature sexuelle qui interfère avec le travail, conditionne l'emploi ou le déroulement normal de la carrière ou crée un environnement de travail intimidant (Art.5 alinéa 3 CT/MADAGASCAR)

Heures de travail

La durée du travail est normalement de huit heures par jour et quarante heures par semaine. Les heures de travail sont les heures pendant lesquelles le travailleur est à la disposition de son employeur (Art. 112 alinéa 1 CT/BURUNDI)

Heures du travail de nuit

Les heures de début et de fin du travail de nuit peuvent varier selon les saisons, mais englobent, en tout état de cause, les périodes comprises entre vingt et une (21) heures et cinq (5) heures du matin. Voir aussi travail de nuit (Art.92 alinéa 2//PAUDT)

Heures supplémentaires

1. Les heures effectuées au-delà de la durée légale hebdomadaire sont considérées comme heures supplémentaires et donnent lieu à une majoration de salaire (Art. 138 alinéa 1 CT/BURKINA FASO)

2. Les heures effectuées au-delà de la durée légale du travail constituent des heures supplémentaires qui donnent lieu à une majoration (Art.75 alinéa 3 CT/MADAGASCAR)

3. La durée du travail, heures supplémentaires comprises, ne peut dépasser soixante (60) heures au cours d'une même semaine.

Lorsque sont organisés des cycles de travail, seules sont considérées comme heures supplémentaires, celles qui dépassent la durée hebdomadaire moyenne calculée sur la durée du cycle de travail. (Art.86 alinéa 3 et 89 alinéa 3/PAUDT)

Horaires à temps partiel

1. Sont considérés comme horaires à temps partiel, les horaires inférieurs d'au moins un cinquième (1/5ème) à la durée légale du travail ou à la durée fixée conventionnellement pour la branche (Art.88 alinéa 1/PAUDT)

2. Sont considérés comme horaires à temps partiel, les horaires inférieurs d'au moins un cinquième à la durée légale du travail ou à la durée fixée conventionnellement pour la branche ou l'établissement (Art. L.137 alinéa 2 CT/SENEGAL)

I

Immatriculation

1. « Immatriculation » désigne l'opération administrative qui consacre la qualité d'assuré social par l'attribution d'un numéro d'identification (Art.14 alinéa 1 litera i L.1/010 du 16/06/1999 portant code de sécurité sociale du BURUNDI)

2. Opération administrative consistant à enregistrer un travailleur, un employeur ou toute autre personne physique ou morale au régime de protection sociale et se traduisant par l'attribution d'un identifiant (Art.4 alinéa 31 L.n° 2016-28 du 6 février 2017 portant code de protection sociale au GABON)

3. L'immatriculation des employeurs est l'opération administrative qui suit nécessairement soit l'ouverture ou l'acquisition d'une entreprise comportant l'emploi de salarié, soit la première embauche d'un salarié, lorsque l'engagement de personne pour les services domestiques et a pour effet de reconnaître la qualité d'employeur au regard de la législation de sécurité sociale et de la consacrer par l'attribution d'un numéro matricule constituant une identification codée de la personne de l'employeur et éventuellement de ses divers établissements (Art.25 L /94/006/CTRN du 14 Février 1994 instituant un code de la sécurité sociale en GUINEE).

4. Opération administrative qui constate la qualité d'assuré social par l'attribution d'un numéro d'immatriculation (Art.7 point 12 L.n° 16/009 du 15 juillet 2016 fixant les règles relatives au régime général de la sécurité sociale/RDC)

Inactif majeur

Ayant droit majeur ne disposant pas d'une couverture sociale (Art.4 alinéa 32 L.n° 2016-28 du 6 février 2017 portant code de protection sociale au GABON)

Inactif mineur

Ayant droit mineur ne bénéficiant pas d'une couverture sociale particulière (Art.4 alinéa 33 L.n° 2016-28 du 6 février 2017 portant code de protection sociale au GABON)

Incapacité

1. Réduction temporaire ou permanente de certaines facultés ou fonctions physiques ou mentales chez une personne. (Art.4 alinéa 34 33 L.n° 2016-28 du 6 février 2017 portant code de protection sociale au GABON)

2. Aux fins des indemnisations pour accidents du travail ou maladies professionnelles, seront retenues cinq types d'incapacités : incapacité temporaire, incapacité partielle permanente, incapacité pour la profession habituelle, incapacité permanente totale pour la profession habituelle, incapacité absolue permanente pour tout travail et grande invalidité (Art.38 CT/GUINEE EQUATORIALE)

Incapacité absolue permanente

Art. L'on entend par incapacité absolue permanente, celle qui handicape le travailleur dans l'exercice de tout type d'emploi rémunéré (42 CT/GUINEE EQUATORIALE)

Incapacité partielle permanente

L'on entend par incapacité partielle permanente pour le travailleur habituel, la diminution de la capacité de travail générée par le risque professionnel et réputée incurable ou de durée imprévisible (Art. 40 CT/GUINEE EQUATORIALE)

Incapacité permanente

1. L'incapacité permanente est la réduction de capacité de travail qui subsiste après consolidation de l'état pathologique de la victime. Il y a consolidation lorsque la victime présente un état médicalement constaté comme stabilisé et non susceptible d'amélioration prévisible (Art.74 alinéa 1 L/94/006/CTRN du 14 Février 1994 instituant un code de la sécurité sociale en GUINEE)

2. L'incapacité permanente est dite partielle lorsque, après consolidation de l'état de la victime, il subsiste chez elle une incapacité de travail si minime soit-elle (Art.56 point 1 L.n° 2011-006 du 21 février 2011 portant code de sécurité sociale au TOGO)

Incapacité permanente partielle

L'incapacité permanente est dite partielle lorsque, après consolidation de l'état de la victime, il subsiste chez elle une incapacité de travail si minime soit-elle (Art.56 point 1 lit. a L.n° 2011-006 du 21 février 2011 portant code de sécurité sociale au TOGO).

Incapacité permanente totale

L'incapacité permanente est la réduction de la capacité de travail qui subsiste après consolidation de l'état pathologique de la victime. Elle peut être partielle ou totale. (Art.56 point 1 lit. b L.n° 2011-006 du 21 février 2011 portant code de sécurité sociale au TOGO).

Incapacité temporaire

1. Est considérée comme incapacité temporaire, toute lésion qui n'est pas guérie dans le délai d'un an et qui empêche le travailleur de réaliser le travail auquel il avait été assigné au moment ou il a subi la dite lésion. L'incapacité temporaire devient permanente après un an sans guérison du travailleur. (Art.39 CT/GUINEE EQUATORIALE)

2. L'incapacité temporaire d'un travail est l'inaptitude au travail qui s'étend du jour suivant l'accident au jour de consolidation ou de guérison de la lésion ou à la date de reprise de service, la consolidation étant entendue au sens de l'article 74 alinéa 2 (Art.73 alinéa 1 L /94/006/CTRN du 14 Février 1994 instituant un code de la sécurité sociale en GUINEE).

Incapacité totale et permanente

L'on entend par incapacité totale et permanente pour le travail habituel, l'incapacité occasionnée par les effets des risques professionnels qui handicapent de manière définitive le travailleur dans l'exercice de son travail habituel ou un travail équivalent correspondant à son éducation, sa formation et son travail quotidien(Art. 41 CT/GUINEE EQUATORIALE)

Indemnité de congé de maternité

L'indemnité de congé de maternité aux femmes salariées constitue une indemnité journalière destinée à compenser la perte de salaire pendant la durée de congé de maternité.

Cette indemnité journalière est égale à la totalité du salaire perçu par l'intéressée au moment de la suspension de travail (Art.50 alinéa 1 et 2 L.98-19 du 21/03/2003 portant code de sécurité sociale au BENIN)

Indemnité de déplacement

Lorsqu'un travailleur en service dans l'Etat Partie est astreint par obligation professionnelle à un déplacement occasionnel et temporaire hors de son lieu habituel d'emploi, il a droit à une indemnité spéciale dite « indemnité de déplacement » (Art.118 alinéa 1/PAUDT)

Indemnité journalière

1. L'indemnité journalière est égale au 2/3 du salaire journalière du travailleur.

Le montant du salaire journalier s'obtient, en divisant par trente, le total des rémunérations ou gains perçus par l'intéressé et soumis à cotisations au cours du mois précédant celui pendant lequel l'accident est survenu.

Au cas où la victime n'a pas travaillé pendant toute la durée du mois ou que le début du travail dans l'entreprise où l'accident est survenu remonte à moins d'un mois, la rémunération servant au calcul de l'indemnité journalière est celle que l'accidenté aurait perçue, s'il avait travaillé dans les mêmes conditions pendant la période de référence.

Il en est de même, si la victime n'a pas travaillé pendant la durée des 30 jours précédant l'accident en raison soit de maladie, d'accident, de maternité ou de chômage indépendant de sa volonté, de congés payés ou d'absence autorisée.

L'indemnité journalière est réglée au même intervalle régulier que le salaire. Cet intervalle ne peut toutefois pas être inférieur à une semaine, ni supérieur à un mois (Art.68 L.98-19 du 21/03/2003 portant code de sécurité sociale au BENIN).

2. Le montant de l'indemnité journalière due au travailleur dans le cadre des dispositions des articles 121 et 141 s'obtient en divisant par 25 le montant du salaire moyen mensuel en espèce calculé conformément aux indications légales.(Art. 15 litera f point 3° CT/BURUNDI).

Indemnités pour risques

Les indemnités autorisées par l'Institut de Sécurité Sociale, pour incapacité, ou décès, seront versées par cotisations mensuelles révolues, à partir du jour où l'incapacité du travailleur est établie ou à partir du jour où survient son décès (Art. 44 point 1 CT/GUINEE EQUATORIALE)

Indépendance de l'organisation patronale

Signifie que l'organisation patronale ne doit avoir été ni créée ni dominée par l'Etat ou bénéficier des dotations budgétaires de l'Etat. Elle ne doit, en aucun cas, bénéficier de toute autre assistance susceptible de nuire à son indépendance (Art.1 point 26 CT/RWANDA)

Indépendance du syndicat des travailleurs

Signifie que le syndicat ne doit avoir été ni créé ni dominé par l'employeur ou financé par le budget de l'Etat. Dans tous les cas, le syndicat doit être apolitique (Art.1 point 25 CT/RWANDA)

Inspection du travail

1. L'Inspection du Travail est constituée par un corps de fonctionnaires assermentés, pourvus statutairement d'une indépendance suffisante pour pouvoir contrôler les lieux de travail et

veiller au respect du présent code. Toute obstruction faite à un Inspecteur du travail dans l'exercice de sa mission constitue une infraction pénale. (Art.155 CT/BURUNDI)

2. Par « inspecteur du travail et de la prévoyance sociale », il faut entendre tout fonctionnaire du corps de l'administration du travail placé à la tête d'une circonscription d'inspection du travail et de la prévoyance sociale ou son délégué (Art.105 point 1 CT/CAMEROUN)

3. L'Inspection du Travail est un corps spécialisé de fonctionnaires, composé d'Inspecteurs du Travail, de Médecins-Inspecteurs, de Contrôleurs du Travail et Contrôleurs Adjoints du Travail. Ce Service est placé sous l'autorité d'un Inspecteur Général du Travail (Art.352 CT/GUINEE)

4 L'Inspection du travail est un service dépendant de l'Administration Centrale du Travail. Elle est opérationnelle au niveau national ou au niveau de chaque District. Elle est chargée de veiller à l'application des dispositions du code du travail et de ses arrêtés d'exécution, des stipulations des conventions collectives ainsi que des lois relatives à la sécurité sociale (. Art.157 alinéa 1 CT/RWANDA)

5. Un agent, travaillant au niveau du District ou au niveau central, chargé de contrôler l'application de la réglementation du travail. Il conseille et informe les employeurs et les salariés sur leurs droits et obligations respectifs (Art.2 point 3° Arrêté ministériel N° 01 du 17/05/2012 déterminant les modalités de mise en place et de fonctionnement des comités de santé et sécurité au travail au RWANDA)

Institution

Le terme "institution" désigne l'autorité ou l'organisme chargé d'appliquer tout ou partie de la législation de prévoyance sociale de chaque Partie Contractante (Art. 1 alinéa 1 litera f L.n° 2- 2009 du 11 juin 2009 autorisant la ratification de la convention multilatérale de sécurité sociale).

Institution Compétente

Le terme "institution compétente" désigne :

- soit l'institution à laquelle le travailleur est affilié au moment de la demande de prestations ;

- soit l'institution à la charge de laquelle il a droit à prestations ou aurait droit à prestations, s'il résidait sur le territoire de la Partie Contractante où se trouve cette institution ;

- soit l'institution désignée par l'autorité compétente de la Partie Contractante en cause. (Art. 1 alinéa 1 litera g L.n° 2- 2009 du 11 juin 2009 autorisant la ratification de la convention multilatérale de sécurité sociale).

Institution du lieu de résidence

Les termes " institution du lieu de résidence" et " institution du lieu de séjour " désignent l'institution habilitée à servir les prestations au lieu où l'intéressé réside ou séjourne, selon la législation de la Partie Contractante que cette institution applique (Art. 1 alinéa 1 litera k L. n° 2- 2009 du 11 juin 2009 autorisant la ratification de la convention multilatérale de sécurité sociale).

Invalide

1. Est considéré comme invalide, l'assuré qui, par suite de maladie ou d'accident d'origine non professionnelle, a subi une diminution permanente de ses capacités physiques ou mentales dûment constatée par un médecin désigné ou agréé par la Caisse, le rendant incapable de gagner plus du tiers de la rémunération qu'un travailleur ayant la même formation peut se procurer par son travail (. Art.94 alinéa 3 L.98-19 du 21/03/2003 portant code de sécurité sociale au BENIN).

2. Est considéré comme invalide, le travailleur qui, par suite de maladie ou d'accident, subit une diminution permanente de ses capacités physiques ou mentales le rendant inapte à gagner un tiers de la rémunération qu'un travailleur ayant la même formation peut se procurer par son travail. (Art.40 point 2° Décret-loi du 29 juin 1961 organique de la sécurité sociale/RDC)

Invalidité

1. Est considéré comme « invalidité », l'assuré qui, par suite de maladie ou d'accident d'origine non professionnelle, a subi une diminution permanente de 66% de ses capacités physiques ou mentales dûment certifiée par un médecin agréé par l'organisme (Art.72 alinéa 3 L.1/010 du 16/06/1999 portant code de sécurité sociale du BURUNDI).

2. Réduction partielle ou totale des capacités physiques ou mentales de l'assuré (Art.4 alinéa 35 Loi n°2016-28 du 6 février 2017 portant code de protection sociale au GABON).

J

Jeunes

Par « jeunes », au sens du présent Code, il faut entendre les travailleurs mineurs âgés de 16 à 18 ans (Art.108 alinéa 2 CT/DJIBOUTI)

Jour de travail

Sont assimilés aux jours de travail :

1. les jours d'absences pour cause d'accident ou de maladie non professionnelle régulièrement attestés ;

2. les jours d'absence pour cause d'incapacité temporaire résultant d'un accident du travail ou d'une maladie professionnelle ;

3. les jours de repos correspondant aux périodes légales de congé pré et post natal ;

4. les jours de congés payés. (Art.36 Loi N° 16/009 du 15 juillet 2016 fixant les règles relatives au régime générale de la sécurité sociale/RDC)

Jour férié

1. Les jours fériés sont ceux fixés par la loi. Un décret précisera les modalités pratiques de rémunération des travailleurs au regard de la législation sur les jours fériés (Art.145 CT/MALI)

Toute journée chômée répertoriée et déclarée comme telle par la loi (Art.1 point 41 CT/RWANDA)

Jour ouvrable

1. Est considéré comme jour ouvrable, chaque jour de la semaine, à l'exception du jour de repos hebdomadaire et des jours fériés (Art.15 litera g CT/BURUNDI)

2. On entend par jours ouvrables, tous les jours de la semaine, à l'exception du jour de repos hebdomadaire et des éventuels jours fériés (Art. 99 alinéa 2 CT/DJIBOUTI)

3. Sont réputés jours ouvrables, pour la détermination au congé, tous les jours autres que le dimanche et ceux qui, en vertu de la loi, des règlements, des conventions collectives et des usages, sont fériés et chômés (Art.186 alinéa 1 CT/GABON)

4. Chaque jour de la semaine, à l'exception du jour de repos hebdomadaire et des jours fériés légaux (Art.7 point 9 CT/RDC)

Journée de travail

1. L'on considère comme journée de travail, le temps durant lequel le travailleur est à la disposition de l'employeur. Sera compris dans cette journée de travail, le temps consacré au repos et à la restauration, lorsque la nature des tâches exécutées par le travailleur exigera sa présence permanente sur son lieu de travail (Art.48 point 2 CT/GUINEE EQUATORIALE)

2. Sont considérés comme journées de travail :

1° les jours d'absence pour cause de maladie dûment constatée par un médecin ou un agent agréé, dans la limite fixée à l'article L.34, 3° du code de travail ;

2° les jours d'absence pour cause d'incapacité temporaire résultant d'un accident du travail ou d'une maladie professionnelle ;

3° les jours de repos correspondant aux périodes de congés prénatal et postnatal prescrites à l'article L.179 du Code du Travail pour les femmes salariées ;

4° jusqu'à concurrence d'un mois, les jours ouvrables durant lesquels le travailleur s'est trouvé dans l'impossibilité de s'acquitter de sa tâche pour cause de force majeure. Cette impossibilité doit être constatée par attestation de l'Inspecteur du Travail. (Art.3 alinéa 3 L.n° 99-041 du 12 août 1999 portant code de prévoyance sociale au MALI).

Journées de travail salarié

Sont assimilés à des journées de travail salarié, les jours d'absence pendant lesquels le contrat de travail est suspendu, conformément aux dispositions du code du travail (Art.94 alinéa 3 L /94/006/CTRN du 14 Février 1994 instituant un code de la sécurité sociale en GUINEE)

Journée mixte

L'on considère comme mixte, la journée de travail comprenant des heures diurnes et des heures nocturnes (Art. 48 point 3 CT/GUINEE EQUATORIALE).

Journée nocturne

Lorsque ces heures nocturnes (c'est-à-dire celles accomplies entre 6 heures du matin et 6 heures du soir) seront supérieures à trois heures, la journée de travail sera considérée comme nocturne (Art. 48 point 3 CT/GUINEE EQUATORIALE).

Juridiction du travail

1. Au sens de la présente loi, l'expression « juridictions du travail» désigne les juridictions compétentes en matière de travail en République du Bénin (Art.50 alinéa 1 CT/BENIN)

2. Au sens du présent Acte uniforme, l'expression « juridictions du travail » désigne les juridictions compétentes en matière de travail dans l'Etat Partie (Art.228 alinéa 1/PAUDT)

L

Législation

Le terme « législation » désigne les lois, les règlements et les dispositions statutaires qui sont en vigueur à la date de la signature de la présente Convention ou entreront en vigueur ultérieurement sur le territoire de chaque Partie Contractante et qui concernent les législations de sécurité sociale visées à l'article 2 (Art. 1 alinéa 1 litera d L. n° 2- 2009 du 11 juin 2009 autorisant la ratification de la convention multilatérale de sécurité sociale)

Licenciement

1. Le licenciement est la résiliation du contrat de travail à l'initiative de l'employeur (Art.27 alinéa 2 CT/BENIN)

2. La résiliation du contrat à durée indéterminée, sur l'initiative de l'employeur, est un licenciement (Art.50 alinéa 1 CT/BURUNDI)

3. Le licenciement est la résiliation du contrat de travail qui résulte d'une initiative de l'employeur (Art.50 alinéa 1 CT/GABON)

4. Le licenciement est la résiliation du contrat de travail à l'initiative de l'employeur (Art.38 alinéa 2/PAUDT)

5. Le licenciement est la résiliation du contrat qui résulte de l'initiative de l'employeur. Le licenciement peut être prononcé soit pour un motif d'ordre économique soit pour un motif d'ordre personnel (Art. 142 alinéa 1 CT/RCA)

6. La rupture d'un contrat de travail, à durée indéterminée, qui résulte d'une initiative de l'employeur survenant postérieurement à l'expiration de la période d'essai, est un licenciement (Art.144 alinéa 2 CT/TCHAD)

Licenciement abusif

1. Au sens de la présente loi, est abusif, le licenciement effectué sans motif légitime.

Sont notamment abusifs, les licenciements effectués dans les cas suivants :

*1. Lorsque le motif invoqué est inexact ;

*2. Lorsque le licenciement est motivé par les opinions du travailleur, son activité syndicale, son appartenance ou non à un syndicat, son statut sérologique à VIH réel ou supposé ;

*3. Lorsque le licenciement est motivé par la grossesse de la travailleuse ou la naissance de son enfant ;

*4. Lorsque le licenciement est motivé par le fait que le travailleur sollicite, exerce ou a exercé un mandat de représentation des travailleurs ;

*5. Lorsque le licenciement est motivé par le dépôt d'une plainte du travailleur ou de tout recours contre l'employeur et/ou des autorités administratives ;

*6. Lorsque le licenciement est fondé sur la discrimination prévue à l'article 4 et/ou motivé par l'état matrimonial, les responsabilités familiales du travailleur (Art.71 CT/BURKINA FASO)

2. Peuvent notamment constituer des licenciements abusifs, ceux prononcés en raison de l'activité syndicale, ceux tirés de la vie privée du travailleur, de ses opinions politiques ou religieuses, ceux qui sanctionneraient des fautes autres que celles définies dans l'article 56 et dans le règlement d'entreprise.(Art.62 alinéa 1 CT/BURUNDI)

3. Toute rupture abusive du contrat peut donner lieu à des dommages-intérêts. Sont notamment considérés comme effectués abusivement, les licenciements motivés par les opinions du travailleur, son appartenance ou sa non-appartenance à un syndicat (Art.39 point 1 CT/CAMEROUN)

4. Sont réputés abusifs, les licenciements effectués sans motif légitime ainsi que les licenciements motivés par les opinions du travailleur, son activité syndicale, son appartenance ou sa non appartenance à un groupe politique, religieux ou philosophique, à un

syndicat déterminé. De tels licenciements donnent lieu à la réintégration. (Art.42 alinéa 3 CT/CONGO)

5. La rupture est abusive, lorsqu'elle est effectuée sans motif légitime, sans cause réelle et sérieuse.

Sont particulièrement abusifs les licenciements :

-non conformes aux procédures définies par le Code, la convention collective et les règlements intérieurs ;

-effectués sans raisons professionnelles valables ou assortis de motifs fallacieux ; motivés par les opinions du travailleur ou son appartenance à un syndicat (Art. 20 alinéa 1 et 2 CT/MADAGASCAR)

6. Toute rupture abusive du contrat peut donner lieu à des dommages intérêts. La juridiction compétente constate l'abus par une enquête sur les causes et les circonstances de la rupture du contrat. Les licenciements effectués sans motif légitime, de même que les licenciements motivés par les opinions du travailleur, son activité syndicale, son appartenance ou non à un syndicat déterminé, sont abusifs.

Sont également abusifs :

-les licenciements individuels ou collectifs décidés en violation des procédures prévues aux dispositions de la présente loi ;

-le refus de réintégration du travailleur, à l'expiration de la période de suspension ;

-le fait, pour le travailleur, d'avoir déposé une plainte ou participé à des procédures engagées contre un employeur, en raison de violations alléguées de la législation ou présenté un recours devant les autorités administratives compétentes. (Art.152 CT/RCA)

7. Toute rupture du contrat de travail, à l'initiative de l'employeur, sans motif légitime ou sans respect des procédures établies par la loi (Art.1 point 21 CT/RWANDA)

8. Les licenciements effectués sans motifs légitimes, de même que les licenciements motivés par les opinions du travailleur, son activité syndicale, son appartenance ou sa non-appartenance à un syndicat déterminé, en particulier, sont abusifs (Art.56 alinéa 2 CT/SENEGAL)

9. Les licenciements effectués sans motifs légitimes, de même que les licenciements motivés par les opinions du travailleur, son appartenance ou sa non appartenance à un syndicat, la maternité de la femme salariée, sont abusifs (Art.60 alinéa 1 CT/TOGO)

Licenciement collectif

Le licenciement collectif est la résiliation des contrats de travail de tout ou partie du personnel pour des motifs d'ordre économique prévus au présent Code.(Art.142 alinéa 4 CT/RCA)

Licenciement indirect

Constitue un licenciement indirect, la défaillance, dans l'application des obligations que lui impose le contrat de travail, de la part de l'employeur, lorsqu'elle est d'une gravité telle qu'elle empêche la poursuite normale de la relation contractuelle.

En particulier, sont causes de licenciement, indirect, les motifs suivants:

-mauvais traitements verbaux ou professionnels, ou fautes graves de comportement, de la part de l'employeur ou de son représentant, vis-à-vis du travailleur ou de ses proches ;

-défaillance dans la ponctualité du paiement du salaire ;

-exigence nouvelle dans l'exercice de la fonction distincte de celle figurant au contrat, sauf dans les cas exceptionnels ;

-modification importante des conditions de travail. (Art.84 point 1 et 2 CT/GUINEE EQUATORIALE)

Licenciement irrégulier

1. Sont réputés irréguliers, tous licenciements fondés sur un motif légitime autre que le motif économique ou structurel et exécuté en

dehors des procédures légales en vigueur, notamment celles prescrites aux articles 41 et 176 du présent Code du Travail (Art.42 alinéa 7 CT/CONGO).

2. Est irrégulier en la forme, sauf quand il s'agit de licenciement collectif, tout licenciement intervenu dans les conditions suivantes :

-1.inobservation de la formalité de notification écrite ;

-2.non indication du motif ;

-3.non conformité aux règles de procédures disciplinaires définies dans les conventions collectives et les règlements intérieurs en vigueur (Art. 60 alinéa 2 CT/TOGO).

Licenciement nul

Le licenciement sera déclaré nul dans les cas suivants :

-lorsqu'il n'est pas notifié par écrit au travailleur, en l'informant du terme exact du contrat et des raisons qui motivent cette décision ;

-lorsque le travailleur est licencié pour avoir sollicité l'assistance des autorités du travail. (Art.85 point 1 CT/GUINEE EQUATORIALE).

Licenciement pour motif économique

1. Constitue un licenciement pour motif économique, tout licenciement effectué par un employeur pour un ou plusieurs motifs résultant d'une suppression, d'une transformation d'emploi, consécutive à des difficultés économiques, à des mutations technologiques ou à des restructurations internes (Art.32 CT/BENIN)

2 Le licenciement pour motif économique est le licenciement effectué par un employeur pour un ou plusieurs motifs non inhérents à la personne du travailleur et résultant d'une suppression, transformation d'emploi ou d'une modification substantielle du contrat de travail, consécutive à des difficultés économiques, à des mutations technologiques ou à des restructurations internes (. Art. 98 CT/BURKINA FASO)

3. Constitue un licenciement pour motif économique, tout licenciement effectué par un employeur pour un ou plusieurs motifs non inhérents à la personne du travailleur et résultant d'une suppression ou transformation d'emploi ou d'une modification du contrat de travail, consécutive à des difficultés économiques, à des mutations technologiques ou à des restructurations internes (Art.40 point 2 CT/CAMEROUN)

4. Constitue un licenciement pour motif économique, le licenciement opéré par un employeur en raison d'une suppression ou transformation d'emploi, consécutives notamment à des mutations technologiques, à une restructuration ou à des difficultés économiques de nature á compromettre l'équilibre financier de l'entreprise (Art.18.9 alinéa 1 CT/COTE D'IVOIRE)

5. Constitue un licenciement pour motif économique, tout licenciement effectué par un employeur pour un ou plusieurs motifs non inhérents à la personne du travailleur et résultant d'une suppression ou transformation d'emploi ou d'une modification substantielle du contrat de travail, consécutive à des difficultés économiques, à des mutations technologiques ou à des restructurations internes (Art. 52 /PAUDT)

6. Tout licenciement individuel ou collectif effectué par un employeur, et motivé par une difficulté économique ou une réorganisation intérieure constitue un licenciement pour motif économique et s'opère suivant la procédure décrite à la présente section. (Art.60 CT/SENEGAL)

7. Le motif du licenciement peut tenir à la personne du salarié qu'il s'agisse de son état de santé, de son inaptitude à tenir l'emploi, de son insuffisance professionnelle ou de sa conduite fautive. Le licenciement est alors qualifié de licenciement pour motif personnel. (Art.146 alinéa 2 et 157 alinéa 1 CT/TCHAD)

8. Constitue un licenciement pour motif économique, le licenciement effectué par un employeur pour un ou plusieurs motifs non inhérents à la personne du salarié, résultant d'une suppression ou transformation d'emploi, consécutive notamment à des difficultés économiques ou à des mutations technologiques. (Art.72 alinéa 2 CT/TOGO).

Licenciement pour motif personnel

Le motif du licenciement peut tenir à la personne du salarié, qu'il s'agisse de son état de santé, de son inaptitude à tenir l'emploi, de son insuffisance professionnelle ou de sa conduite fautive. Le licenciement est alors qualifié de licenciement pour motif personnel (Art.146 alinéa 1 CT/TCHAD)

Lieu de recrutement

Au sens du présent code, on entend par lieu de recrutement, soit le lieu de conclusion du contrat de travail, soit s'il est différent, le lieu où, en vue de la conclusion de son contrat, le salarié a été sollicité ou démarché par l'employeur ou une personne quelconque agissant pour son compte (Art.281 alinéa 2 CT/TCHAD)

Lieu de résidence

Le terme "lieu de résidence" signifie le lieu de séjour habituel (Art. 1 alinéa 1 litera i L. n° 2- 2009 du 11 juin 2009 autorisant la ratification de la convention multilatérale de sécurité sociale)

Lieu de travail

Lieu d'exécution du travail. Si un employeur effectue ou dirige deux opérations qui sont indépendantes les unes des autres en raison de leur taille ou de leur mission, chacune de ces opérations constitue un lieu de travail séparé. Le lieu de travail peut également désigner le lieu où s'effectue le voyage ou la mission de service du travailleur (Art.1 point 19 CT/RWANDA)

Liquidation

Ensemble des opérations qui permettent de quantifier le droit (Art.4 alinéa 36 Loi n° 2016-28 du 6 février 2017 portant code de protection sociale au GABON)

Local situé en sous-sol

Pour l'application de ces dispositions, est considéré comme local situé en sous-sol, tout local dont le plancher est situé à un niveau inférieur à celui du sol environnant, lorsqu'il n'est muni de fenêtres ou autres ouvertures à châssis mobiles ouvrant directement sur le dehors et permettant de renouveler l'air en quantité suffisante et de le maintenir dans l'état de pureté nécessaire pour assurer la santé du personnel ((Art.170.6 alinéa 3 Décret n°96-178/P-RM portant application de diverses dispositions de la loi n°92-020 du 23 septembre 1992 portant code du travail en République du MALI)

Lock-out

1. Le lock-out est une décision par laquelle un employeur interdit au salarié l'accès de l'entreprise à l'occasion d'un conflit collectif de travail (Art.387 CT/BURKINA FASO)

2. Le terme «lock-out » signifie toute fermeture, par l'employeur, de tout ou partie de l'établissement ou de l'entreprise, à l'occasion d'un conflit du travail. C'est aussi une fermeture totale ou partielle de l'entreprise ou de l'établissement par l'employeur, à l'occasion d'un conflit du travail (Art.15 litera k tiret 4 et 212 alinéa 2 CT/BURUNDI)

3. Le lock-out est la fermeture d'un établissement par l'employeur pour faire pression sur des travailleurs en grève ou qui menacent de faire grève (Art. 157 point 5 CT/CAMEROUN)

4. Le Lock-out est une mesure, de fermeture temporaire de l'établissement ou de l'entreprise, décidée par l'employeur du fait de la détérioration du climat social en son sein. (Art.249 CT/CONGO)

5. Au sens du présent Code, le terme « lock-out » désigne la fermeture volontaire de l'entreprise par l'employeur.(Art.190 alinéa 1 CT/DJIBOUTI)

6. Le lock-out est la fermeture volontaire de l'entreprise ou de l'établissement par l'employeur pour la défense de ses intérêts (Art.352 alinéa 1 CT/GABON)

7. Le lock-out est la fermeture de tout ou partie d'une entreprise ou d'un établissement, décidée par l'employeur à l'occasion d'une grève des salariés de son entreprise (Art.338 CT/GUINEE)

8. Le lock-out est la fermeture de tout ou partie d'une entreprise ou d'un établissement, par l'employeur à l'occasion d'une grève des salariés de son entreprise (Art.232 alinéa 1 CT/MADAGASCAR)

9. Le lock-out est la fermeture de tout ou partie d'une entreprise ou d'un établissement, décidée par l'employeur à l'occasion d'une grève des salariés de l'entreprise ou de l'établissement (Art.321 alinéa 1 CT/NIGER)

10. Le lock-out est la fermeture de tout ou partie d'une entreprise ou d'un établissement décidée par l'employeur à l'occasion d'une grève des travailleurs de son entreprise (Art.243 alinéa 1/PAUDT)

11. Le lock-out est la fermeture totale ou partielle de l'entreprise ou de l'établissement par l'employeur à l'occasion d'un conflit de travail (Art. 3 alinéa 27 et 384 alinéa 1 CT/RCA)

12. Refus, par un ou plusieurs employeurs, de fournir du travail aux employés en vue de les contraindre d'accepter, de modifier ou d'abandonner leurs revendications ou de contraindre pareillement des salariés d'un autre employeur (Art.1 point 3 CT/RWANDA)

13. Le lock-out est la fermeture, de tout ou partie d'une entreprise, ou d'un établissement, décidée par l'employeur à l'occasion d'une grève des salariés de son entreprise. (Art.462 CT/TCHAD)

Lock –out admis

Le lock-out est exceptionnellement admis, lorsqu'il est justifié par un impératif de sécurité, lors d'une grève illicite ou lorsque l'entreprise se trouve dans l'incapacité de fonctionner normalement du fait d'une grève (Art.283 CT/TOGO)

Lock-out licite

1. Le lock-out est réputé licite lorsque :

• le chef d'entreprise peut faire la preuve de l'impossibilité d'assurer le fonctionnement de l'entreprise

• le lock-out peut être présenté comme une réponse à une exécution défectueuse de travail ne pouvant être assimilée à l'exercice normal du droit de grève

• l'ordre et la sécurité dans l'entreprise sont suffisamment compromis (Art.249-2 CT/CONGO)

2. Le lock-out est licite, lorsqu'il est justifié par un impératif de sécurité ou lorsque la grève est manifestement irrégulière (Art.232 alinéa 2 CT/MADAGASCAR)

3. Le lock-out est licite notamment en cas de force majeure ou s'il est la réplique à une grève illicite paralysant les activités de l'entreprise (Art.243 alinéa 2/ PAUDT)

4. Le lock-out est licite en cas de force majeure ou s'il est la réplique à une grève illicite paralysant la marche de l'entreprise.(Art.463 alinéa 1 CT/TCHAD).

M

Main-d'œuvre familiale

Tout travail effectué par l'époux ou l'épouse, leurs ascendants, descendants ou enfants à charge exerçant les activités d'agriculture et d'élevage, commerciales et industrielles, mais pour le compte de la famille (Art.1 point 40 CT/RWANDA)

Maladie à caractère professionnel

Toute maladie caractérisée, non désignée dans un tableau de maladie professionnelle, lorsqu'il est établi, par le médecin conseil, le médecin traitant et les experts désignés, qu'elle est essentiellement et directement causée par le travail habituel de la victime (Art.4 alinéa 38 L.n° 2016-28 du 6 février 2017 portant code de protection sociale au GABON).

Maladie d'origine professionnelle

Est présumée d'origine professionnelle, toute maladie caractérisée, non désignée dans le tableau des maladies professionnelles, lorsqu'il est établi qu'elle est essentiellement et directement causée par le travail habituel de la victime et qu'elle entraîne son incapacité permanente ou son décès (Art.60 alinéa 1 L.n° 16/009 du 15 juillet 2016 fixant les règles relatives au régime général de la sécurité sociale/RDC)

Maladie de longue durée non reconnue

Par maladie de longue durée non reconnue comme maladie professionnelle, on entend une affection de longue durée nécessitant un traitement régulier, et reconnue comme telle par le contrôle médical, ainsi qu'un arrêt de travail de longue durée. Une liste non exhaustive de ces affections sera dressée par le Conseil national de santé, qui doit inclure, à cet effet, un médecin de la CNSS dans sa composition. Cette liste sera approuvée par décret et annexée au présent code (Art.39 CT/GABON).

Maladie professionnelle

1. Est considérée comme maladie professionnelle, toute maladie désignée dans le tableau des maladies professionnelles et contractée dans les conditions mentionnées dans ce tableau (Art.52 alinéa1 et 53 alinéa 1 L.15-2006 du 11/05/2006 portant code de sécurité sociale au BURKINA FASO).

2. Est considérée comme maladie professionnelle, tout état pathologique, découlant comme conséquence nécessaire du risque spécial inhérent au genre de travail qu'exécute le travailleur ou à l'ambiance dans laquelle il a été contraint de travailler, que cet état soit déterminé par des agents physiques, chimiques ou biologiques. Les maladies endémiques ou épidémiques locales ne seront considérées comme maladies professionnelles que si elles sont contractées par les personnes chargées de les combattre en raison de leurs fonctions (Art.37 alinéa 2 et 3 ; 39 alinéa 2 LOI n°1/011 réorganisation des régimes des pensions et des risques professionnels en faveur des travailleurs régis par le code du travail et assimilés du 29 novembre 2002 au BURUNDI).

3.1. Les dispositions relatives aux accidents du travail sont applicables aux maladies professionnelles. La date de la première constatation médicale de la maladie professionnelle est assimilée à date de l'accident du travail.

3.2. Est considéré comme maladie professionnelle, tout état pathologique découlant comme conséquence nécessaire du risque spécial inhérent au genre de travail qu'exécute le travailleur ou l'ambiance dans laquelle il a été contraint de travailler, que cet état soit déterminé par des agents physiques, chimiques ou biologiques.

3.3. Les maladies endémiques ou épidémiques locales ne seront considérées comme maladies professionnelles que si elles sont contractées par les personnes chargées de les combattre en raison de leurs fonctions.

3.4. La liste des maladies professionnelles, les modalités de sa mise à jour et les délais de prise en charge sont établis par ordonnance conjointe des Ministres ayant la santé publique et la sécurité sociale dans leurs attributions (3.Art.51 alinéa 2-4 L.1/010 du 16/06/1999 portant code de sécurité sociale du BURUNDI).

4. Toute maladie contractée du fait du travail figurant dans un tableau établi à cet effet (Art.4 alinéa 37 L.n° 2016-28 du 6 février 2017 portant code de protection sociale au GABON)

5. Est considérée comme maladie professionnelle, toute maladie causée par le fait ou à l'occasion du travail.

Dans l'attente de l'intervention du décret prévu à l'alinéa 2, sont considérées comme maladies professionnelles, les maladies visées par la convention n° 121 de l'Organisation Internationale du Travail (liste révisée 1980), la durée d'exposition au risque étant appréciée cas par cas par le médecin-conseil.

Les dispositions du présent titre, relatives aux accidents du travail, sont applicables aux maladies professionnelles sous les réserves suivantes :

- la date de la première constatation médicale de la maladie est assimilée à la date de l'accident ;

- les maladies professionnelles qui se déclarent après la date à laquelle le travailleur a cessé d'être exposé au risque (Art.64 alinéa 1,3 et 4 Loi L /94/006/CTRN Du 14 Février 1994 instituant un code de la sécurité sociale en GUINEE).

6. Est considéré comme maladie professionnelle, tout état pathologique survenant de manière subite ou par évolution lente, en conséquence de la nature du travail, ou des conditions dans lesquelles est réalisé le travail.

Est également considérée comme maladie professionnelle, toute lésion, maladie, perturbation fonctionnelle ou aggravation, dont souffre postérieurement le travailleur à la suite d'un accident du travail ou d'une maladie professionnelle.

Dans tous les cas, seront considérées comme maladies professionnelles, les maladies et les intoxications produites par les substances figurant dans le tableau in fine du présent article, dès lors que lesdites maladies ou intoxications affecteront les travailleurs appartenant aux industries, professions ou opérations correspondantes figurant dans le tableau et résultant du travail effectué pour le compte d'une société opérant dans le secteur considéré (Art.37 CT/GUINEE EQUATORIALE)

7. Est considérée comme maladie professionnelle, toute maladie désignée dans le tableau des maladies professionnelles et contractée dans les conditions y mentionnées (Art.59 alinéa 1 L.n° 16/009 du 15 juillet 2016 fixant les règles relatives au régime général de la sécurité sociale/RDC).

8. Une atteinte à la santé due à l'exposition à un risque durant l'activité professionnelle. Cette exposition peut être parfois répétée avant que le premier symptôme n'apparaisse. (Art.2 point 2° Arrêté ministériel N°01 du 17/05/2012 déterminant les modalités de mise en place et de fonctionnement des comités de santé et sécurité au travail au RWANDA).

9. Est considérée comme maladie professionnelle, une maladie résultant des conditions de travail et qui est inscrite sur les tableaux des maladies professionnelles (Art.50 point 1 L.n° 2011-006 du 21 février 2011 portant code de Sécurité sociale au TOGO)

10. Sont considérées comme maladies professionnelles, pour chaque institution, les maladies reconnues comme telles par la législation qu'elle applique.(Art.38 point 3 arrangement administratif général du 25 octobre 1985 relatif aux modalités d'application de la convention de sécurité sociale entre le Gouvernement de la République de Côte-d'Ivoire et le Gouvernement de la République française).

Maladies réputées professionnelles

Sont réputées maladies professionnelles, et comme telles inscrites aux tableaux prévus ci-dessus :

1° les manifestations morbides d'intoxication, aiguë ou chronique, présentées par les travailleurs exposés, d'une façon habituelle, à l'action de certains agents nocifs ;

Des tableaux donnent, à titre indicatif, la liste des principaux travaux comportant la manipulation ou l'emploi de ces agents.

2° les infections microbiennes, lorsque les victimes ont été occupées d'une façon habituelle à certains travaux limitativement énumérés ;

3° les infections présumées résulter d'une ambiance ou d'attitudes particulières nécessitées par l'exécution de travaux limitativement énumérés.

4° les affections microbiennes ou parasitaires susceptibles d'être contractées à l'occasion du travail dans les zones qui seraient reconnues particulièrement infectées (Art.35 L.n° 73-37 du 31 juillet 1973 portant code de la sécurité sociale au SENEGAL modifiée par la L.n° 97-05 du 10 mars 1997).

Marin

1. Est considérée comme marin, pour l'application du présent Code, toute personne de l'un ou de l'autre sexe qui s'engage, envers l'armateur ou son représentant, pour servir à bord d'un navire (Art. 18 CT/GUINEE)

2. Est considéré comme marin, quiconque s'engage, envers un armateur ou son représentant, pour servir à bord d'un navire de commerce, de pêche ou de plaisance et contribue dans les services du pont, de la machine, dans les services radioélectriques et le service général, à la marche, à la conduite, à l'entretien ou à l'exploitation du navire.(Art.1 § 1er alinéa 2/accord complémentaire du 8 novembre 1969 relatif au régime de sécurité sociale des marins au MADAGASCAR).

Médecin conseil

Médecin ou groupe de médecins habilités par l'organisme de gestion d'un régime de protection sociale pour agir en son nom en matière médicale (Art.4 alinéa 39 L.n° 2016-28 du 6 février 2017 portant code de protection sociale au GABON).

Médecin du travail

Médecin spécialisé en sécurité, santé et hygiène au travail. (Art.4 alinéa 40 L.n° 2016-28 du 6 février 2017 portant code de protection sociale au GABON).

Membres de famille

1. Le terme "membres de famille" désigne les personnes définies ou admises comme telles par les lois, les règlements et les dispositions statutaires qui sont en vigueur à la date de la signature de la présente Convention ou entreront en vigueur ultérieurement sur le territoire de chaque Partie Contractante (Art. 1 alinéa 1 litera m L.n° 2- 2009 du 11 juin 2009 autorisant la ratification de la convention multilatérale de sécurité sociale).

2. « Membres de la famille» désignent les personnes vivant principalement à charge de l'assuré. Il s'agit du conjoint non divorcé et des enfants à charge du travailleur. (Art.14 alinéa 1 litera r L.1/010 du 16/06/1999 portant code de sécurité sociale du BURUNDI).

Membres de la famille du travailleur habitant avec lui

Sont considérés comme habitant effectivement avec le travailleur :

- les enfants fréquentant un établissement scolaire situé en République Démocratique du Congo ;

- les membres de la famille, lorsque la séparation résulte de la nature du travail, de la force majeure, du fait de l'employeur ou de la coutume (Art.184 alinéa 2 CT/RDC)

Menus travaux de village

1. Les menus travaux de village, c'est-à-dire les travaux exécutés dans l'intérêt direct de la collectivité par les membres de celle-ci, travaux qui, de ce chef, peuvent être considérés comme des obligations civiques normales incombant aux membres de la collectivité, à condition que la population elle-même ou ses représentants directs aient le droit de se prononcer sur le bien-fondé de ces travaux (Art.2 alinéa 5 litera b CT/COMORES).

2. Les travaux exécutés dans l'intérêt direct de la collectivité par les membres de celle-ci, travaux qui, de ce chef, peuvent être considérés comme des obligations civiques normales incombant aux membres de la collectivité, à condition que la population elle-même ou ses représentants directs aient le droit de se prononcer sur le bien-fondé de ces travaux (Art.3 alinéa 3 litera e/ PAUDT).

Mise en disponibilité

1. La mise en disponibilité est la position du travailleur qui, pour convenances personnelles, et après y avoir été autorisé, cesse momentanément son service chez l'employeur.

Pendant cette période, le travailleur ne bénéficie pas de son salaire et de ses accessoires, de ses droits à l'avancement, à l'ancienneté, à la retraite et, d'une façon générale, des dispositions du présent code.

La mise en disponibilité revêt un caractère exceptionnel laissé à la seule appréciation de l'employeur.

2. La mise en disponibilité est la position du travailleur qui, pour convenances personnelles et après y avoir été autorisé, cesse momentanément son service chez l'employeur.

Pendant cette période, le travailleur ne bénéficie pas de son salaire et des accessoires de celui-ci, ni de ses droits à l'avancement, à l'ancienneté, à la retraite et, d'une façon générale, des dispositions du présent code.

La mise en disponibilité revêt un caractère exceptionnel laissé à la seule appréciation de l'employeur. (Art. L.68 alinéa 2 et 3 CT/SENEGAL).

Mixte

Voir journée mixte (Art. 48 point 3 CT/GUINEE EQUATORIALE).

Mois calendrier

Le mois calendrier est la période de 28, 29, 30, 31 jours qui commence un jour déterminé et qui se termine la veille du jour qui, le mois civil suivant, porte le même numéro (Art.15 litera i alinéa 1 CT/BURUNDI).

Mois civil

Le mois civil est la période de 28, 29, 30, 31 jours qui porte le même millésime et le même nom de mois. (Art. 15 litera h CT/BURUNDI).

Mois d'activité

Est compté comme mois d'activité, le mois au cours duquel l'assuré a travaillé pendant au moins quinze jours ou cent vingt heures (Art.35 alinéa 3 L.n° 16/009 du 15 juillet 2016 fixant les règles relatives au régime général de la sécurité sociale/RDC).

Mois d'assurance

1. L'expression « mois d'assurance » désigne tout mois civil au cours duquel l'assuré a occupé, pendant 18 jours au moins ou 120 heures, un emploi assujetti à l'assurance (Art.101 point 1 L.98-19 du 21/03/2003 portant code de sécurité sociale au BENIN).

2. L'expression « mois d'assurance » désigne tout mois au cours duquel l'assuré a occupé, pendant 18 jours au moins, un emploi assujetti à l'assurance (Art.76 alinéa 2 L.15-2006 du 11/05/2006 portant code de sécurité sociale au BURKINA FASO).

3. « Mois d'assurance » désigne tout mois au cours duquel l'assuré social a occupé, pendant quinze jours au moins, un emploi assujetti à l'assurance (Art.14 alinéa 1 litera m L.1/010 du 16/06/1999 portant code de sécurité sociale du BURUNDI).

4. L'expression « mois d'assurance » désigne tout mois au cours duquel l'assuré a occupé, pendant quinze jours au moins, un emploi assujetti à l'assurance (Art.30 alinéa 4 L.n°1/011 réorganisation des régimes des pensions et des risques professionnels en faveur des

travailleurs régis par le code du travail et assimilés du 29 novembre 2002 au BURUNDI).

5. L'expression « mois d'assurance », désigne tout mois au cours duquel l'assuré a occupé, pendant vingt jours au moins, un emploi assujetti à l'assurance. Les modalités d'application sont fixées par l'arrêté du Ministre chargé de la Sécurité Sociale qui peut également définir d'autres critères pour la détermination du mois d'assurance (Art.161 alinéa 2 L.n° 004-86 du 25 février 1986 portant code de la sécurité sociale du CONGO).

6. L'expression " mois d'assurance " désigne tout mois au cours duquel l'assuré a occupé, pendant dix-huit jours au moins ou cent vingt heures de travail, un emploi assujetti à l'assurance et perçu un salaire au moins égal au salaire mensuel minimum garanti le plus élevé ou, à défaut, au plancher de salaires soumis à cotisations (Art.53 alinéa 1 L /94/006/CTRN du 14 Février 1994 instituant un code de la sécurité sociale en GUINEE).

7. L'expression «mois d'assurance» désigne tout mois civil au cours duquel l'assuré a occupé pendant 15 jours au moins un emploi assujetti à l'assurance. Les modalités d'application sont arrêtées par le ministre du Travail, qui peut également définir d'autres critères pour la détermination du mois d'assurance.

Le mois d'assurance désigne tout mois civil au cours duquel l'assuré a occupé, pendant quinze jours ou cent vingt heures au moins, un emploi assujetti à l'assurance (Art.45 point 2° décret-loi du 29 juin 1961 organique de la sécurité sociale/RDC et art.105 alinéa 1 L.n° 16/009 du 15 juillet 2016 fixant les règles relatives au régime général de la sécurité sociale/RDC).

8. Pour l'ouverture du droit aux prestations, l'expression (mois d'assurance) désigne tout mois au cours duquel l'assuré a occupé, pendant quinze jours au moins, un emploi assujetti à l'assurance. Les modalités d'application sont fixées par arrêté du ministre de tutelle (Art.79 point 1 L.n° 2011-006 du 21 février 2011 portant code de sécurité sociale au TOGO).

Mois de service effectif

Sont assimilées à un (1) mois de service effectif, les périodes équivalant à quatre (4) semaines ou à vingt-quatre (24) jours de travail. Pour la détermination du droit à congé payé, sont considérées comme périodes de service effectif, les périodes de suspension visées à l'article 102, alinéa 2 (Art.105/PAUDT).

Motifs valables de licenciement

Peuvent notamment constituer des motifs valables de licenciement, l'acte d'improbité, l'inaptitude vérifiée du travailleur à l'emploi, une sérieuse faute contre la discipline, l'incompétence professionnelle dûment établie, l'absentéisme répété et injustifié, la nécessité économique rendant inéluctable une compression des effectifs (Art.61 alinéa 3 CT/BURUNDI)

Mutualité

Groupement sans but commercial, elle permet de répartir les charges des risques sociaux sur l'ensemble de ses membres. Pour atteindre l'efficacité dans la protection de ces risques, elle doit rassembler un grand nombre d'adhérents, sinon la garantie est dérisoire (Art.13 alinéa 1 litera e L.1/010 du 16/06/1999 portant code de sécurité sociale du BURUNDI).

N

Négociation

La négociation est une tentative des deux parties pour trouver un terrain d'entente sur les points de dissension, sans aucune intervention de tiers (Art.211 CT/MADAGASCAR)

Négociation collective

Discussions entre un ou plusieurs employeurs et des représentants d'un ou de plusieurs syndicats, qui peuvent se tenir au niveau national ou au niveau des catégories de professions similaires ou des entreprises de services (Art.1 point 10 CT/RWANDA)

Nocturne

Voir journée nocturne (Art.48 point 3 CT/GUINEE EQUATORIALE).

Non salarié

« Non salarié » désigne une personne qui n'est pas liée à une autre par un contrat individuel de travail, qui travaille ou non pour son propre compte et sans rémunération(Art.14 alinéa 1 litera w L.1/010 du 16/06/1999 portant code de sécurité sociale du BURUNDI).

O

Organisation

« Organisation » désigne association qui se propose des buts déterminés (Art.14 alinéa 1 litera v L.1/010 du 16/06/1999 portant code de sécurité sociale du BURUNDI).

Organisation d'employeurs enregistrée

Organisation d'employeurs reconnue conformément aux dispositions de la présente Loi (Art.1 point 18 CT/RWANDA)

Organisation la plus représentative

Est considérée comme la plus représentative, l'organisation reconnue comme telle par une ordonnance du Ministre ayant le travail dans ses attributions.

Le caractère représentatif d'une organisation professionnelle est déterminé notamment en fonction des éléments d'appréciation ci-après :

- 1° expérience de l'organisation et ancienneté ;

- 2° étendue et nature de son activité ;

- 3° ses effectifs ;

- 4° son indépendance ;

- 5° les résultats obtenus aux élections des représentants.(Art.15 litera l CT/BURUNDI)

Organisation patronale

Association d'employeurs exerçant la même profession, des métiers similaires ou des professions connexes et qui a exclusivement pour objet l'étude et la défense de ses intérêts économiques et sociaux. (Art.1 point 17 CT/RWANDA).

Organisation syndicale

Le terme Organisation Syndicale s'entend de tout Syndicat ou groupe de Syndicats visés aux articles précédents (Art.302 alinéa 1 CT/TCHAD).

Organisation syndicale enregistrée

Organisation de travailleurs reconnue conformément aux dispositions de la présente Loi (Art.1 point 24 CT/RWANDA).

Organisation syndicale habilitée

Organisation syndicale agréée au sein d'une entreprise, lorsqu'elle est unique ou qu'elle est la plus représentative par rapport à d'autres organisations syndicales présentes dans l'entreprise (Art.1 point 23 CT/RWANDA).

Organisme

Pour l'application du deuxième alinéa du paragraphe 2, a) de l'article 5 de la Convention, l'organisme désigné est :

- pour la France, le Centre de sécurité sociale des travailleurs migrants ;

- pour la Côte d'Ivoire, la Caisse Nationale de Prévoyance Sociale.

- Pour les cas visés au paragraphe 3 de l'article 5 de la Convention, les dérogations sont données :

- en ce qui concerne la législation ivoirienne, par le Directeur général de la Caisse Nationale de Prévoyance Sociale ;

- en ce qui concerne la législation française, par le Directeur du Centre de sécurité sociale des travailleurs migrants (Art.3 bis arrangement administratif général du 25 OCTOBRE 1985 relatif aux modalités d'application de la convention de sécurité sociale entre le Gouvernement de la République de Côte-d'Ivoire et le Gouvernement de la République française).

Organisme de liaison

1. Les autorités administratives désignent comme organismes de liaison, pour l'application du présent arrangement, les institutions suivantes :

-pour la France, le Centre de sécurité sociale des travailleurs migrants;

-pour la Côte-d'Ivoire, la Caisse nationale de prévoyance sociale de Côte d'ivoire (Art.11 arrangement administratif complémentaire N° 1 du 25 octobre 1985 fixant les modalités d'application du Protocole n° 1 relatif au maintien de certains avantages de l'assurance maladie à des assurés sociaux français ou ivoiriens se rendant en Côte-d'Ivoire)

2. Les autorités administratives désignent comme organismes de liaison pour, l'application du présent arrangement, les institutions suivantes :

Pour la France :

Le Centre de sécurité sociale des travailleurs migrants.

Pour Madagascar :

La Caisse nationale des allocations familiales et des accidents du travail.(Art.13 arrangement administratif complémentaire du 28 octobre 1967 fixant les modalités d'application du protocole relatif au maintien de certains avantages de l'assurance maladie à des assurés sociaux malgaches ou français qui se rendent à Madagascar).

3. Les autorités administratives des deux pays désignent comme organisme de liaison, pour l'application du présent arrangement administratif, les institutions suivantes :

Pour la France : Le Centre de Sécurité Sociale des Travailleurs migrants.

Pour Madagascar : La Caisse Nationale de Prévoyance Sociale (Art.8 de l'arrangement administratif n° 1 du 08 novembre 1963 relatif aux modalités d'application de l'accord complémentaire franco-malgache concernant le régime de sécurité sociale des marins du 08 novembre 1969).

Organisme de prévoyance sociale

Sont considérés comme organismes de prévoyance sociale, les structures autonomes gérant un régime légal national de protection sociale. (Art. 13 alinéa 2 traité du 22 septembre 1993 instituant la Conférence Interafricaine de la Prévoyance Sociale « CIPRES »).

Organisme de sécurité sociale

Personne morale de droit public ou de droit privé chargée de la gestion d'un régime de protection sociale (Art.4 alinéa 41 L.n° 2016-28 du février 2017 portant code de protection sociale au GABON).

Orientation professionnelle

L'orientation professionnelle consiste à informer et guider les demandeurs d'emploi, notamment les jeunes, sur l'éventail des professions et d'aider chacun à choisir une voie conforme à ses aptitudes à travers des conseils et des consultations individuelles et collectives. (Art.9 alinéa 1 CT/BURKINA FASO).

Ouvrant droit

Personne titulaire d'un droit générateur d'avantages au bénéfice de tiers (Art.4 alinéa 42 L.n° 2016-28 du février 2017 portant code de protection sociale au GABON).

P

Partenaires sociaux

Représentants du gouvernement, du patronat et des syndicats d'une branche professionnelle, de la direction et du personnel d'une entreprise, considérés en tant que parties prenantes dans des négociations, des accords ou dans la fixation et la gestion des cotisations sociales liés au régime de sécurité sociale (Art.7 point 13 L. n° 16/009 du 15 juillet 2016 fixant les règles relatives au régime général de la sécurité sociale/RDC).

Partie contractante

Le terme " Partie Contractante " désigne tout Etat membre de la CIPRES signataire de la présente convention et ayant déposé son instrument de ratification conformément aux dispositions du paragraphe 1 de l'article 49 (Art. 1 alinéa 1 litera a L.n° 2- 2009 du 11 juin 2009 autorisant la ratification de la convention multilatérale de sécurité sociale au CAMEROUN).

Parties au conflit

On entend par parties au conflit, d'une part, l'employeur qui peut désigner un représentant ayant pouvoir de concilier, d'autre part, le groupe des salariés concernés, lesquels sont obligatoirement représentés par la ou les organisations syndicales représentatives, à moins que les groupes des salariés concernés n'ait majoritairement décidé de designer un ou deux des leurs pour les représenter et concilier en leur nom (Art.444 alinéa 2 CT/TCHAD)

Pension

Allocation régulière versée au titre de l'assurance vieillesse ou de l'assurance invalidité (Art.7 point 14 L. n° 16/009 du 15 juillet 2016 fixant les règles relatives au régime général de la sécurité sociale/RDC).

Pension d'invalidité

Allocation ayant pour but de compenser la perte ou la diminution de capacité de travail provenant d'un accident, d'une maladie ou d'une infirmité (Art.7 point 15 L. n° 16/009 du 15 juillet 2016 fixant les règles relatives au régime général de la sécurité sociale/RDC).

Pension de survivant

Allocation versée au conjoint survivant d'une personne prédécédée, qui avait acquis de son vivant, des droits à une retraite ou à une pension au titre de l'assurance vieillesse (Art.7 point 16 L.n° 16/009 du 15 juillet 2016 fixant les règles relatives au régime général de la sécurité sociale/RDC).

Pension de vieillesse

Allocation versée périodiquement par la caisse d'assurance et de prévoyance aux personnes qui ont atteint un certain âge et qui ont effectué des versements à cette caisse (Art.7 point 17 L.n° 16/009 du 15 juillet 2016 fixant les règles relatives au régime général de la sécurité sociale/RDC).

Pensions et rentes

Les termes " pensions " et " rentes ", désignent respectivement toutes les prestations de vieillesse, d'invalidité et de survivants ainsi que celles servies par la branche des accidents du travail et des maladies professionnelles, en application des lois, règlements et dispositions statutaires en vigueur à la date de la signature de la présente Convention ou qui entreront en vigueur ultérieurement sur le territoire de chaque Partie Contractante. Ils comprennent toutes majorations et revalorisations ou allocations supplémentaires éventuelles ainsi que les prestations en capital qui peuvent être substituées aux pensions ou rentes et les versements effectués, le cas échéant, à titre de remboursement de cotisations ouvrières (Art. 1 alinéa 1 litera q L.n° 2- 2009 du 11 juin 2009 autorisant la ratification de la convention multilatérale de sécurité sociale au CAMEROUN).

Période d'assurance

1. Pour l'ouverture du droit aux prestations, est assimilée à une période d'assurance, toute période pendant laquelle l'assuré a perçu des indemnités journalières au titre des risques professionnels ou de la maternité ou a été indemnisé soit dans les conditions prévues aux dispositions du Code du travail, soit pendant la durée du congé payé, dans la limite fixée par les dispositions du Code du travail.

Dans le cas où la rémunération des services est calculée à la pièce ou à la tâche, est considéré comme mois d'assurance, le mois civil au cours duquel la rémunération servie est au moins égale à 18 fois la rémunération journalière minimale légale (Art.101 point 2 et 3 L.98-19 du 21/03/2003 portant code de sécurité sociale au BENIN).

2. Pour l'ouverture du droit aux prestations, sont assimilés à une période d'assurance, toute période pendant laquelle l'assuré a perçu des indemnités journalières au titre des risques professionnels ou de la maternité, les périodes d'incapacité de travail, dans la limite de douze mois par cas de maladie dûment constatée par un médecin agréé, le temps passé sous les drapeaux au titre du service militaire légal et les absences pour congé régulier, y compris les délais de route dans les limites fixées par les dispositions du code du travail et les conventions collectives (Art.100 L.15-2006 du 11/05/2006 portant code de sécurité sociale au BURKINA FASO).

3. Pour l'ouverture du droit aux prestations, sont assimilés à une période d'assurance, toute période pendant laquelle l'assuré a perçu des indemnités journalières au titre des risques professionnels, la période d'incapacité de travail dans la limite de six mois, le temps passé sous les drapeaux au titre du service militaire légal, les périodes de préavis et les absences pour congé régulier, y compris les délais de route, dans les limites fixées par les dispositions du code du travail.

(Art.59 L.n° 1/011 Réorganisation des régimes des pensions et des risques professionnels en faveur des travailleurs régis par le code du travail et assimilés du 29 novembre 2002 au BURUNDI)

4. Pour l'ouverture du droit aux prestations, sont assimilées aux périodes d'assurance :

-les périodes d'absences pour congés réguliers régies par le code du travail ;

-les périodes de voyage dont les frais incombent à l'employeur, conformément aux dispositions du code du travail ;

- les périodes pendant lesquelles l'assuré a perçu les indemnités journalières en cas de maladie, accident du travail ou maladie professionnelle ;

-pour les femmes salariées, les périodes de repos à l'occasion des couches ou de leurs suites, ouvrant droit au paiement des indemnités de maternité prévues à l'article 105 du présent code (Art.53 alinéa 3 L/94/006/CTRN du 14 Février 1994 instituant le code de sécurité sociale en GUINEE).

5. Sont assimilés aux périodes d'assurance ou d'emploi, les périodes pendant lesquelles le travailleur a droit à l'indemnité journalière d'accident prévue à l'article 23 du présent décret-loi et celles pendant lesquelles, en vertu des dispositions du décret-loi sur le louage de services, l'employeur est tenu de lui fournir des soins médicaux.

Sont assimilés à une période d'assurance ou d'emploi :

- 1.toute période pendant laquelle l'assuré a perçu des indemnités journalières au titre de risques professionnels ou de la maternité et les périodes d'incapacité de travail dans la limite de six mois, en cas de maladie dûment constatée par un médecin agréé ;

- 2. le temps passé au service civique et/ou sous le drapeau au titre du service militaire ;

- 3. les absences pour congé légal, y compris les délais de voyage, conformément aux dispositions du code du travail (Art.45 point 1° Décret-loi du 29 juin 1961 organique de la sécurité sociale/RDC et art.104 L.n° 16/009 du 15 juillet 2016 fixant les règles relatives au régime général de la sécurité sociale/RDC).

6. Le terme "périodes d'assurance" désigne les périodes de cotisations telles qu'elles sont définies ou admises comme périodes

d'assurance par la législation, sous laquelle elles ont été accomplies, ainsi que toutes les périodes assimilées reconnues par cette législation comme équivalentes à des périodes d'assurance (Art. 1 alinéa 1 litera n L.n° 2- 2009 du 11 juin 2009 autorisant la ratification de la convention multilatérale de sécurité sociale au CAMEROUN).

7. Sont assimilés à une période d'assurance, toute période pendant laquelle l'assuré a perçu des indemnités journalières au titre des risques professionnels ou de maternité, les périodes d'incapacité de travail, dans la limite de six (06) mois, en cas de maladie non professionnelle dûment constatée par un médecin agrée, le temps passé sous les drapeaux au titre du service militaire légal et les absences pour congé régulier, y compris les délais de route dans les limites fixés par les dispositions du code du travail (Art.79 point 2 L.n° 2011-006 du 21 février 2011 portant code de Sécurité sociale au TOGO).

Périodes d'assurance valables

Les périodes d'assurance valables pour le calcul de la pension sont celles accomplies de 18 ans à 60 ans. Pour les périodes accomplies entre 60 ans et 65 ans, les cotisations personnelles versées au titre de l'assurance vieillesse sont remboursées.

Au-delà de 65 ans, aucun remboursement ne doit être effectué ((Art.101 point 4 L.98-19 du 21/03/2003 portant code de sécurité sociale au BENIN).

Période d'astreinte

La période d'astreinte s'entend comme une période pendant laquelle le travailleur, sans être à la disposition permanente et immédiate de l'employeur, a l'obligation de demeurer à son domicile ou à proximité, afin d'être en mesure d'intervenir pour effectuer un travail au service de l'entreprise. La durée de cette intervention est considérée comme un temps de travail effectif (Art.84 alinéa 1/PAUDT).

Période d'emploi

Le terme " périodes d'emploi " désigne les périodes définies ou admises comme telles par la législation, sous laquelle elles ont été accomplies, ainsi que toutes périodes assimilées reconnues par cette législation comme équivalentes à des périodes d'emploi (Art. 1 alinéa 1 litera o L. n° 2- 2009 du 11 juin 2009 autorisant la ratification de la convention multilatérale de sécurité sociale au CAMEROUN).

Période d'essai

1 La période d'essai est celle durant laquelle les parties apprécient respectivement les conditions de travail et la qualité des prestations effectuées (Art.7 alinéa 2 CT/BENIN)

2. La période d'essai est celle durant laquelle les parties apprécient respectivement les conditions de travail et la qualité des prestations effectuées (Art.15 alinéa 2/ PADUDT)

Période de référence

Le droit de jouir effectivement du congé payé est acquis, après une période minimale de service effectif, appelée période de référence, égale à douze (12) mois. La période au cours de laquelle le travailleur jouit de son droit à congé payé est déterminée par l'employeur (Art.103 alinéa 1/PAUDT)

Période de salariat

Sont considérées comme périodes de salariat :

□□ a) les absences pour congé régulier ;

□□ b) les absences pour maladie dûment constatée par un médecin agréé ;

□□ c) les périodes de repos des femmes salariées en couches prévues par le Code du travail ;

□□ d) les absences pour activités syndicales sur attestation du secrétaire général de l'organisation ;

□□ e) les absences pour cause d'incapacité temporaire résultant d'un accident du travail ou d'une maladie professionnelle ;

□□ f) les absences pour cas de force majeure dûment constatée par l'attestation des services compétents du ministère chargé du travail et n'excédant pas un mois (Art.45 alinéa 1 L.n° 98-19 du 21/03/2003 portant code de sécurité sociale au BENIN).

Période de service

On entend par période de service, celle qui s'écoule entre la date d'entrée du travailleur au service de l'employeur et la date de la cessation du travail, y compris de suspension du contrat, considérées comme période de travail (Art.86.35 alinéa 2 du Décret n° 96-178/P-RM portant application de diverses dispositions de la loi n° 92-020 du 23/9/1992 portant code du travail en République du MALI).

Période de travail effectif

Pour le calcul de la durée du congé, sont considérés comme période de travail effectif, les congés payés précédents, les absences pour accident de travail ou maladie professionnelle, les périodes de repos des femmes en couches prévues aux articles 110 et 111 et dans une limite de 6 mois, les absences pour maladie dûment constatées (Art.213 CT/TCHAD)

Périodes équivalentes

Pour l'application des dispositions de l'article 17, paragraphe 2, de la Convention relative à la totalisation des périodes d'assurance et des périodes équivalentes, les termes « périodes équivalentes » désignent les périodes assimilées à des périodes d'assurance (Art.17 arrangement administratif général du 25 octobre 1985 relatif aux modalités d'application de la convention de Sécurité sociale entre le Gouvernement de la République de Côte-d'Ivoire et le Gouvernement de la République française).

Périodes normales d'activité salariée

Sont considérées comme périodes normales d'activité salariée :

□ 1° les périodes pendant lesquelles le travailleur aura perçu l'indemnité journalière due à la victime d'accident du travail ou de maladie professionnelle ;

□ 2° les périodes pendant lesquelles le contrat de travail est suspendu pour l'un des motifs suivants prévus à l'article L34 du Code du Travail :

- fermeture de l'établissement par suite du départ de l'employeur sous les drapeaux ou pour une période obligatoire d'instruction ;

- durée du service militaire du travailleur et des périodes obligatoires d'instruction militaire auxquelles il est astreint ;

-durée d'absence du travailleur, dûment constatée par le médecin agréé limitée à six mois et éventuellement prolongée jusqu'à son remplacement, provoqué par une maladie ;

- les périodes d'interruption de travail résultant d'une incapacité des deux tiers au moins provenant d'un accident du travail ou d'une maladie non professionnelle, conformément à l'article L34 du Code du Travail. (Art.151 L. n° 99-041 du 12 août 1999 portant code de prévoyance sociale au MALI).

Permissions exceptionnelles

1. Le travailleur comptant au moins 6 mois de présence dans l'entreprise et touché par les événements familiaux dûment justifiés, énumérés ci-après, dans la limite de 10 jours ouvrables par an, non déductibles du congé réglementaire et n'entraînant aucune retenue de salaire, bénéficie d'une permission exceptionnelle pour les cas suivants se rapportant à la famille légale :

- mariage du travailleur : 4 jours ouvrables ;
- mariage d'un de ses enfants : 2 jours ouvrables ;
- d'un frère, d'une sœur : 2 jours ouvrables ;
- décès du conjoint : 5 jours ouvrables ;
- décès d'un enfant, du père, de la mère du travailleur : 5 jours ouvrables ;
- décès d'un frère ou d'une sœur : 2 jours ouvrables ;
- décès d'un beau-père ou d'une belle-mère : 2 jours ouvrables;
- naissance d'un enfant : 2 jours ouvrables ;

- baptême d'un entant : 1 jour ouvrable ;
- première communion : 1 jour ouvrable ;
- déménagement : 1 jour ouvrable (Art.25.12 alinéa 1 CT/COTE D'IVOIRE)

2. Dans une limite de dix jours, ne peuvent être déduites de la durée du congé acquis, les permissions exceptionnelles qui auraient été accordées au travailleur à l'occasion d'événements familiaux touchant directement son propre foyer. Par contre, les congés spéciaux accordés en sus des jours fériés pourront être déduits, s'ils n'ont pas fait l'objet d'une compensation ou récupération des journées ainsi accordées. (Art. L.146 CT /MALI).

3. Des permissions exceptionnelles non déductibles de la durée du congé n'entraînant aucune retenue du salaire sont accordées au personnel de maison dans la limite de 10 jours par an, à l'occasion des événements familiaux ci-après :

-mariage du travailleur : 3 jours
-mariage d'un de ses enfants, d'un frère ou d'une sœur : 1 jour ;
-décès du conjoint ou d'un descendant direct: 3jours ;
-décès d'un ascendant : 2 jours ;
-décès d'un beau-père ou d'une belle-mère, d'un frère ou d'une sœur : 2 jours ;
-naissance d'un enfant : 3 jours.

Le travailleur informe l'employeur de l'événement au plus tard dans les 24 heures suivant la cessation du travail, sauf cas de force majeure.

Le document attestant de l'événement peut être exigé par l'employeur, dans un délai de huit jours après l'événement. Si l'événement se produit hors du lieu d'emploi et nécessite le déplacement du travailleur, les délais ci-dessus peuvent être prolongés d'accord parties. Cette prolongation n'est pas rémunérée.

La maladie ou l'accident non professionnel de l'employé de maison entraîne la suspension du contrat dans les conditions prévues à l'article L.34 du code du travail.

En cas de maladie, l'employé doit prévenir son employeur dans les 48 heures, sauf cas de force majeure. Un certificat médical établi par un médecin agréé peut être exigé après 3 jours d'absence.

Pendant l'arrêt de travail consécutif à la maladie ou à l'accident, l'employeur indemnise le travailleur selon les modalités prévues à l'article L.37 du code du travail. Il lui verse, le cas échéant, l'indemnité correspondant à la valeur des prestations en nature (Art D.86-25 du Décret n° 96-178/R-RM portant application de diverses dispositions de la loi n° 92-020 du 23 septembre 1992 portant code du travail en République du MALI).

Personne ayant un enfant à charge

1. Est considéré comme ayant un enfant à charge, toute personne qui assure, d'une manière générale, le logement, la nourriture, l'habillement, les soins de santé et l'éducation de cet enfant, lorsque ce dernier résidant au Bénin ou dans un pays ayant un accord de réciprocité avec le Bénin, rentre dans les catégories suivantes :

□□ les enfants de l'assuré ;

□□ les enfants que la femme de l'assuré a eus d'un mariage précédent, lorsqu'il y a eu décès régulièrement déclaré ou divorce judiciairement prononcé, sauf lorsque les enfants sont restés à la charge du premier mari ou que ce dernier contribue à leur entretien

□□ les enfants ayant fait l'objet d'unc adoption par l'assuré marié, en conformité avec les dispositions du Code civil ou d'une légitimation adoptive, conformément aux règles du Code civil ;

□□ les orphelins de père et de mère précédemment assurés ; dans ce cas, les prestations sont servies au tuteur légal (Art.115 point 1 L.n° 98-19 du 21/03/2003 portant code de sécurité sociale au BENIN).

2. Est considéré comme ayant un enfant à charge, toute personne qui assure, d'une manière générale et permanente, le logement, la nourriture, l'habillement et l'éducation de l'enfant.

Toutefois, la femme salariée ne peut être considérée comme ayant les enfants issus de son mariage à sa charge que lorsque son conjoint n'exerce aucune activité professionnelle rémunérée (Art.6 L.n° 73-37 du 31 juillet 1973 portant code de la sécurité sociale au SENEGAL modifiée par la loi n° 97-05 du 10 mars 1997).

Personne du 3ème âge

Personne physique de nationalité gabonaise âgée de soixante ans et plus ou ayant atteint l'âge limite d'admission à la retraite, abandonnée, sans revenu et en détresse sociale (Art.4 alinéa 43 L.n° 2016-28 du février 2017 portant code de protection sociale au GABON).

Personne en situation de handicap

Est considérée comme personne en situation de handicap, toute personne physique dont l'intégrité physique ou mentale est passagèrement ou définitivement diminuée soit congénitalement, soit sous l'effet d'une maladie ou d'un accident, en sorte que son autonomie, son aptitude à fréquenter l'école ou à occuper un emploi, s'en trouvent compromises.

Il s'agit d'une personne présentant l'un ou les deux handicaps suivants ;

*handicap physique ;

*handicap intellectuel (Art.12.1 alinéa 1 et 2 CT/COTE D'IVOIRE).

Personne handicapée

1. Est considérée comme personne handicapée, toute personne dont les possibilités d'obtenir ou de conserver un emploi, sont effectivement réduites par suite d'une insuffisance ou d'une diminution de ses capacités physiques ou mentales (Art.118 alinéa 1 CT/DJIBOUTI)

2. L'expression « personne handicapée » désigne toute personne dont les perspectives de trouver et de conserver un emploi

convenable ainsi que de progresser professionnellement sont sensiblement réduites pour cause d'un handicap physique, mental ou sensoriel dûment reconnu (Art. 104 CT/MADAGASCAR).

3. Toute personne née avec une déficience ou atteinte d'une déficience à la suite d'une maladie, d'un accident, d'une guerre ou d'autres causes potentielles de déficience limitant sa capacité à exercer un quelconque emploi.(Art.1 point 27 CT/RWANDA).

4. Est considérée comme personne handicapée, toute personne qui, du fait d'une déficience motrice, sensorielle ou mentale, congénitale ou acquise, est dans l'incapacité d'assurer, par elle-même, tout ou partie des nécessités d'une vie individuelle ou sociale normale et se trouve empêchée ou limitée dans ses possibilités de jouir des mêmes droits et de faire face aux mêmes obligations que ses concitoyens de même sexe et de même âge (Art.152 CT/TOGO).

5. Sont considérées comme personnes handicapées, les personnes atteintes d'une infirmité physique, sensorielle ou mentale dûment constatée par les services de santé agréés (Art.148/PAUDT).

Personnel de maison

Est considéré comme personnel de maison tout travailleur employé au domicile privé de l'employeur pour y effectuer tout ou partie de tâches de caractère familial et ménager.

Le personnel employé de maison jouit de la liberté d'opinion et du plein exercice du droit syndical conformément aux dispositions du code du travail (Art. D.86-1 du Décret n° 96-178/R-RM portant application de diverses dispositions de la loi n° 92-020 du 23 septembre 1992 portant code du travail en République du MALI).

Personnel de maison journalier

Le personnel de maison journalier est celui embauché pour une occupation de courte durée, à l'heure ou à la semaine et dont le salaire est effectivement versé en fin de travail ou de journée et accompagné d'un bulletin de paye. L'engagement est soumis aux dispositions réglementant les contrats à durée déterminée.

Le personnel de maison journalier dont l'emploi se poursuit au delà de la période déterminée est considéré comme embauché pour une durée indéterminée (Art. D.86-1 du Décret n° 96-178/R-RM portant application de diverses dispositions de la loi n° 92-020 du 23 septembre 1992 portant code du travail en République du MALI).

Personnel permanent de maison

Le personnel permanent de maison est celui embauché au foyer de l'employeur pour exercer de façon habituelle son activité à temps plein, soit à temps partiel. (Art D.86-3 (Art. D.86-1 du Décret n° 96-178/R-RM portant application de diverses dispositions de la loi n° 92-020 du 23 septembre 1992 portant code du travail en République du MALI).

Pharmacien conseil

Pharmacien ou groupe de pharmaciens d'un organisme de gestion chargé de conseiller et d'assister cet organisme en matière de gestion des médicaments (Art.4 alinéa 44 L. n° 2016-28 du février 2017 portant code de protection sociale au GABON).

Pires formes de travail des enfants

1. Aux termes de la présente loi, les pires formes de travail des enfants s'entendent notamment de :

1. toutes les formes d'esclavage ou pratiques analogues, telles que la vente et la traite des enfants, la servitude pour dettes et le servage ainsi que le travail forcé ou obligatoire, y compris le recrutement forcé ou obligatoire des enfants en vue de leur utilisation dans des conflits armés ;

2. l'utilisation, le recrutement ou l'offre d'un enfant à des fins de prostitution, de production pornographique ou de spectacles pornographiques ;

3. l'utilisation, le recrutement ou l'offre d'un enfant aux fins d'activités illicites, notamment pour la production et le trafic de stupéfiants, tels que les définissent les conventions internationales ;

4. les travaux qui, par leur nature ou les conditions dans lesquelles ils s'exercent, sont susceptibles de nuire à la santé, à la sécurité ou à la moralité de l'enfant (Art.153 alinéa 2 CT/BURKINA FASO)

2 Sont considérées comme pires formes de travail des enfants :

*1. toutes formes d'esclavage ou pratiques analogues, telles que la vente et la traite des enfants, la servitude pour dettes et le servage, ainsi que le travail forcé ou obligatoire, y compris le recrutement forcé ou obligatoire des enfants en vue de leur utilisation dans des conflits armés ;

*2. l'utilisation, le recrutement ou l'offre d'un enfant à des fins de prostitution, de production de matériel pornographique ou de spectacles pornographiques ;

*3. l'utilisation, le recrutement ou l'offre d'un enfant aux fins d'activités illicites, notamment pour la production et le trafic de stupéfiants, tels que les définissent les conventions internationales y relatives ;

*4. les travaux qui, par leur nature ou les conditions dans lesquelles ils s'exercent, sont susceptibles de nuire à la santé, à la sécurité ou à la moralité de l'enfant (. Art.107 alinéa 3 CT/NIGER)

3. Sont interdites, les pires formes de travail des enfants correspondant, notamment, à :

-toutes les formes d'esclavage ou pratiques analogues, telles que la vente et la traite des enfants, la servitude pour dettes et le servage ainsi que le travail forcé ou obligatoire, y compris le recrutement forcé ou obligatoire des enfants en vue de leur utilisation dans des conflits armés ;

-l'utilisation, le recrutement ou l'offre d'un enfant à des fins de prostitution, de production de matériel pornographique ou de spectacles pornographiques;

-l'utilisation, le recrutement ou l'offre d'un enfant aux fins d'activités illicites, notamment pour la production et le trafic de stupéfiants ;

-les travaux qui, par leur nature ou les conditions dans lesquelles ils s'exercent, sont susceptibles de nuire à la santé, à la sécurité ou à la moralité de l'enfant (Art.4 alinéa 2/ PAUDT)

4. L'expression pires formes de travail des enfants s'entend :

-toutes formes d'esclavage ou pratiques analogues tels que la vente et la traite des enfants, la servitude pour dette et le servage ainsi que le travail forcé ou obligatoire, y compris le recrutement forcé ou obligatoire, des enfants en vue de leur utilisation dans des conflits armés ;

-l'utilisation, le recrutement ou l'offre d'un enfant à des fins de prostitution, de production de matériels pornographiques ou de spectacles pornographiques ;

-l'utilisation, le recrutement ou l'offre d'un enfant aux fins d'activités illicites pour la production et les trafics des stupéfiants ;

-les travaux qui, par leur nature ou les conditions dans lesquelles ils s'exercent, sont susceptibles de nuire à la santé, à la sécurité ou à la moralité de l'enfant. (Art.262 CT/RCA)

5. L'expression « les pires formes de travail des enfants » comprend notamment :

a) toutes les formes d'esclavage ou pratiques analogues, telles que la vente et la traite des enfants, la servitude pour dettes et le servage ainsi que le travail forcé ou obligatoire, y compris le recrutement forcé ou obligatoire des enfants en vue de leur utilisation dans des conflits armés ;

b) l'utilisation, le recrutement ou l'offre d'un enfant à des fins de prostitution, de production de matériel pornographique, de spectacles pornographiques ou des danses obscènes ;

c) l'utilisation, le recrutement ou l'offre d'un enfant aux fins d'activités illicites, notamment pour la production et le trafic de stupéfiants ;

d) les travaux qui, par leur nature ou les conditions dans lesquelles ils s'exercent, sont susceptibles de nuire à la santé, à la sécurité, à la dignité ou à la moralité de l'enfant (Art.3 alinéa 2 CT/RDC).

6. Constitue une infraction, le fait d'employer des enfants de moins de dix-huit (18) ans à des travaux dits « pires formes de travail des enfants ».

Les « pires formes de travail des enfants » comprennent :

*1. toutes les formes d'esclavage ou pratiques analogues ;

*2. la vente et la traite des enfants ;

*3. la servitude pour dettes ;

*4. le travail obligatoire à la place des adultes ;

*5. le recrutement forcé ou obligatoire des enfants en vue de leur utilisation dans des conflits et des combats ;

*6. l'utilisation, le recrutement ou l'offre d'un enfant à des fins de prostitutions, de production de matériel pornographique ou de spectacles pornographiques ;

*7. l'utilisation, le recrutement et l'offre d'un enfant à des fins d'activités illicites, telles que la production et le trafic de stupéfiants;

*8. les travaux qui sont susceptibles de nuire à la santé, à la sécurité ou à la moralité de l'enfant (Art.72 alinéa 2 CT/RWANDA)

7. Sont considérées comme pires formes de travail des enfants :

1°. toutes formes d'esclavage ou pratiques analogues, telles que la vente et la traite des enfants, la servitude pour dettes et le servage, ainsi que le travail forcé ou obligatoire, y compris le recrutement forcé ou obligatoire des enfants en vue de leur utilisation dans des conflits armés ;

2°. l'utilisation, le recrutement ou l'offre d'un enfant à des fins de prostitution, de production de matériel pornographique ou de spectacles pornographiques;

3°. l'utilisation, le recrutement ou l'offre d'un enfant aux fins d'activités illicites, notamment pour la production et le trafic de stupéfiants, tels que les définissent les conventions internationales pertinentes ;

4°. les travaux qui, par leur nature ou les conditions dans lesquelles ils s'exercent, sont susceptibles de nuire à la santé, à la sécurité ou à la moralité de l'enfant (Art.151 alinéa 3 CT/TOGO)

Plafond

Revenu minimum à prendre en compte pour le calcul des cotisations et des prestations des assurés (Art.4 alinéa 45 L.n° 2016-28 du février 2017 portant code de protection sociale au GABON).

Plancher

Revenu minimum à prendre en compte pour le calcul des cotisations et des prestations des assurés (Art.4 alinéa 46 L.n° 2016-28 du février 2017 portant code de protection sociale au GABON)

Préavis

Le préavis est un délai préfixé. Il commence à courir le lendemain du jour de la notification écrite du licenciement (Art.40 alinéa 1/PAUDT).

Prélèvement d'origine fiscale

On entend par prélèvement d'origine fiscale, les impôts sur les traitements et salaires retenus à la source (Art.122 alinéa 2 tiret 1 CT/MALI).

Prélèvement d'origine sociale

On entend par prélèvement d'origine sociale, les cotisations au régime légal de retraite et autres avantages sociaux (Art.122 alinéa 2 tiret 2 CT/MALI)

Prescription

Réalisation du terme entraînant la déchéance du droit et rendant toute action irrecevable (Art.4 alinéa 47 L.n° 2016-28 du février 2017 portant code de protection sociale au GABON).

Présomption de décès

Si, à la suite d'un accident du travail, un travailleur venait à disparaître sans que l'on ait la certitude de son décès et si l'on venait à ne plus avoir de ses nouvelles dans les trente jours suivant la production des faits, son décès sera présumé, afin que ses ayants droit perçoivent les indemnités correspondantes, sans préjuger de ce qui résulterait dans la cas où l'on prouverait plus tard qu'il est encore en vie (Art. 46 CT/GUINEE EQUATORIALE).

Prestataire

Etablissements de santé, pharmacies laboratoires, professionnels indépendants, des groupements de professionnels ou toutes autres formations ou structures se livrant à la fourniture des prestations de santé (Art.4 alinéa 48 L.n° 2016-28 du février 2017 portant code de protection sociale au GABON).

Prestation

1. Pour l'application de l'article 14 de la Convention, le terme « prestations » comporte, au titre du régime français, les allocations familiales, l'allocation de salaire unique et les allocations prénatales (Art.41 arrangement administratif du 8 mai 1967 relatif aux modalités d'application de la Convention de sécurité sociale entre le Gouvernement de la République française et le Gouvernement de la République malgache du 8 mai 1967)

2. « Prestations » désignent les pensions, les rentes, les allocations, les soins médicaux fournis directement, y compris le remboursement des frais déboursés en faveur d'un assuré social (Art.14 alinéa 1 litera k L.1/010 du 16/06/1999 portant code de sécurité sociale du BURUNDI).

Prestations de la branche des pensions

1. Les prestations de la branche des pensions comprennent : les pensions de vieillesse, d'invalidité et les allocations de vieillesse d'une part, les pensions et allocations de survivants d'autre part (Art.92 L. n° 98-19 du 21/03/2003 portant code de sécurité sociale au BENIN).

2. Les prestations de la branche des pensions comprennent :
- des pensions de vieillesse ;
- des allocations de vieillesse ;
- des pensions anticipées ;
- des pensions d'invalidité ;
- des pensions de survivants ;
- des allocations de survivants. (Art.75 L.n° 15-2006 du 11/05/2006 portant code de sécurité sociale au BURKINA FASO).

Prestations de maladie professionnelle

Les prestations comprennent:

a) les soins médicaux nécessités par les lésions résultant de l'accident, qu'il y ait ou non interruption du travail ;

b) l'indemnité journalière en cas d'incapacité temporaire de travail ;

c) la rente ou l'allocation d'incapacité en cas d'incapacité permanente de travail, totale ou partielle ;

d) l'allocation de frais funéraires et les rentes de survivants en cas de décès. (Art.52 L.1/010 du 16/06/1999 portant code de sécurité sociale du BURUNDI).

Prestation de maternité

1. Les prestations de maternité sont constituées d'une indemnité journalière destinée à compenser la perte de salaire pendant la durée de congé de maternité et de prestations en nature (Art.44 L.n° 15-2006 du 11/05/2006 portant code de sécurité sociale au BURKINA FASO)

2. La prestation de maternité consiste en une indemnité journalière destinée à compenser la perte de salaire pendant la durée du congé de maternité (Art.37 L. n° 2011-006 du 21 février 2011 portant code de sécurité sociale au TOGO).

Prestations de risques professionnels

Les prestations comprennent :

a) les soins médicaux nécessités par les lésions résultant de l'accident, qu'il y ait ou non interruption du travail ;

b) en cas d'incapacité temporaire de travail, l'indemnité journalière ;

c) en cas d'incapacité permanente de travail, totale ou partielle, une rente ou une allocation d'incapacité ;

d) en cas de décès, l'allocation des frais funéraires et les rentes de survivants (Art.41 L. n° 1/011 réorganisation des régimes des pensions et des risques professionnels en faveur des travailleurs régis par le code du travail et assimilés du 29 novembre 2002 au BURUNDI)

Prestations en espèces

1. Les prestations en espèces comprennent :

□□ a) les indemnités journalières ;

□□ b) les allocations et rentes d'incapacité ;

□□ c) les rentes de survivants.(Art.66 L.n° 98-19 du 21/03/2003 portant code de sécurité sociale au BENIN)

2. Les prestations en espèces accordées par l'établissement public en cas d'accident du travail ou de maladie professionnelle comprennent, qu'il y ait ou non interruption du travail :

1. l'indemnité journalière ;

2. la rente ou l'allocation d'incapacité ;

3. l'allocation des frais funéraires ;

4. les rentes de survivants ;

5. les frais de réadaptation fonctionnelle ou de reclassement de la victime (Art.71 L. n° 16/009 du 15 juillet 2016 fixant les règles relatives au régime général de la sécurité sociale/RDC).

Prestations en nature

1. Les prestations en nature comprennent :

□□ a) l'assistance médicale, chirurgicale et dentaire, y compris les examens radiologiques, ou radiographiques, les examens de laboratoire et les analyses ;

□□ b) la fourniture de produits pharmaceutiques ou accessoires ;

□□ c) l'entretien dans un hôpital ou dans toute autre formation sanitaire ;

□□ d) la fourniture, l'entretien et le renouvellement des appareils de prothèse ou d'orthopédie nécessités par les lésions résultant de l'accident et reconnus par le médecin-conseil de la Caisse comme indispensables ou de nature à améliorer la réadaptation fonctionnelle ou la rééducation professionnelle ;

□□ e) la réadaptation fonctionnelle, la rééducation professionnelle et le reclassement de la victime ;

□□ f) le transport de la victime du lieu de l'accident à une formation sanitaire ou à sa résidence ;

□□ g) les frais funéraires de la victime, en cas d'accident mortel (Art.65 point 1 L. n° 98-19 du 21/03/2003 portant code de sécurité sociale au BENIN).

2. Les prestations en nature comprennent :

*1. l'assistance médicale, chirurgicale et les soins dentaires, y compris les examens médicaux, radiographiques, les examens de laboratoire et les analyses ;

*2. la fourniture des produits pharmaceutiques ;

*3. l'entretien dans un hôpital ou une autre formation sanitaire, y compris la nourriture habituelle fournie par l'établissement ;

*4. le transport de la victime du lieu de l'accident à la formation sanitaire et sa résidence et vice-versa ;

*5. la fourniture, l'entretien et le renouvellement des appareils de prothèse et d'orthopédie nécessités par les lésions résultant de l'accident et reconnus par le médecin désigné ou agréé par l'établissement public comme indispensables ou de nature à améliorer la réadaptation ou la rééducation professionnelle ;

*6. les lunettes, les soins infirmiers et les visites à domicile ;

*7. la réadaptation fonctionnelle, le reclassement de la victime dans les conditions déterminées par un arrêté du ministre ayant la sécurité sociale dans ses attributions (Art.67 L.n° 16/009 du 15 juillet 2016 fixant les Règles relatives au Régime Général de la Sécurité Sociale/RDC).

Prestations en nature de l'action sanitaire et sociale

Sont considérées comme prestations en nature de l'action sanitaire et sociale : les consultations médicales, les soins médicaux, les expertises médicales, la fourniture des produits pharmaceutiques, les analyses médicales, les vaccinations, les séances de formation et d'information sur l'hygiène nutritionnelle et familiale et tout autre service ayant un intérêt pour l'amélioration de la santé des bénéficiaires (Art.52 L.n° 98-19 du 21/03/2003 portant code de sécurité sociale au BENIN).

Prestations familiales

1. Les prestations familiales comprennent: l'allocation familiale. (Art.81 L.n° 1/010 du 16/06/1999 portant code de sécurité sociale du BURUNDI).

2. Les prestations familiales et de maternité comprennent :

• 1° les allocations prénatales ;

• 2° les allocations aux jeunes ménages ou prime à la naissance ;

• 3° les allocations familiales ;

• 4° les indemnités journalières de maternité et les soins prévus à l'article 113 du Code du travail ;

• 5° les prestations en nature et éventuellement toute autre prestation instituée par la loi (Art.38 L.n° 004-86 du 25 février 1986 portant code de la sécurité sociale/CONGO).

3. Au sens de l'article 41, paragraphe 1 de la Convention, les termes « prestations familiales » désignent :

- au titre du régime français, les allocations familiales et l'allocation au jeune enfant durant la période où cette allocation est versée sans condition de ressources ;

- au titre du régime ivoirien, les allocations prénatales, les allocations au foyer du travailleur, les allocations familiales (Art.49 point 2 arrangements administratifs généraux du 25 octobre 1985 relatif aux modalités d'application de la convention de Sécurité sociale entre le Gouvernement de la République de Côte-d'Ivoire et le Gouvernement de la République française).

Prestations sociales

Prestations en espèces ou en nature que les institutions de protection sociale versent à leurs bénéficiaires (Art.7 point 18 L.n° 16/009 du 15 juillet 2016 fixant les règles relatives au régime général de la sécurité sociale/RDC).

Prévention

Ensemble de mesures ou actions destinées à réduire ou éliminer un danger ou un risque professionnel (Art.4 alinéa 49 L.n° 2016-28 du 6 février 2017 portant Code de Protection Sociale au GABON)

Prévoyance sociale

Ensemble des systèmes d'assurance publics ou privés auxquels une personne peut souscrire, afin de se garantir d'un risque (Art.4 alinéa 50 Loi n°2016-28 du 6 février 2017 portant Code de Protection Sociale au GABON).

Prime

Prix payé par le souscripteur en contrepartie de la garantie offerte par l'assureur (Art.4 alinéa 51 L.n° 2016-28 du 6 février 2017 portant code de protection sociale au GABON).

Prime de premier établissement

La prime de premier établissement est une allocation qui permet au travailleur d'acquérir l'équipement nécessaire à son ménage (Art.12 L.n° 99-041 du 12 aout 1999 portant code de prévoyance sociale au MALI).

Professionnel en santé et sécurité

a) Une personne détentrice d'une licence en santé publique ou domaine connexe, avec formation spécifique d'au moins un mois en santé et sécurité au travail, ou, à défaut ayant fait le premier cycle d'université en santé publique ou autre option paramédicale avec une formation spécifique d'au moins deux mois (2) en santé et sécurité au travail ;

b) Une personne ayant fait les études supérieures dans n'importe quel domaine ayant cependant suivi, avec succès, une formation d'au moins trois (3) mois en santé et sécurité au travail (Art.2 point 4° Arrêté ministériel n° 01 du 17/05/2012 déterminant les modalités de mise en place et de fonctionnement des comités de santé et sécurité au travail au RWANDA).

Promotion du travailleur

La promotion du travailleur, au sens du présent code, consiste à mettre à la disposition du travailleur des moyens propres à faciliter son accès à un poste supérieur ou sa réorientation vers une nouvelle activité (Art.46 CT/TCHAD).

Protection sociale

1. Ensemble de mécanismes institués dans le but de fournir une aide, sous différentes formes, à toute la population face aux risques sociaux et économiques auxquels elle est exposée. L'aide sociale peut être soit matérielle, financière, soit éducative et morale (Art.13 alinéa 1 litera a L.n° .1/010 du 16/06/1999 portant code de sécurité sociale du BURUNDI).

2. Ensemble des mécanismes de prévoyance sociale permettant aux individus de faire face aux conséquences des risques de la vie notamment la maternité, la vieillesse, l'invalidité, la maladie, les charges de famille, la précarité, la pauvreté ou l'exclusion sociale (Art.4 alinéa 52 L.n° 2016-28 du 6février 2017 portant code de protection sociale au GABON).

3. Ensemble des mécanismes de prévoyance collective, qui permettent aux individus ou aux ménages de faire face, financièrement, aux conséquences des risques sociaux, entendu comme situations susceptibles de provoquer une baisse des ressources ou une hausse des dépenses (Art.7 point 19 L.n° 16/009 du 15 juillet 2016 fixant les règles relatives au régime général de la sécurité sociale/RDC).

Q

Qualité d'ayant-droit

Ont qualité d'ayant droit, le conjoint légalement uni à l'affilié, à condition qu'il ne soit pas couvert par un autre système d'assurance-maladie-maternité ainsi que les enfants de moins de dix-huit ans à charge légale de l'affilié (Art.9 alinéa 1 L.n° 1/05 du 10/09/2002 portant réforme du régime assurance maladie-maternité des agents publics et assimilés au BURUNDI).

Qualité de travailleur

1. Pour la détermination de la qualité de travailleur, il ne sera tenu compte ni du statut juridique de l'employeur, ni de celui du travailleur (Art. 2, alinéa 2 CT/BENIN)

2. Pour la détermination de la qualité de travailleur, il n'est tenu compte ni du statut juridique de l'employeur ni de celui de l'employé (Art. 2, alinéa 2 CT/BURKINA FASO)

3. Pour la détermination de la qualité de travailleur, il ne doit être tenu compte ni du statut juridique de l'employeur, ni de celui de l'employé (Art. 1 alinéa 2 CT/CAMEROUN)

4. Pour la détermination de la qualité de travailleur, il ne sera tenu compte ni du statut juridique de l'employeur, ni de celui de l'employé (Art. 1, alinéa 2 CT/COMORES)

5. Pour la détermination de la qualité de travailleur, il ne sera tenu compte ni du statut juridique de l'employeur ni de celui de l'employé (Art.2, alinéa 1 CT/CONGO)

6. Pour la détermination de la qualité de travailleur, il n'est tenu compte ni du statut juridique de l'employeur, ni de celui de l'employé (Art.2 alinéa 2 CT/COTE D'IVOIRE)

7. Pour la détermination de la qualité de travailleur, il ne doit être tenu compte ni du statut juridique de l'employeur, ni de celui du travailleur (Art.1, alinéa 4 CT/DJIBOUTI)

8. Pour la détermination de la qualité de travailleur, il ne sera tenu compte ni du statut juridique de l'employeur ni de celui de l'employé (Art.1, alinéa 3 CT/GABON)

9. Pour la détermination de la qualité de travailleur, il n'est tenu compte ni du statut juridique de l'employeur, ni de celui de l'employé. Toutefois, les personnes nommées dans un emploi permanent d'un cadre d'une administration publique ne sont pas soumises aux dispositions du présent Code (Art.2 alinéa 2 CT/NIGER)

10. Pour la détermination de la qualité de travailleur, il ne sera tenu compte ni du statut juridique de l'employeur, ni de celui du travailleur. Toutefois, les personnes nommées dans un emploi permanent relevant d'un cadre d'une administration publique ainsi que les personnels régis par un statut public ne sont pas soumis aux dispositions du présent Acte uniforme (Art.2, alinéa 2 /PAUDT)

11. Pour la détermination de la qualité de travailleur, il ne sera tenu compte ni du statut juridique de l'employeur, ni de celui de l'employé (Art.3, alinéa 2 CT/RCA)

12. Pour la détermination de la qualité de travailleur, il ne sera tenu compte ni du statut juridique de l'employeur ni de celui de l'employé (Art.7, point 1 alinéa 2 CT/RDC)

13. Pour la détermination de la qualité de travailleur, il ne sera tenu compte ni du statut juridique de l'employeur, ni de celui de l'employé (Art.2, alinéa 2 CT/SENEGAL)

14. Pour la détermination de la qualité de travailleur, il ne sera tenu compte ni du statut juridique de l'employeur, ni de celui de l'employé (Art.2, alinéa 1 CT/TOGO)

R

Récidive

1. Il y a récidive, au sens des dispositions du présent article, lorsque, dans les 12 mois antérieurs à la date d'expiration du délai de quinzaine impartie par la mise en demeure, le délinquant a déjà subi une condamnation pour une infraction identique (Art.139 alinéa 3 L.n° 98-19 du 21/03/2003 portant code de sécurité sociale au BENIN).

2. Il y a récidive lorsque, dans les douze mois antérieurs à la date d'expiration du délai imparti par la mise en demeure prévue à l'article 20 de la présente loi, le délinquant a déjà subi une condamnation pour une infraction identique (Art.122 alinéa 2 L.n° 15-2006 du 11/05/2006 portant code de sécurité sociale au BURKINA FASO).

3. Il y a récidive, lorsque, dans les douze mois antérieurs à la date d'expiration du délai de quinzaine imparti par la mise en demeure, le délinquant a déjà subi une condamnation pour une infraction identique (Art.76 alinéa 4 L.n° 1/011 réorganisation des régimes des pensions et des risques professionnels en faveur des travailleurs régis par le code du travail et assimilés du 29 novembre 2002 au BURUNDI).

4. Pour l'application des articles 230, 232, 234, 235 et 236, il y a récidive lorsque, dans les douze mois antérieurs aux faits poursuivis, le contrevenant a déjà été condamné pour un fait identique (Art.241 alinéa 4 CT/COMORES).

5. Pour l'application des articles 251 à 256 nouveaux, il y a récidive lorsque, dans les 12 mois antérieurs au fait poursuivi, le contrevenant a déjà subi une condamnation pour un fait identique (Art.260 alinéa 4 et 9 CT/CONGO).

6. Il y a récidive lorsque, dans les douze mois antérieurs à la date d'expiration du délai de quinzaine imparti par la mise en demeure prévue à l'article 179 de la présente loi, le délinquant a déjà subi une condamnation pour une infraction identique (Art.179 alinéa 7 L.n° 004-86 du 25 février 1986 portant code de la sécurité sociale au CONGO).

7. Il y a récidive, au sens de la présente loi, lorsque, dans les deux ans antérieurs au fait poursuivi, le contrevenant a déjà subi une condamnation pour une contravention identique (Art.175 L.n° 73-37 du 31 juillet 1973 portant code de la sécurité sociale au SENEGAL modifiée par la L.n° 97-05 du 10 mars 1997).

8. Pour les contraventions, il y a récidive lorsque, dans les douze mois antérieurs au fait poursuivi, le contrevenant a déjà fait l'objet d'une condamnation pour un fait identique (Art.284 CT/SENEGAL).

9. Il y a récidive lorsque, dans les douze (1 2) mois antérieurs à la date d'expiration du délai de quinzaine imparti par la mise en demeure, le délinquant a déjà subi une condamnation pour une infraction identique (Art.95 point 3 L.n° 2011-006 du 21 février 2011 portant code de sécurité sociale au TOGO).

Recrutement

Toute opération effectuée dans le but de s'assurer ou de procurer à autrui la main-d'œuvre de personnes n'offrant pas spontanément leurs services (Art.7 litera f CT/RDC).

Régime complémentaire

Ensemble des droits et obligations complémentaires permettant aux membres adhérents, régis par le droit commun, de se constituer un complément de prestations personnalisée (Art.4 alinéa 53 L.n° 2016-28 du 6 février 2017 portant code de protection sociale au GABON).

Régime de base

Les régimes de base sont :

a) le régime d'assurance-maladie-maternité chargé du service des prestations de soins médicaux et des indemnités de maladie et de maternité ;

b) le régime des risques professionnels chargé du service des prestations en cas d'accident du travail et de maladie professionnelle;

c)le régime des pensions chargé du service des prestations de vieillesse, d'invalidité et des prestations de survivants ;

d) le régime des prestations familiales chargé du service des allocations familiales (Art.8 L.n° 1/010 du 16/06/1999 portant code de sécurité sociale du BURUNDI).

Régime de protection sociale

Ensemble des droits et obligations réciproques des bénéficiaires, des employeurs et des organismes de gestion (Art.4 alinéa 55 L.n° 2016-28 du 6 février 2017 portant Code de Protection Sociale au GABON).

Régime de sécurité sociale

1. Ce régime comprend :

• une branche des prestations familiales chargée du service des prestations familiales et des prestations de maternité ;

• une branche des risques professionnels, chargée de la prévention et du service des prestations en cas d'accident du travail et de maladie professionnelle ;

• une branche des pensions, chargée du service des prestations de vieillesse, d'invalidité et de survivants ;

• toute autre branche qui viendrait à être créée par la loi (Art.1 alinéa 2 L.n° 15-2006 du 11/05/2006 portant code de sécurité sociale au BURKINA FASO).

2. «Régime de sécurité sociale» désigne l'ensemble de dispositions fixant les droits et obligations d'une catégorie de personnes au regard de la sécurité sociale et selon la nature de leur activité professionnelle (Art.14 alinéa 1 litera c L.n° 1/010 du 16/06/1999 portant code de sécurité sociale du BURUNDI).

Régime des pensions

Le régime des pensions comprend la pension et allocation de vieillesse, la pension anticipée, la pension d'invalidité, la pension et allocation de survivants (Art.67 L.1/010 du 16/06/1999 portant code de sécurité sociale du BURUNDI).

Régime général

Ensemble des droits et obligations des assujettis de droit commun et des organismes de gestion (Art.4 alinéa 54 L.n° 2016-28 du 6 février 2017 portant code de protection sociale au GABON).

Régime général de sécurité sociale

Ensemble des dispositions légales et réglementaires de la sécurité sociale concernant les travailleurs salariés et les retraités du secteur privé, certains fonctionnaires, et d'une manière générale, toutes les personnes non attachées à un régime spécial ou particulier, du fait de leur statut professionnel (Art.7 point 21 L.n° 16/009 du 15 juillet 2016 fixant les règles relatives au régime générale de la sécurité sociale/RDC).

Régime spécial

Ensemble des droits et obligations des assujettis d'une branche d'activité déterminée ou d'une catégorie d'assujettis spécifiques (Art.4 alinéa 56 L.n° 2016-28 du 6 février 2017 portant code de protection sociale au GABON).

Règlement intérieur

1. Le règlement intérieur est un document écrit, par lequel l'employeur fixe obligatoirement les règles générales et permanentes relatives à la discipline, en déterminant la nature et l'échelle des sanctions susceptibles d'être prononcées ainsi que les dispositions procédurales garantissant les droits de la défense et les règles d'hygiène et de sécurité applicables dans l'établissement (Art.120 CT/GUINEE)

2. Le règlement intérieur est un document écrit, par lequel, l'employeur fixe les règles générales et permanentes relatives à son organisation technique de l'établissement et à la discipline générale, en déterminant la nature et le degré de sanctions susceptibles d'être prononcées ainsi que les dispositions de procédure garantissant les

droits à la défense, les règles d'hygiène et de sécurité nécessaires à sa bonne marche (Art.168 alinéa 1 CT/MADAGASCAR).

3. Le règlement intérieur est un document écrit, par lequel l'employeur fixe obligatoirement les règles générales et permanentes relatives à la discipline, en déterminant la nature et l'échelle des sanctions susceptibles d'être prononcées ainsi que les dispositions procédurales garantissant les droits de la défense et les règles d'hygiène et de sécurité applicables dans l'établissement (Art. 3 alinéa 25 et 129 alinéa 1 CT/RCA)

4. Le règlement intérieur est un document établi par la direction de l'établissement ou de l'entreprise et qui fixe les conditions d'exécution du contrat de travail exclusivement pour ce qui a trait à l'organisation technique du travail, à la discipline et aux prescriptions concernant l'hygiène et la sécurité (Art.81 alinéa 1 CT/TCHAD)

Rémunération

1 Le salaire est généralement considéré comme la contrepartie du travail presté. La rémunération signifie les gains de toute nature, susceptibles d'être évalués en espèces et fixés par accord ou par la loi, qui sont dus, en vertu d'un contrat de travail écrit ou verbal, par un employeur à un travailleur.

Sont considérés comme faisant partie du salaire ou de la rémunération:
- le salaire de base ;
- les indemnités de préavis ;
- l'indemnité de congé payé ;
- les primes liées à l'ancienneté ;
- les différentes primes liées directement aux prestations du travailleur.

Ne sont pas considérés comme faisant partie du salaire ou de la rémunération :
- les sommes allouées en raison des frais exposés par le salarié dans son emploi comme les frais de déplacement ou de transport ;
- les allocations familiales ;
- les avantages en nature, tels que : le logement, le véhicule de service, le repas au service et les rafraîchissements à l'occasion des fêtes etc. ;

- les indemnités de logement ;
- les frais d'assurance pour les pensions ou accidents ;
- les frais de représentation et de voyage ;
- les participations au bénéfice déjà imposées dans le chef de l'employeur ;
- les indemnités pour cause de décès (. Art.15 litera f point 1° et 72 CT/BURUNDI).

2. Signifie les gains de toute nature, susceptibles d'être évalués en espèces et fixés par accord ou par la loi, qui sont dus, en vertu d'un contrat de travail écrit ou verbal, par l'employeur à un travailleur (Art.14 alinéa 1 litera f L.n° 1/010 du 16/06/1999 portant code de sécurité sociale du BURUNDI).

3. Par rémunération ou salaire, il faut entendre le salaire minimum catégoriel et ses accessoires ainsi que tous les autres avantages payés, directement ou indirectement, en espèce ou en nature, par l'employeur au travailleur en raison de l'emploi de ce dernier (Art.31.1 alinéa 1 CT/COTE D'IVOIRE).

4. Par rémunération, au sens du présent Code, il faut entendre le salaire ou traitement de base et tous les avantages et accessoires payés, directement ou indirectement, en espèces par l'employeur au travailleur, en raison de l'emploi de ce dernier (Art.18 alinéa 2 CT/GABON).

5. Par rémunération, il faut entendre le salaire de base et tous les autres avantages et accessoires payés, directement ou indirectement, en espèces ou en nature, par l'employeur au salarié, en raison de l'emploi de ce dernier. Le paiement du salaire en tout ou en partie sous forme de spiritueux ou de drogues nuisibles est prohibé. Lorsque le salaire est payé partiellement en nature, les prestations en nature doivent servir à l'usage personnel du travailleur et de sa famille et doivent être conformes à son intérêt ; la valeur attribuée à ces prestations doit être juste et raisonnable (Art.206 alinéa 2 CT/GUINEE).

6. La rémunération comprend le salaire de base et tous autres avantages payés, directement ou indirectement en espèce, ou en nature, par l'employeur aux travailleurs.(Art. 221 alinéa 2 CT/RCA)

7. La somme représentative de l'ensemble des gains susceptibles d'être évalués en espèce et fixés par un accord ou par les dispositions légales ou réglementaires qui sont dus en vertu d'un contrat de travail, par un employeur à un travailleur.

Elle comprend notamment :
-Le salaire ou traitement ;
-Les commissions ;
-L'indemnité de vie chère ;
-Les primes ;
-La participation aux bénéfices ;
-Les sommes versées à titre de gratification ou de mois complémentaires ;
-Les sommes versées pour prestations supplémentaires;
-La valeur des avantages en nature ;
-L'allocation de congé ou l'indemnité compensatoire de congé;
-Les sommes payées par l'employeur pendant l'incapacité de travail et pendant la période précédant et suivant l'accouchement ;
Ne sont pas éléments de la rémunération :
-Les soins de santé ;
-L'indemnité de logement ou le logement en nature;
-Les allocations familiales légales ;
-L'indemnité de transport ;
-Les frais de voyage ainsi que les avantages accordés exclusivement en vue de faciliter au travailleur l'accomplissement de ses fonctions (Art.7 point 8 CT/RDC)

8. Montant total de tous les paiements versés ou dus à un travailleur en raison du travail effectué (Art.1 point 42 CT/RWANDA).

9. Par rémunération, il faut entendre le salaire de base ou minimum et tous les autres avantages payés, directement ou indirectement, en espèces ou en nature, par l'employeur au travailleur en raison de l'emploi de ce dernier (Art.246 alinéa 2 CT/TCHAD).

Rémunération journalière moyenne en espèce

Le montant qu'on obtient en totalisant les rémunérations en espèces, dont a bénéficié le travailleur chez l'employeur durant les douze mois calendrier qui précèdent celui où se situe le moment considéré, et en divisant ce montant par le nombre de jours ouvrables se rapportant à ladite rémunération (Art 15 point 4° CT/BURUNDI).

Rente

1. Revenu versé périodiquement au bénéficiaire après réalisation du risque assuré ou à l'échéance, selon les termes du contrat (Art.4 alinéa 57 L. n° 2016-28 du 6 février 2017 portant code de protection sociale au GABON).

2. Allocation régulière versée au titre de la législation sur les accidents du travail, en cas d'incapacité permanente (Art.7 point 22 L. n° 16/009 du 15 juillet 2016 fixant les règles relatives au régime général de la sécurité sociale/RDC).

Rente d'incapacité permanente totale

La rente d'incapacité permanente totale est égale à quatre-vingt-cinq pour cent de la rémunération moyenne de la victime (Art.63 alinéa 1 et 2 L. n° 15-2006 du 11/05/2006 portant code au BURKINA FASO).

Réparation des risques professionnels

La réparation des risques professionnels consiste à fournir au travailleur, victime d'accidents du travail et des maladies professionnelles ou d'origine professionnelle, des prestations en nature ou en espèces (Art.64 L. n° 16/009 du 15 juillet 2016 fixant les règles relatives au régime général de la sécurité sociale/RDC).

Représentants de l'employeur

Les administrateurs, gérants, directeurs et autres salariés qui exercent des fonctions d'administration ou de direction sont considérés comme des représentants de l'employeur dans leurs relations avec les travailleurs et dans le cadre de leurs attributions. Ils sont à leur tour considérés comme des travailleurs dans leurs relations avec l'employeur qu'ils représentent (Art.1 alinéa 6 CT/GABON)

Représentants du personnel

Sont considérés comme représentants du personnel, au sens du présent Code :

-les délégués du personnel ;

-les délégués syndicaux ;

-les délégués au comité d'entreprise ;

-les délégués au comité d'Hygiène et de Sécurité (Art.57 CT/RCA).

Réserve de la branche des pensions

La réserve de la branche des pensions est constituée par la différence entre les recettes et les dépenses de cette branche. Cette réserve ne peut être inférieure au montant total des dépenses constatées pour la branche des pensions au cours des trois derniers exercices (Art.25 L. n° 15-2006 du 11/05/2006 portant code de sécurité sociale au BURKINA FASO).

Réserve de sécurité sociale

Fonds permettant d'absorber les augmentations des charges ou les diminutions des recettes dues aux fluctuations aléatoires, mais conjoncturelles qui peuvent affecter la gestion des branches (Art.7 point 20 L. n° 16/009 du 15 juillet 2016 fixant les règles relatives au régime général de la sécurité sociale/RDC)

Réserves

Ressources affectées en vue d'assurer une meilleure répartition de la charge sociale entre générations. (Art.4 alinéa 58 L.n° 2016-28 du 6 février 2017 portant code de protection Sociale au GABON).

Réserve technique

Fonds permettant de supporter la charge des paiements futurs aux bénéficiaires (Art.7 point 23 L.n° 16/009 du 15 juillet 2016 fixant les règles relatives au régime général de la sécurité sociale/RDC).

Résidence habituelle

Pour l'application du présent Code, la résidence habituelle s'entend du lieu où le travailleur vit habituellement et normalement et où un employeur l'a recruté avant de le déplacer sur le lieu d'exécution du contrat de travail (Art.135 CT/COMORES).

Résiliation

1. La résiliation est l'acte par lequel l'une des parties exerce son droit de mettre fin au contrat de travail (Art.44 alinéa 1 CT/GABON).

2. La résiliation est l'acte par lequel l'une des parties exerce son droit de mettre fin au contrat de travail dans les cas prévus au présent Code (Art. 3 alinéa 16 et 138 alinéa 1 CT/RCA).

Responsabilité

Obligation qui incombe à une personne de réparer le dommage causé à autrui par son fait ou par le fait des personnes ou des choses dépendant d'elle (Art.13 alinéa 1 litera g L.n° 1/010 du 16/06/1999 portant code de sécurité sociale du BURUNDI).

Responsabilité familiale

Responsabilité d'un travailleur à l'égard de ses parents, de son conjoint, de ses enfants ou de toute autre personne dont il est tuteur légal (Art.1 point 15 CT/RWANDA).

Ressortissant d'une Partie contractante

Le terme "ressortissant d'une Partie Contractante" désigne toute personne ayant la nationalité de ladite Partie Contractante (Art. 1 alinéa 1 litera c L. n° 2- 2009 du 11 juin 2009 autorisant la ratification de la convention multilatérale de sécurité sociale).

Retraite

La retraite est la cessation du contrat de travail par la survenance de l'âge d'admission à la retraite. Elle peut intervenir à l'initiative de l'employeur ou du travailleur (Art.38 alinéa 4/PAUDT).

Revenu d'appoint substantiel

Les revenus professionnels, locatifs, mobiliers ou d'autres de l'enfant et qui sont supérieurs au quart de la rémunération moyenne du travailleur (Art. 15 m alinéa 4 tiret 1 CT/BURUNDI).

Risque

Evénement incertain qui pourrait se réaliser indépendamment de la volonté de l'assuré (Art.7 point 24 L. n° 16/009 du 15 juillet 2016 fixant les règles relatives au régime général de la sécurité sociale/RDC).

Risque économique

Privation de revenu (Art.4 alinéa 59 L. n° 2016-28 du 6 février 2017 portant code de protection sociale au GABON).

Risque émergent

Le stress, le tabagisme, l'alcoolisme, la toxicomanie et le VIH/Sida constituent les risques émergents liés à la santé dans le monde du travail (Art.155 alinéa 1 CT/NIGER).

Risque professionnel

1. Sont considérés comme risques professionnels, au titre de la présente loi, les accidents du travail et les maladies professionnelles. (Art.54 L. n° 98-19 du 21/03/2003 portant code de sécurité au BENIN).

2. Sont considérés comme risques professionnels:

• les accidents du travail ;

• les maladies professionnelles.(Art.50 L. n° 15-2006 du 11 mai 2006 portant code de sécurité sociale au BURKINA FASO).

3. Ensemble de situations constitutives d'accidents ou de maladies survenus par le fait ou à l'occasion du travail (Art.4 alinéa 60 L. n° 2016-28 du 6 février 2017 portant code de protection sociale au GABON).

4. Sont considérés comme risques professionnels :

*1. les accidents du travail ;

*2. les maladies professionnelles, en ce compris les maladies d'origine professionnelle.(Art.57 L.n° 16/009 du 15 juillet 2016 fixant les règles relatives au régime général de la sécurité sociale/RDC).

5. Sont considérés comme risques professionnels :

- les accidents du travail ;
- les maladies professionnelles. (Art.48 L.n° 2011-006 du 21 février 2011 portant code de Sécurité sociale au TOGO).

Risque social

1. « Risque social » désigne tout événement inhérent à la vie en société qui entraîne, pour celui qui le subit, une baisse de ses revenus (maladies, chômage, vieillesse, accident de travail, maladie professionnelle) (Art.14 alinéa 1 litera b L.n° 1/010 du 16/06/1999portant code de sécurité sociale du BURUNDI).

2. Ensemble de situations ou d'aléas couverts par un régime de protection sociale (Art.4 alinéa 61 L.n° 2016-28 du 6 février 2017 portant code de protection sociale au GABON).

3. Evénement inhérent à la vie en société qui entraine, pour celui qui le subit, une baisse de ses revenus (maladie, chômage, vieillesse, accident de travail, maladie professionnelle) (Art.7 point 25 L.n° 16/009 du 15 juillet 2016 fixant les règles relatives au régime général de la sécurité sociale/RDC).

Risque spécial

Il y a risque spécial, au sens de l'article 107, lorsque la maladie ou l'accident, ou l'aggravation d'une maladie ou d'un accident antérieur résulte :

1) d'une maladie ou d'un accident provoqué par une infraction commise par le travailleur et ayant entraîné sa condamnation définitive ;

2) d'un accident survenu à l'occasion de la pratique d'un sport dangereux, d'un exercice violent pratiqué au cours ou en vue d'une compétition ou d'une exhibition, sauf lorsque ceux-ci sont organisés par l'employeur ;

3) d'une maladie ou d'un accident survenu à la suite d'excès de boisson ou de drogue ;

4) d'une maladie ou d'un accident provoqué par la faute intentionnelle de l'intéressé ;

5) d'une maladie ou d'un accident survenu à la suite de travaux effectués pour compte d'un tiers ;

6) des faits de guerre, de troubles ou d'émeutes, sauf si la maladie ou l'accident, conformément à la définition qui en est donnée par la réglementation sur la sécurité sociale, survient par le fait ou à l'occasion du travail (Art.108 CT/RDC).

Rupture abusive du contrat de travail

1. La rupture est abusive, lorsqu'elle est effectuée sans motif légitime, sans cause réelle et sérieuse.

Sont particulièrement abusifs les licenciements :

-non conformes aux procédures définies par le Code, la convention collective et les règlements intérieurs ;

-effectués sans raisons professionnelles valables ou assortis de motifs fallacieux ;

-motivés par les opinions du travailleur ou son appartenance à un syndicat (Art.20 alinéa 1 CT/MADAGASCAR).

2. La rupture du contrat est notamment abusive dans les cas suivants :

- lorsque le licenciement est effectué sans motif légitime ou lorsque la motivation est inexacte ;

- lorsque le licenciement est motivé par les opinions du travailleur, son activité syndicale, son appartenance ou non à un syndicat déterminé. (Art. L.51 alinéa 3 CT/MALI).

Rupture irrégulière du contrat

Au sens de la présente loi, est irrégulière la rupture du contrat de travail intervenue sans observation de la procédure, notamment :

1. lorsque le licenciement n'a pas été notifié par écrit ou lorsque le motif ne figure pas dans la lettre de licenciement ;

2. lorsque la démission du travailleur n'a pas été notifiée par écrit (Art.72 CT/BURKINA FASO).

Salaire

1. Au sens de la présente loi, le salaire recouvre, quels qu'en soient la dénomination et le mode de calcul, les sommes ou les allocations en nature, susceptibles d'être évaluées en espèces, dues par l'employeur en contrepartie de la prestation de travail (Art.41 alinéa 1 CT/BENIN)

2. Le salaire est la prestation versée au travailleur par l'employeur, en contrepartie de son travail, au sens des dispositions des sections 2 et 3 du présent chapitre.

Le salaire comprend le salaire de base, quelle que soit sa dénomination et les accessoires du salaire, notamment, l'allocation de congé payé, les primes, les indemnités et les prestations de toute nature (Art.202 CT/BURKINA .FASO)

3. Le salaire est généralement considéré comme la contrepartie du travail presté (Art.15 litera f point 1° CT/BURUNDI)

4. Au sens de la présente loi, le terme « salaire » signifie, quels qu'en soient la dénomination et le mode de calcul, la rémunération ou les gains susceptibles d'être évalués en espèces et fixés, soit par accord, soit par des dispositions réglementaires ou conventionnelles, qui sont dus en vertu d'un contrat de travail par un employeur à un travailleur, soit pour le travail effectué ou devant être effectué, soit pour les services rendus ou devant être rendus (Art.61 point 1 CT/CAMEROUN)

5. Au sens des dispositions du présent titre, le salaire s'entend du salaire de base, de l'allocation de congé, des primes, des indemnités de toute nature, à l'exception de l'indemnité de licenciement (Art.91 CT/CONGO)

6. Au sens du présent Code, le terme « salaire » désigne, quels qu'en soient la dénomination et le mode de calcul, le traitement de base et tous autres avantages, payés directement ou indirectement en

espèces ou en nature, par l'employeur au travailleur en raison de l'emploi de ce dernier (Art.136 alinéa 1 CT/DJIBOUTI)

7. L'on entend par salaire, la rémunération ou le revenu, quel que soit sa dénomination ou son mode de calcul, dès lors qu'il peut être évalué monétairement, dû par un employeur à un travailleur, pour le travail ou service réalisé ou qu'il doit accomplir, ainsi que pour les périodes de repos incluses dans le temps de travail (Art.55 point 1 CT/GUINEE EQUATORIALE)

8. Le salaire étant la contrepartie du travail fourni, aucun salaire n'est dû en cas d'absence, en dehors des cas prévus par la réglementation et sauf accord écrit entre les parties intéressées (Art.54 CT/MADAGASCAR)

9. Dans tous les cas prévus à l'alinéa 1 et 2 du présent article, on entend par salaire, l'ensemble des sommes perçues en contrepartie du travail effectué, à l'exclusion des frais professionnels, des indemnités représentatives de remboursement de frais, et des prestations familiales (Art.115 alinéa 3 Loi N° 99-041 du 12 aout 1999 portant code de prévoyance sociale/MALI)

10. Par rémunération, ou salaire, il faut entendre le salaire de base ou minimum et tous les autres avantages payés directement ou indirectement en espèces ou en nature, par l'employeur au travailleur, en raison de l'emploi de ce dernier (Art.157 CT/NIGER)

11. Au sens du présent Acte uniforme, le salaire recouvre, quels qu'en soient la dénomination et le mode de calcul, les sommes ou les prestations en nature, susceptibles d'être évaluées en espèces, dues par l'employeur en contrepartie de la prestation de travail (Art.113 alinéa 1/PAUDT)

12. Le salaire est la contrepartie du travail fourni (Art.221 alinéa 1 CT/RCA)

13. Le salaire est la contrepartie du travail fourni. Sauf accord entre les parties au contrat de travail, aucun salaire n'est dû en cas de non-exécution du travail, en dehors des cas prévus par la présente loi (Art.75 CT/RWANDA)

14. Au sens des dispositions des sections II et III du présent chapitre, le salaire s'entend du salaire proprement dit, quelle que soit son appellation, des accessoires du salaire, de l'allocation de congé, des primes, des indemnités et des prestations de toute nature ainsi que des sommes dues pour la résiliation du contrat de travail, et des dommages-intérêts (Art.118 CT/SENEGAL)

15. Par salaire, il faut entendre, quels qu'en soient la dénomination et le mode de calcul, le salaire de base ou minimum et tous autres avantages, payés directement ou indirectement, en espèces ou en nature, par l'employeur au travailleur, en raison de l'emploi de ce dernier, et fixés par les dispositions conventionnelles ou réglementaires (Art.117 CT/TOGO)

Salaire de base

Paiement versé à un travailleur en contrepartie du travail effectué durant les heures ordinairement prestées, mais ceci n'inclut pas les diverses indemnités et primes (Art.1 point 43 CT/RWANDA)

Salaire minimum interprofessionnel garanti

Le salaire minimum interprofessionnel garanti est le minimum en dessous duquel il est interdit de rémunérer un travailleur. Son taux est fixé par l'Etat Partie (Art.114 alinéa 1/PAUDT)

Salaire moyen mensuel

1. Le salaire moyen mensuel se calcule sur la base des gains que le travailleur a perçus, chez le même employeur, pendant une période de référence de 12 mois calendrier, prenant cours le mois qui précède celui où se situe le moment considéré (Art.15 litera f point 2° alinéa 1 CT/BURUNDI)

2. Le salaire moyen mensuel se calcule sur la base des gains que le travailleur a perçus, chez le même employeur, pendant une période de référence de 12 mois calendrier, prenant cours le mois qui précède celui où se situe le moment considéré (Art.35 alinéa 3 CT/RWANDA).

Salarié à temps partiel

Est considéré comme salarié à temps partiel, le travailleur dont la durée hebdomadaire de travail est inférieure à la durée légale pour la même période. (Art.45 CT/MADAGASCAR)

Salarié inventeur

Est considérée comme salarié inventeur, toute personne dont le contrat de travail est régi par le Code du Travail et qui participe à des activités d'invention (Art.10 alinéa 5 CT/MADAGASCAR)

Sanction disciplinaire

Constitue une sanction disciplinaire, toute mesure autre que des observations verbales, prise dans le cadre disciplinaire par l'employeur, à la suite d'un agissement du salarié jugé fautif, que cette mesure soit de nature à affecter immédiatement ou non la présence, la fonction ou la carrière du salarié dans l'entreprise (Art. 17.2 CT/COTE D'IVOIRE)

Sanction pécuniaire

Le terme sanction pécuniaire s'entend de toute mesure, qui a pour but ou résultat, de diminuer la rémunération normalement due pour un travail fourni par le salarié (Art.89 CT/TCHAD)

Santé et sécurité au travail

On entend par santé et sécurité au travail, la discipline qui recouvre de nombreux domaines spécialisés qui vise à :

-promouvoir et à maintenir le plus haut degré possible de bien-être physique, mental et social de tous les travailleurs dans tous les corps de métiers ;

-prévenir les effets néfastes des mauvaises conditions de travail sur la santé des travailleurs ;

-protéger les travailleurs contre les dangers qui menacent leur santé:

-placer et à maintenir les travailleurs dans un environnement de travail adapté à leurs conditions physiques et mentales :

- adapter le travail â l'Homme (Art.41.1 CT/COTE D'IVOIRE)

Secteurs d'activité économique

«Secteurs d'activité économique»: ensemble des activités assumées par des personnes physiques ou morales de droit public ou privé, rural ou urbain.(Art.13 alinéa 1 litera j L.1/010 du 16/06/1999/BURUNDI)

Sécurité sociale

1. «Sécurité sociale» désigne la protection que la société accorde à ses membres, grâce à une série de mesures publiques à caractère obligatoire, contre le dénuement économique et social où pourraient les plonger, en raison de la disparition ou de la réduction sensible de leur gain, la maladie, la maternité, les accidents de travail et les maladies professionnelles, le chômage, l'invalidité, la vieillesse et le décès (.Art.14 alinéa 1 litera a L.1/010 du 16/06/1999/BURUNDI)

2. Service public qui assure l'ensemble des risques sociaux des travailleurs salariés et des professions libérales, des agents publics, des travailleurs (Art.4 alinéa 62 Loi n°2016-28 du 6 février 2017 portant code de protection sociale au GABON)

3. Protection que la société accorde à ses membres, grâce à une série de mesures publiques, contre le dénouement économique et social où pourraient les plonger, en raison de la disparition ou la réduction sensible de leur gain, la maladie, la maternité, les accidents du travail et les maladies professionnelles, le chômage, l'invalidité, la vieillesse et le décès ; à cela s'ajoutent la fourniture de soins médicaux et l'octroi de prestations aux familles avec enfants (Art.7 point 26 Loi N° 16/009 du 15 juillet 2016 fixant les règles relatives au régime générale de la sécurité sociale/RDC)

Séjour

Le terme "séjour" signifie le séjour temporaire (Art.1 alinéa 1 litera j Loi n° 2- 2009 du 11 juin 2009 autorisant la ratification de la convention multilatérale de sécurité sociale)

Semaine de référence

Semaine de travail arrêtée à 40 heures en République Gabonaise (Art.4 alinéa 65 Loi n°2016-28 du 6 février 2017 portant Code de Protection Sociale au GABON)

Service médical du travail

Le service médical du travail est un service médical du travail d'entreprise ou service médical du travail d'établissement ou service médical du travail interentreprises ou inter-établissement, selon les modalités prévues par les textes d'application. Toute dérogation sera définie par voie réglementaire (Art. 129 CT/MADAGASCAR)

Service social d'entreprise

Le service social d'entreprise est un service organisé au sein d'une entreprise, d'une société privée ou publique, au profit des travailleurs et de leurs familles.

Il a pour mission de contribuer à l'amélioration des conditions de travail et au bien - être des travailleurs dans l'entreprise (Art. 273 CT/BURKINA FASO)

Service de santé au travail

Le service de santé au travail est un service destiné à :

- assurer la protection des travailleurs contre toute atteinte à la santé pouvant résulter de leur travail ou des conditions dans lesquelles celui-ci s'effectue ;

- contribuer à l'adaptation des postes, des techniques et des rythmes de travail à la physiologie humaine ;

- contribuer à l'établissement et au maintien du meilleur degré possible de bien-être physique et mental des travailleurs ;

- contribuer à l'éducation sanitaire des travailleurs par un comportement conforme aux normes et consignes de santé et sécurité au travail (Art.152 alinéa 2/PAUDT).

Service effectif

Sont assimilées à un (01) mois de service effectif, les périodes équivalentes à quatre (04) semaines ou à vingt-quatre (24) jours de travail.

Sont assimilées à un service effectif et ne peuvent être déduites de la durée du congé acquis :

- les absences régulières pour maladie dans la limite de six (06) mois ;

- les absences régulières pour accident du travail et maladies professionnelles ;

- les périodes de repos de la femme en couche telles que prévues à l'article 97 de la présente Loi ;

- les permissions exceptionnelles accordées au travailleur à l'occasion d'événements de famille dans la limite de dix (10) jours par an, sauf dispositions plus favorables des conventions collectives ;

- les périodes de congé payé ;

- les permissions prévues aux dispositions relatives aux congés-éducation de la présente Loi ;

- les absences de la femme salariée ou éventuellement du père, en cas d'hospitalisation d'un enfant au sens du Code de Protection Sociale (Art.87 CT/MADAGASCAR)

Services indispensables

Prestations, indépendamment du caractère public ou privé du prestataire, dont le fonctionnement doit être maintenu pour préserver les droits et libertés fondamentaux de la personne, tels que le droit à la vie, à l'intégrité physique et à la protection de la santé, la liberté et la sécurité, la libre circulation, la liberté de communication et de l'information (Art.1 point 5 CT/RWANDA)

Services minima

Par les services minima, il faut entendre les services indispensables pour la sûreté et l'entretien des équipements et installations de l'entreprise, de façon que, une fois la grève terminée, le travail puisse reprendre normalement (Art.217 alinéa 2 CT/BURUNDI)

Soins de santé

Aux fins du présent code, les soins de santé sont les actions par lesquelles on conserve ou rétablit la santé.

Les soins de santé comprennent notamment :

- les soins médicaux, dentaires, chirurgicaux, pharmaceutiques et hospitaliers ;

- les lunettes et les appareils d'orthopédie et de prothèse dont l'usage est reconnu indispensable ;

- les prestations de maternité : soins prénatals, soins pendant l'accouchement, soins postnatals et l'hospitalisation, lorsqu'elle est nécessaire ;

- les frais de déplacement nécessaires (Art.15 litera n, alinéa 1 et 2 CT/BURUNDI).

Soins médicaux

1. Les soins médicaux comprennent :

   - les consultations médicales;

   - l'assistance médicale, y compris les examens radiographiques, les examens de laboratoire et les analyses ;

   - la fourniture de produits pharmaceutiques ou accessoires;

- l'entretien dans un hôpital ou dans toute autre formation sanitaire officiellement reconnue ;

- la fourniture, l'entretien et le renouvellement des appareils de prothèse et d'orthopédie, nécessités par les lésions résultant de l'accident et reconnus par le médecin désigné ou agréé par l'établissement public de prévoyance sociale chargé de gérer le régime institué par la présente loi, comme indispensables ou de nature à améliorer la réadaptation fonctionnelle ou la rééducation professionnelle;

- la réadaptation fonctionnelle, la rééducation professionnelle et le reclassement de la victime dans les conditions déterminées par arrêté du ministre en charge de la sécurité sociale, après avis du Comité technique national consultatif de santé et de sécurité au travail ;

- le transport de la victime du lieu de l'accident à la formation sanitaire la plus proche ou à sa résidence (. Art.58 L.15-2006 du 11/05/2006/BURKINA FASO)

2. Les soins médicaux comprennent:

a) l'assistance médicale, chirurgicale et dentaire, y compris les examens radiographiques, les examens de laboratoire et les analyses;

b) la fourniture de produits pharmaceutiques et accessoires;

c) l'entretien dans un hôpital ou une autre formation médicale ou sanitaire;

d) la fourniture, l'entretien et le renouvellement des appareils de prothèse et d'orthopédie nécessités par les lésions résultant de l'accident et reconnus par le médecin désigné ou agréé par l'organisme indispensable ou de nature à améliorer la réadaptation fonctionnelle;

e) la fourniture et le renouvellement des lunettes médicales;

f) la réadaptation fonctionnelle, la rééducation professionnelle et le reclassement de la victime;

g) le transport de la victime du lieu de l'accident à la formation médicale ou sanitaire et à sa résidence (Art.53 alinéa 1 L.1/010 du 16/06/1999/BURUNDI)

Soins médicaux curatifs

- Les soins médicaux curatifs comprennent:
- la fourniture des produits pharmaceutiques;
- les consultations des médecins, omnipraticiens généralistes et infirmiers;
- les actes de chirurgie et de spécialités pratiqués par le médecin;
- les actes de chirurgie dentaire;
- les actes utilisant les radios, les radiations ionisantes pratiquées par le médecin ou le chirurgien dentiste;
- les actes de biologie médicale et de radiographie;
- les actes pratiqués par les auxiliaires médicaux;
- les actes d'hospitalisation et de traitement;
- les actes des accessoires, pansements et autres fournitures;
- les actes d'accouchement;
- les soins prénatals, les soins pendant l'accouchement et les soins post-natals et les soins aux nouveau-nés pendant quinze jours, donnés soit par un médecin, soit par un infirmier ou soit par une sage-femme diplômée;
- les frais d'appareils de prothèse et d'orthopédie, la prothèse dentaire; –les frais de transport afférents à l'une des éventualités de soins médicaux ci-avant;

- la fourniture et le renouvellement des lunettes médicales (Art.26 L 1/002 du 29/02/2000/BURUNDI).

Soins médicaux des ayants droit

Pour les ayants droit de l'assuré, les conditions exigées pour bénéficier des soins médicaux sont les suivantes:

- être immatriculé à l'organisme et avoir la carte d'immatriculation;
- figurer sur la liste des ayants droit de l'assuré établie mensuellement par l'employeur et transmise à l'organisme (Art.36 LOI n°1/011 réorganisation des régimes des pensions et des risques professionnels en faveur des travailleurs régis par le code du travail et assimilés du 29 novembre 2002 au BURUNDI).

Soins médicaux relatifs aux risques professionnels

Les soins médicaux comprennent:

a)l'assistance médicale, chirurgicale et dentaire, y compris les examens radiographiques, les examens de laboratoire et les analyses, la fourniture de produits pharmaceutiques et accessoires;

b) l'entretien dans un hôpital ou une autre formation médicale ou sanitaire;

c) la fourniture, l'entretien et le renouvellement des appareils de prothèses et d'orthopédie nécessités par les lésions résultant de l'accident et reconnus par le médecin désigné ou agréé par l'organisme comme indispensables ou de nature à améliorer la réadaptation fonctionnelle;

d) la fourniture et le renouvellement des lunettes médicales. Les montures des lunettes ne seront fournies par l'organisme qu'à concurrence du prix des montures ordinaires et les verres médicaux le seront intégralement;

e) les traitements en vue de la réadaptation fonctionnelle, la rééducation professionnelle et le reclassement de la victime;

f) Le transport de la victime du lieu de l'accident à la formation médicale ou sanitaire et à sa résidence (Art.42 alinéa1 LOI n°1/011 réorganisation des régimes des pensions et des risques professionnels en faveur des travailleurs régis par le code du travail et assimilés du 29 novembre 2002 au BURUNDI).

Souscripteur ou contractant

Personne physique ou morale ayant conclu avec l'assureur le contrat d'assurance (Art. 4 alinéa 63 62 Loi n°2016-28 du 6 février 2017 portant Code de Protection Sociale au GABON)

Sous-entrepreneur

Le sous-entrepreneur est la personne physique ou morale, qui passe avec un entrepreneur, un contrat écrit ou verbal pour l'exécution d'un certain travail ou la fourniture de certains services, moyennant un prix forfaitaire. Il engage lui-même la main-d'œuvre nécessaire (Art.82 CT/RDC)

Sous-entreprise

La sous-entreprise est la convention par laquelle, un entrepreneur traite avec un autre entrepreneur pour l'exécution de la totalité ou d'une partie d'un travail donné ou pour la fourniture de certains services, moyennant un prix forfaitaire (Art.69 alinéa 1 CT/CONGO)

Sous-traitant

Le sous-traitant est une personne physique ou morale, qui passe avec une entreprise, un contrat écrit pour l'exécution d'un certain travail ou la fourniture de certains, services moyennant un prix forfaitaire. Il recrute lui-même la main-d'œuvre nécessaire à l'exécution du travail (Art.50 CT/MADAGASCAR).

Stage

Désigne soit une période de cotisation, soit une période d'emploi, soit une période de résidence (Art.14 alinéa 1 litera l L.1/010 du 16/06/1999/BURUNDI)

Stagiaire

Est considéré comme stagiaire, tout élève d'une école technique ou professionnelle ou d'une grande école spécialisée, appelé, de par le statut de son établissement, à passer un certain temps dans l'entreprise, en vue de faire asseoir, par la pratique, les connaissances théoriques acquises au cours de sa scolarité antérieure (Art.1 alinéa 5 CT/GABON).

Statut

Ensemble de qualités en vertu desquelles l'assuré bénéficie des prestations d'une branche ou d'un régime de protection sociale (Art.4 alinéa 64 Loi n° 2016-28 du 6 février 2017 portant code de protection sociale au GABON).

Subrogation

Opération par laquelle une personne ou une chose est substituée à une autre dans un rapport juridique. Elle peut être fondée sur une disposition légale (subrogation légale) ou sur un contrat (subrogation conventionnelle) (Art.13 alinéa 1 litera i L.1/010 du 16/06/1999/BURUNDI)

Survivants

1. Sont considérés comme survivants :

□□ a) le conjoint survivant non divorcé, à condition que le mariage ait été contracté antérieurement à l'accident. Le conjoint condamné pour abandon de famille est déchu de tous ses droits au titre de la réparation des accidents du travail et des maladies professionnelles ;

□□ b) les enfants à charge de la victime, tels qu'ils sont définis aux articles 114 et 115 de la présente loi ;

□□ c) les ascendants de la victime qui étaient à sa charge au moment de l'accident ou qui, au moment ou postérieurement à ce dernier ne disposent pas ou ne disposent plus de ressources suffisantes. L'ascendant reconnu coupable d'abandon de famille ou déchu de la puissance paternelle ne peut prétendre à aucune rente ;

□□ d) dans le cas où le conjoint survivant divorcé ou séparé de corps a obtenu une pension alimentaire, la rente viagère lui est due, mais elle est ramenée au montant de cette pension sans pouvoir dépasser 20 % du salaire annuel de la victime. Toutefois, en cas de remariage ou de concubinage notoire dûment constaté, cette rente est supprimée.

Sont considérés comme survivants :

□□ a) la veuve mariée un an au moins avant le décès du conjoint ;

- la veuve ayant au moins un enfant du conjoint décédé ;

- la veuve se trouvant en état de grossesse à la date du décès du conjoint.

□□ b) le veuf invalide ou à la charge de l'assurée au titre de l'épouse salariée décédée la première, à condition que le mariage ait été contracté un an au moins avant le décès du conjoint ;

□□ c) les enfants à charge de l'assuré décédé tels qu'ils sont définis à l'article 114 de la présente loi (Art.80 et 96 alinéa 1 point 1 L. 98-19 du 21/03/2003/BENIN)

2. Sont considérés comme survivants :

• le conjoint survivant non divorcé(e), non remarié(e), ni en abandon de domicile conjugal, à condition que le mariage soit antérieur au décès ;

• les enfants à charge de la victime, tels qu'ils sont définis à l'article 38 de la présente loi ;

• les ascendants directs à la charge de la victime au moment de l'accident (Art.66 et 90 L.15-2006 du 11/05/2006/BURKINA FASO)

3. Sont considérés comme survivants, les ayants droit de la victime visés au paragraphe 2 de l'article32 de la présente loi (Art.48 Loi n°1/011 réorganisation des régimes des pensions et des risques professionnels en faveur des travailleurs régis par le code du travail et assimilés du 29 novembre 2002 au BURUNDI)

4. Sont considérés comme survivants :

• a) le veuf ou la veuve, non remarié de l'assuré, à condition que le mariage ait été contracté un an au moins avant le décès ;

• b) les enfants à charge de l'assuré, tels qu'ils sont définis au titre des allocations familiales ;

• c) les ascendants ou autres catégories des successibles énumérés à l'article 462 du Code de la Famille (Art.151 point 2° Loi n°004-86 du 25 février 1986 portant code de la sécurité sociale/CONGO)

5. Sont considérés comme survivants:

-la veuve ou le veuf du pensionné ou de l'assuré, à condition que le mariage ait été contracté un an au moins avant le décès, à moins qu'un enfant ne soit né de l'union conjugale du veuf ou que la veuve ne se trouve en état de grossesse à !a date du décès.

Toutefois, les droits du veuf ou de la veuve sont supprimés en cas de remariage ou de concubinage notoire;

- les enfants à la charge du défunt et qui répondent à la définition appliquée en matière de prestations familiales. Si l'assuré ne remplissait pas, à son décès, les conditions prévues au paragraphe I du présent article, la veuve ou le veuf invalide ou, à défaut, les orphelins ont droit à une allocation de survivant versée en une seule fois.

Sont considérés comme survivants:

-le conjoint non divorcé ni séparé de corps, à condition que le mariage ait été légalement contracté avant l'accident ou la constatation de la maladie professionnelle. En cas de concubinage notoire, le conjoint survivant cesse d'avoir droit à la rente.

En cas de remariage, le conjoint survivant perd le droit à la rente; il lui est versé, dans ce cas, un capital égal à trois fois le montant annuel de la rente à laquelle il avait droit.

-les enfants à la charge de la victime répondant aux critères d'ouverture du droit aux allocations familiales (Art.52 alinéa 2 et 3 ; 79 alinéa 1 et 2 Loi L /94/006/CTRN Du 14 Février 1994 instituant un code de la sécurité sociale /GUINEE)

6. Sont considérés comme survivants ouvrant droit à la pension :

□ a) la veuve ou le veuf, à condition que le mariage ait été contracté deux ans au moins avant le décès de l'assuré;

□ b) les enfants à la charge du décédé, tels qu'ils sont définis au titre des prestations familiales (Art.153 Loi N° 99-041 du 12 aout 1999 portant code de prévoyance sociale/MALI)

7. Sont considérés comme survivants :

*1. le conjoint en vie, à condition que le mariage ait été inscrit à l'état civil, six mois au moins avant le décès, sauf si un enfant est né de l'union conjugale ou que la veuve se trouve en état de grossesse à la date du décès de l'assuré ;

*2. les enfants tels que définis par le Code de la Famille ;

*3. les ascendants directs entretenus par l'assuré, à défaut des survivants susvisés (Art.98 Loi N° 16/009 du 15 juillet 2016 fixant les règles relatives au régime générale de la sécurité sociale/RDC)

8. Sont considérés comme survivants :

a) le conjoint survivant (veuf ou veuve), à condition que le mariage ait été inscrit à l'état civil un an au moins avant le décès, à moins qu'un enfant ne soit né de l'union conjugale ou que la veuve ne se trouve en état de grossesse à la date du décès du conjoint ;

b) les enfants à charge du défunt, tels qu'ils sont définis au titre des prestations familiales.

Les pensions de survivants sont calculées en pourcentage de la pension de vieillesse ou d'invalidité ou de la pension anticipée, à laquelle l'assuré avait ou aurait eu droit à la date de son décès à raison de :

a) cinquante pour cent (50 %) pour le conjoint survivant ; en cas de pluralité de veuves, ce montant est reparti entre elles par parts égales. La part revenant à chacune d'elles demeure inchangée même en cas de disparition ou de remariage de l'une d'elles ;

b) vingt-cinq pour cent (25 %) pour chaque orphelin de père ou de mère et 40 pour cent (40 %) pour chaque orphelin de père et de mère.

Sont considérés comme survivants :

a) le conjoint (veuf ou veuve) non divorcé ni séparé de corps, à la condition que le mariage soit antérieur à la date de l'accident et inscrit à l'état civil ou, s'il est postérieur, qu'il ait eu lieu un (01) an au moins avant le décès ;

b) les enfants à charge de la victime tels qu'ils sont définis au titre des prestations familiales ;

c) les ascendants directs à charge de la victime, notamment l'ascendant qui cohabitait ou non avec l'assuré défunt et dont il est établi, par enquête sociale, que ce dernier assurait de façon permanente son entretien (Art.45 points 2 et 3, 59 Loi N° 2011-006 du 21 février 2011 portant code de sécurité sociale au TOGO)

Suspension du contrat de travail

1. La suspension du contrat est une interruption momentanée de tout ou partie des obligations contractuelles, sans qu'il y ait rupture (Art. 35 CT/GABON)

2. Il y a suspension du contrat de travail, chaque fois que le travailleur est fondé à refuser sa prestation de travail ou l'employeur à s'abstenir de fournir du travail (Art.50 CT/GUINEE)

3. La suspension du contrat de travail est une interruption momentanée de l'exécution de tout ou partie des obligations contractuelles (3. Art 3 alinéa 16 et .132 alinéa 1 CT/RCA)

4. La suspension du contrat de travail intervient, lorsque les parties ne procèdent pas à sa résiliation, mais qu'elles décident de suspendre leurs obligations en tout ou en partie. Les obligations auxquelles chacune des parties reste liée doivent être prévues par la présente loi ou convenues entre les deux parties (Art.24 CT/RWANDA)

5. Il y a suspension du contrat de travail chaque fois que, dans le cadre d'un contrat en cours, le salarié est fondé à ne pas fournir sa prestation de travail ou l'employeur à s'abstenir de donner un travail à exécuter (Art.103 CT/TCHAD)

6. Il y a suspension du contrat de travail, chaque fois que, dans le cadre d'un contrat en cours, le salarié est fondé à ne pas fournir sa prestation de travail, ou l'employeur, à s'abstenir de donner un travail à exécuter (Art.54 CT/TOGO)

Syndicat

1. Le syndicat est une organisation de travailleurs ou d'employeurs, ayant pour but de promouvoir et de défendre les intérêts des travailleurs ou des employeurs. L'objectif du mouvement syndical est le progrès économique et social de ses membres (Art.136 alinéa 2 CT/MADAGASCAR)

2. On entend par syndicat, toute organisation professionnelle constituée en vue de l'objet défini à l'article 230 ci-dessus (Art.237 CT/RDC)

Syndicat des travailleurs

Association de travailleurs exerçant la même profession, des métiers similaires ou des professions connexes et qui a exclusivement pour objet l'étude et la défense de leurs intérêts économiques et sociaux (Art.1 point 22 CT/RWANDA)

Syndicat ou groupement de syndicat ayant une audience suffisante

Dans un cadre plus large, géographique ou professionnel, un syndicat ou un groupement de syndicats sera considéré comme ayant une audience suffisante, lorsqu'il est représentatif dans plusieurs entreprises employant ensemble au moins 20 pour cent de salariés travaillant dans le secteur géographique et professionnel considéré (Art.257 alinéa 3 CT/GUINEE)

Syndicat professionnel

1. Le syndicat professionnel est une association de personnes exerçant la même profession, des métiers similaires ou des métiers connexes, concourant à l'établissement des produits ou services déterminés, ou la même profession libérale (Art.210 alinéa 1 CT/DJIBOUTI)

2. Les syndicats professionnels sont des associations de personnes exerçant une profession, des métiers similaires ou connexes ayant exclusivement pour objet l'étude et la défense des droits ainsi que des intérêts matériels et moraux, tant collectifs qu'individuels des personnes, professions ou entreprises visées par leurs statuts (Art.51.2 alinéa 1 CT/COTE D'IVOIRE).

T

Tâcheron

1. Le tâcheron est une personne, physique ou morale, qui recrute une main-d'œuvre chargée d'exécuter un travail ou de fournir un service, moyennant le paiement d'une somme forfaitaire dans le cadre de l'exécution d'un contrat écrit, dénommé contrat de tâcheronnat conclu avec un entrepreneur (Art.79 alinéa 1 CT/BURKINA FASO)

2. Le tâcheron est un sous-entrepreneur recrutant lui-même la main-d'œuvre nécessaire, qui passe, avec un entrepreneur, un contrat écrit pour l'exécution d'un certain travail ou la fourniture de certains services moyennant un prix forfaitaire (Art.48 CT/CAMEROUN)

3. Le tâcheron est un sous-entrepreneur recrutant lui-même la main d'œuvre nécessaire, qui passe, avec un entrepreneur, un contrat écrit pour l'exécution d'un certain travail ou la fourniture de certains services moyennant un prix forfaitaire (Art.66 CT/COMORES)

4. Le tâcheron est un sous-entrepreneur qui, sans être propriétaire d'un fonds commercial, artisanal ou agricole, et engageant lui-même la main-d'œuvre nécessaire, passe, avec un entrepreneur, un contrat écrit ou verbal pour l'exécution d'un travail ou la fourniture de certains services moyennant un prix forfaitaire (Art.11.6 alinéa 1 CT/COTE D'IVOIRE)

5. Le tâcheron est un sous-entrepreneur recrutant lui-même la main-d'œuvre nécessaire, qui passe, avec un entrepreneur, un contrat écrit pour l'exécution d'un travail déterminé ou la fourniture de certains services moyennant un prix négocié (Art. 79 alinéa 1 CT/DJIBOUTI)

6. Le tâcheron est un maître ouvrier ou un sous entrepreneur agréé et indépendant, qui passe, avec un entrepreneur ou avec le maître de l'ouvrage, un contrat pour l'exécution d'un certain travail ou la fourniture de certains services, moyennant un prix fixé d'accord parties. Le contrat de tâcheronnat doit être écrit (Art.113 CT/GABON)

7. Le tâcheron est un sous-entrepreneur recrutant lui-même la main-d'œuvre nécessaire, qui passe avec un entrepreneur un contrat pour l'exécution d'un certain travail ou la fourniture de certains services moyennant un prix forfaitaire (Art. 23 alinéa 1 CT/GUINEE)

8. Le tâcheron est un sous-entrepreneur, recrutant lui-même la main-d'œuvre nécessaire, qui passe, avec un entrepreneur, un contrat pour l'exécution d'un certain travail ou la fourniture de certains services, moyennant un prix forfaitaire (Art.91 alinéa 1 CT/MALI)

9. Le tâcheron est un sous-entrepreneur qui, recrutant lui-même la main-d'œuvre nécessaire, passe, avec un entrepreneur, un contrat écrit pour l'exécution d'un travail ou la fourniture de certains services moyennant un prix forfaitaire (Art.21 alinéa 1 CT/NIGER)

10. Le tâcheron est un maître d'ouvrage ou un sous – entrepreneur qui, à titre occasionnel, recrute des ouvriers, leur fournit l'outillage et les matières pour l'exécution d'un certain travail ou la fourniture de certains services et qui passe, avec un entrepreneur, un contrat écrit ou verbal pour l'exécution d'un certain travail ou la fourniture de certains services moyennant un prix forfaitaire (Art.175 CT/RCA)

11. Le tâcheron est un maître ouvrier, inscrit au registre des corps et métiers, qui recrute, à titre occasionnel des ouvriers, et qui leur fournit l'outillage et les matières premières, en vue de la réalisation d'un ouvrage déterminé (Art.77 alinéa 1 CT/SENEGAL)

12. Le tâcheron est un sous-entrepreneur qui passe avec un entrepreneur, un contrat, dénommé contrat de tâcheronnage, pour l'exécution d'un travail ou la fourniture de certains services, moyennant un prix forfaitaire et qui, pour l'exécution de ce contrat, recrute lui-même la main-d'œuvre nécessaire (Art.75 CT/TCHAD)

13 Le tâcheron est un sous-entrepreneur, recrutant lui-même la main-d'œuvre nécessaire, qui passe, verbalement ou par écrit avec un entrepreneur, un contrat pour l'exécution d'un certain travail ou la fourniture de certains services, moyennant un prix forfaitaire. Il doit être inscrit au registre du commerce et du crédit mobilier comme sous-entrepreneur (. Art.79 alinéa 1 CT/TOGO)

Temps de services

Le *total des durées :*

- des prestations de travail fournies chez le dernier employeur et chez les employeurs substitués pendant le dernier contrat et les contrats de travail précédents ;
- des congés, y compris le congé de maternité ;
- de l'incapacité de travail, en cas d'accident du travail ou de maladie, jusqu'à concurrence de six mois ininterrompus et sans limitation, en cas d'accident du travail ou de maladie professionnelle ;
- des voyages se situant entre deux périodes de services (Art.7 point 10 CT/RDC).

Temps de travail effectif

Le temps mis, pour effectuer les visites médicales et les examens complémentaires, est considéré comme temps de travail effectif (Art.261 alinéa 2 CT/BURKINA FASO)

Territoire d'une Partie Contractante

Le terme "territoire d'une partie contractante" désigne le territoire national de chaque partie contractante (Art. 1 alinéa 1 litera b Loi n° 2- 2009 du 11 juin 2009 autorisant la ratification de la convention multilatérale de sécurité sociale)

Ticket modérateur

1Désigne la participation proportionnelle ou forfaitaire laissée à la charge de l'assuré dans le coût des prestations de l'assurance maternité-indemnisation des soins (. Art.14 alinéa 1 litera n L.1/010 du 16/06/1999/BURUNDI)

2. Partie du coût des prestations à charge de l'assuré pouvant, le cas échéant, être partiellement ou totalement supportée par un

organisme de gestion complémentaire (Art.4 alinéa 66 Loi n°2016-28 du 6 février 2017 portant code de protection sociale au GABON).

Tiers garant

Désigne le système d'octroi des prestations de l'assurance maladie maternité-indemnisation des soins ou prestation pour se faire rembourser ensuite par son organisme, après déduction du ticket modérateur (Art.14 alinéa 1 litera p L.1/010 du 16/06/1999/ BURUNDI)

Tiers payant

Désigne le système d'octroi des prestations de l'assurance maternité-indemnisation des soins où l'assuré paie uniquement le ticket modérateur au fournisseur des prestations, ce dernier se faisant rembourser le solde auprès de l'organisme gestionnaire du régime de sécurité sociale (Art.14 alinéa 1 litera q L.1/010 du 16/06/1999/BURUNDI)

Tiers responsable

1. Est considéré comme tiers responsable pour l'application de l'article 129 ci-dessus :

□ toute personne autre que l'employeur ou l'un de ses salariés, sauf en cas de faute intentionnelle de leur part;

□ en cas d'accident de trajet, toute personne, y compris l'employeur ou ses salariés (Art.130 L.98-19 du 21/03/2003/BENIN)

2. Désigne toute personne qui n'est liée par aucun rapport de subordination avec l'employeur de la victime au moment de l'accident (Art.14 alinéa 1 litera o L.1/010 du 16/06/1999/BURUNDI)

3. Est considéré comme tiers responsable:

A) Lorsque l'événement en cause ouvre droit à des prestations dans le régime des risques professionnels:

1. L'employeur, lorsque ce dernier a voulu la mort, l'accident ou la maladie ou lorsque, dans une intention dolosive, il a simplement voulu l'accident matériel, sans vouloir le dommage aux personnes.

Pour l'application du présent paragraphe:

a) sera considéré comme employeur celui qui, au moment de l'événement ouvrant droit aux prestations, utilisait les services du travailleur, victime de cet événement, temporairement cédé par une autre entreprise;

b) lorsque deux ou plusieurs employeurs auront réalisé une association momentanée, leur responsabilité solidaire sera engagée pour tout événement, ouvrant droit à des prestations, survenu à l'occasion de la réalisation de l'objet de leur association.

2. Les travailleurs ou les préposés de l'employeur, lorsqu'ils ont voulu la mort, l'accident ou la maladie. Pour l'application du présent paragraphe, seront considérés comme se trouvant au service d'un même employeur, les travailleurs et préposés de deux ou plusieurs employeurs ayant réalisé une association momentanée, lorsque l'événement, ouvrant droit à des prestations, sera survenu à l'occasion de la réalisation de l'objet de cette association.

3. L'employeur, ses travailleurs ou ses préposés, lorsque l'accident est survenu, par leur faute, sauf, en ce qui concerne uniquement les travailleurs et préposés auteurs de l'accident, lorsque ces derniers étaient dans l'exercice de leurs fonctions.

4. Toute personne autre que celles visées aux paragraphes précédents, lorsque l'accident est dû à la faute, intentionnellement ou non, de cette personne.

B) Lorsque l'événement en cause ouvre droit à des prestations dans la branche des pensions, toute personne, y compris le cas échéant, l'employeur, ses travailleurs ou ses préposés, ayant commis une faute génératrice d'un dommage causé à l'assuré, que cette faute soit intentionnelle ou non (Art.72 point A et B LOI n°1/011 réorganisation des régimes des pensions et des risques professionnels en faveur des travailleurs régis par le code du travail et assimilés du 29 novembre 2002 au BURUNDI)

Travail de nuit

1. Le travail de nuit est celui exécuté entre 22 heures du soir et 5 heures du matin (Art.117 CT/BURUNDI)

2. Tout travail effectué entre dix heures du soir et six heures du matin est considéré comme travail de nuit (Art.81 CT/CAMEROUN)

3. Tout travail effectué entre 19 heures et 5 heures du matin est considéré comme travail de nuit (Art. 118 alinéa 1 CT/COMORES).

4. Le travail effectué entre 20 heures et 5 heures est considéré comme travail de nuit (Art.106 CT/CONGO).

5. Les heures pendant lesquelles le travail est considéré comme travail de nuit se situent dans la période comprise entre 22 heures et 05 heures (Art. 95 alinéa 1 CT/DJIBOUTI).

6. Le travail effectué entre 21 heures et 6 heures est considéré comme travail de nuit (Art.166 alinéa 1 CT/GABON)

7. Le travail effectué entre vingt-deux (22) heures et cinq (05) heures est considéré comme travail de nuit (Art.83 alinéa 1 CT/MADAGASCAR)

8. Est considéré comme travail de nuit, le travail effectué entre vingt et une heures et cinq heures (Art. L.141 CT/MALI)

9. Les heures pendant lesquelles le travail est considéré comme travail de nuit sont fixées par décret pris en Conseil des Ministres, après avis de la Commission Consultative du Travail et de l'Emploi. Les heures de commencement et de fin de travail de nuit peuvent varier selon les régions (Art.102 CT/NIGER)

10. Le travail effectué entre vingt-deux (22) heures et cinq (5) heures du matin est en toute saison considérée comme travail de nuit (Art.250 CT/RCA)

11. Le travail de nuit est celui exécuté entre 19 heures et 5 heures.

Le terme nuit visé à l'alinéa précédent signifie la période allant de 18 heures à 6 heures (Art.124 alinéa 1 et 125 alinéa 2 CT/RDC)

12. Est considéré comme travail de nuit, celui effectué entre 22 heures et 5 heures (Art. L.140 alinéa 1 CT/SENEGAL)

13. Est considéré comme travail de nuit, le travail effectué entre vingt-deux (22) heures et cinq (05) heures (Art. 144 CT/TOGO)

Travail forcé ou obligatoire

1. Le terme travail « forcé » ou « obligatoire » désigne tout travail ou service exigé d'un individu sous la menace d'une peine quelconque ou d'une sanction et pour lequel ledit individu ne s'est pas offert de plein gré.

Nul ne peut y recourir sous aucune forme, notamment en tant que :

*1. mesure de coercition, d'éducation politique, de sanction à l'égard de personnes qui ont exprimé leurs opinions politiques ;

*2. méthode de mobilisation et d'utilisation de la main-d'œuvre à des fins politiques;

*3. mesure de discipline au travail ;

*4. mesure de discrimination sociale, raciale, nationale ou religieuse ;

*5. punition pour avoir participé à des grèves (Art.5 CT/BURKINA FASO)

2. Tombe sous le coup de l'interdiction, tout travail ou service exigé d'un individu, sous menace d'une peine quelconque et pour lequel ledit individu ne s'est pas offert de plein gré.

Ne sont visés :

- les obligations militaires ou autres obligations civiques légales d'intérêt public ;

- les prestations exigées en cas de force majeure tels que guerre, sinistres, menaces de sinistres, prévention de famine, désastres naturels, épidémies et, en général, lors de circonstances susceptibles de mettre en danger la vie d'autrui ou les conditions d'existence de l'ensemble ou d'une partie de la population ;

- les travaux exigés d'un individu comme suite d'une condamnation judiciaire, à condition que ce travail soit exécuté sous la surveillance des autorités publiques et que l'individu ne soit pas mis à la disposition de particuliers, ou de personnes morales privées (Art.2 alinéa 2 et 3 CT/BURUNDI)

3. On entend par travail forcé ou obligatoire, tout travail ou service, exigé d'un individu sous la menace d'une peine quelconque et pour lequel ledit individu ne s'est pas offert de son plein gré.

Toutefois, le terme « travail forcé ou obligatoire » ne comprend pas :

• a) tout travail ou service exigé en vertu des lois et règlements sur le service militaire et affecté à des travaux de caractère purement militaire ;

• b) tout travail ou service d'intérêt général faisant partie des obligations civiques des citoyens, telles qu'elles sont définies par les lois et les règlements ;

• c) tout travail ou service exigé d'un individu comme conséquence d'une condamnation prononcée par une décision judiciaire ;

• d) tout travail ou service exigé dans les cas de force majeure, notamment dans les cas de guerre, de sinistres ou menaces de sinistres tels qu'incendies, inondations, épidémies et épizooties violentes, invasions d'animaux, d'insectes ou de parasites végétaux nuisibles et, en général, toutes circonstances mettant en danger ou risquant de mettre en danger la vie ou les conditions normales d'existence de l'ensemble ou d'une partie de la population (Art.2 point 4 et 5 CT/CAMEROUN)

4. Le terme « travail forcé ou obligatoire » désigne tout travail ou service exigé d'un individu sous la menace d'une peine quelconque, pour lequel ledit individu ne s'est pas offert de plein gré.

Les dispositions de l'alinéa précédent ne s'appliquent pas dans les cas énumérés ci-dessous:

a) tout travail ou service exigé en vertu des lois sur le service militaire obligatoire et affecté à des travaux purement militaires ;

b) les menus travaux de village, c'est-à-dire les travaux exécutés dans l'intérêt direct de la collectivité par les membres de celle-ci, travaux qui, de ce chef, peuvent être considérés comme des obligations civiques normales incombant aux membres de la collectivité, à condition que la population elle-même ou ses représentants directs aient le droit de se prononcer sur le bienfondé de ces travaux ;

c) les travaux, services, secours requis dans les circonstances d'accidents, incendies et autres calamités (Art.2 alinéa 4 et 5 CT/COMORES)

5. Le terme « travail forcé ou obligatoire » désigne tout travail exigé d'un individu sous la menace d'une peine quelconque ou pour lequel ledit individu ne s'est pas offert de plein gré (Art.4 alinéa 2 CT/CONGO)

6. On entend par travail forcé ou obligatoire, tout travail ou service exigé d'un individu sous la menace d'une peine quelconque pour lequel ledit individu ne s'est pas offert de son plein gré (Art.3 alinéa 2 CT/COTE D'IVOIRE)

7. Le terme « travail forcé ou obligatoire » désigne tout travail ou service exigé d'un individu sous la contrainte physique et/ou morale et pour lequel l'individu ne s'est donné de plein droit. Toutefois, le terme « travail forcé ou obligatoire » ne comprendra pas:

• a) tout travail ou service exigé en vertu des lois sur le service militaire obligatoire et affecté à des travaux d'un caractère purement militaire ;

• b) tout travail ou service d'intérêt général tel que défini par les lois sur les obligations civiques ;

• c) tout travail ou service exigé d'un individu comme conséquence d'une condamnation prononcée par une décision judiciaire, à la condition que ce travail ou service soit exécuté sous la surveillance et le contrôle des autorités publiques et que ledit individu ne soit pas concédé ou mis à la disposition de particuliers, compagnies ou personnes morales privées ;

• d) tout travail ou service exigé dans les cas de force majeure, c'est-à-dire dans les cas de guerre, de sinistres ou menaces de sinistres tels qu'incendies, inondations, famines, tremblements de terre, épidémies et épizooties violentes, invasions d'animaux, d'insectes ou de parasites végétaux nuisibles et, en général, toutes circonstances mettant en danger ou risquant de mettre en danger la vie ou les conditions normales d'existence de l'ensemble ou d'une partie de la population ;

• e) les menus travaux de village, c'est-à-dire les travaux exécutés dans l'intérêt direct de la collectivité par les membres de celle-ci, travaux qui, de ce chef, peuvent être considérés comme des obligations civiques normales incombant aux membres de la collectivité, à condition que la population elle-même ou ses représentants directs aient le droit de se prononcer sur le bien-fondé de ces travaux (Art.2 alinéa 2 CT/DJIBOUTI)

8. Le travail forcé ou obligatoire est interdit. L'expression travail forcé ou obligatoire désigne tout travail ou tout service exigé d'un individu sous la menace d'une peine quelconque, et pour lequel ledit individu ne s'est pas offert de plein gré.

Toutefois, les dispositions de l'alinéa ci-dessus ne s'appliquent pas:

• a) au travail ou service exigé en vertu des lois sur le service militaire et consistant dans l'exécution des tâches d'un caractère purement militaire ou, dans le cas des objecteurs de conscience, de tâches proposées en substitution du service militaire;

• b) au travail ou au service exigé d'un individu comme conséquence d'une condamnation prononcée par une décision judiciaire, à la condition que ce travail ou service soit exécuté sous la surveillance et le contrôle des autorités publiques, et que ledit individu ne soit pas concédé ou mis à la disposition de particuliers, compagnies ou personnes morales privées;

• c) au travail ou service exigé dans le cas de force majeure, notamment guerres, inondations, famines, épidémies, épizooties, invasions d'animaux, d'insectes ou de parasites nuisibles et, d'une façon générale, toutes circonstances mettant en danger ou susceptibles de mettre en danger la vie ou les conditions normales d'existence de l'ensemble ou d'une partie de la population;

• d) aux menus travaux communaux, départementaux ou de village, tels qu'ils sont définis et votés par le conseil municipal, départemental ou conseil de village et qui peuvent être considérés comme des obligations civiques normales incombant aux membres desdites collectivités, jusqu'à un maximum de six jours par an (Art.4 alinéas 1 et 2 CT/GABON)

9. Le terme travail forcé ou obligatoire désigne tout travail ou service exigé d'un individu sous la menace d'une peine quelconque et pour lequel ledit individu ne s'est pas offert de plein gré (Art.2 alinéa 2 CT/GUINEE)

10. Le travail forcé ou obligatoire est interdit. Le terme "travail forcé ou obligatoire" désigne tout travail ou service exigé d'un individu sous la menace d'une peine quelconque pour lequel ledit individu ne s'est pas offert de plein gré.

Les dispositions de l'alinéa précédent ne s'appliquent pas dans les cas énumérés ci-dessous :

-Travaux, services, secours requis dans les circonstances d'accidents, naufrages, inondations, incendies ou autres calamités ainsi que dans les cas de brigandages, pillages, flagrants délits, clameurs publiques ou d'exécution judiciaire.

-Travaux d'intérêt collectif exécutés en application d'une convention librement consentie par les membres du fokonolona ou dans le cadre de menus travaux de village et devenus exécutoires.

-Travaux à caractère purement militaire, lorsqu'ils sont exigés en vertu des dispositions législatives portant organisation de la défense nationale et travaux d'intérêt général réalisés volontairement dans le cadre du Service National.

-Tout travail exigé d'un individu, comme conséquence d'une condamnation prononcée par une décision judiciaire, à la condition que ce travail ou service soit exécuté sous la surveillance et le contrôle des autorités publiques et qu'il soit destiné à des réalisations d'intérêt public. Cependant, sont interdites l'imposition de travail aux personnes se trouvant en détention préventive ainsi que la cession gratuite de main-d'œuvre carcérale à des particuliers, entreprises ou personnes morales privées, même si ceux-ci sont chargés de l'exécution de travaux publics (Art.4 CT/MADAGASCAR)

11. Le terme "travail forcé ou obligatoire" désigne tout travail ou service exigé d'un individu sous la menace d'une peine quelconque et pour lequel ledit individu ne s'est pas offert de plein gré.

Toutefois, le terme "travail forcé ou obligatoire" ne comprend pas :

1) - Tout travail ou service exigé en vertu des lois sur le service militaire obligatoire et effectué dans un cadre exclusivement militaire:

2) - Tout travail d'intérêt public exigé en vertu des dispositions législatives portant organisation de la défense, création d'un service national, ou participation au développement;

3) - Tout travail, service ou secours exigé dans le cas de force majeure, c'est-à-dire en cas de guerres, sinistres ou menaces de sinistres tels qu'incendies, inondations, tremblement de terre, cyclones, épidémies, épizooties, famines, invasions d'animaux, d'insectes ou de parasites nuisibles et en général, toute circonstance mettant en danger ou risquant de mettre en danger, la vie ou les conditions normales d'existence de l'ensemble ou d'une partie de la population;

4) - Tous travaux décidés par une collectivité locale dans son ensemble visant à des tâches d'intérêt direct pour cette collectivité et pouvant être considérés comme des obligations civiques normales incombant aux membres de la collectivité, à condition que la

population elle-même ou ses représentants directs se soient prononcés sur le bien-fondé de ces travaux;

5) - Tout travail ou service exigé d'un individu comme conséquence d'une condamnation prononcée par une décision juridique, à condition que ce travail ou service soit exécuté sous la surveillance des autorités publiques, qu'il soit destiné à des réalisations d'intérêt public et que ledit individu ne soit pas mis à la disposition de particuliers ou compagnies ou personnes morales privées (Art. L.6 alinéa 1 CT/MALI)

12. Le terme « travail forcé ou obligatoire » désigne tout travail ou service exigé d'un individu sous la menace d'une peine quelconque et pour lequel ledit individu ne s'est pas offert de plein gré (Art.4 alinéa 2 CT/NIGER)

13. L'expression « travail forcé ou obligatoire » désigne tout travail ou service exigé d'une personne sous la menace d'une peine quelconque et pour lequel ladite personne ne s'est pas offerte de plein gré.

Toutefois, le terme travail forcé ou obligatoire ne comprend pas :

a) tout travail ou service exigé en vertu des lois sur le service militaire obligatoire et d'un caractère purement militaire ;

b) tout travail ou service faisant partie des obligations civiques normales des citoyens d'un pays se gouvernant pleinement lui-même;

c) tout travail ou service d'utilité publique exigé d'un individu en vertu d'une décision judiciaire, à condition que ce travail ou service soit exécuté sous la surveillance et le contrôle des autorités publiques ;

d) tout travail ou service exigé dans les cas de force majeure, c'est-à-dire dans les cas de guerre, de sinistres ou menaces de sinistres tels qu'incendies, inondations, famines, tremblements de terre, épidémies et épizooties violentes, invasions d'animaux, d'insectes ou de parasites végétaux nuisibles et, en général, toutes circonstances mettant en danger ou risquant de mettre en danger la vie ou les conditions normales d'existence de l'ensemble ou d'une partie de la population;

e) les menus travaux de village, c'est-à-dire les travaux exécutés dans l'intérêt direct de la collectivité par les membres de celle-ci, travaux qui, de ce chef, peuvent être considérés comme des obligations civiques normales incombant aux membres de la collectivité, à condition que la population elle-même ou ses représentants directs aient le droit de se prononcer sur le bien-fondé de ces travaux (Art.3 alinéa 2 et 3/ PAUDT)

14 Tout travail ou service exigé d'un individu sous la menace d'une peine quelconque et pour lequel ledit individu ne s'est pas offert de plein gré (. Art.3 alinéa 23 CT/RCA)

15. Le travail forcé ou obligatoire est interdit.

Tombe également sous le coup de l'interdiction, tout travail ou service exigé d'un individu sous menace d'une peine quelconque et pour lequel ledit individu ne s'est pas offert de plein gré (Art.2 alinéas 2 et 3 CT/RDC)

16 Tout travail ou service exigé d'un individu sous la menace d'une peine quelconque et pour lequel ledit individu ne s'est pas offert de plein gré (. Art.1 point 39 CT/RWANDA)

17. Le travail forcé ou obligatoire est interdit. L'expression travail forcé ou obligatoire désigne tout travail ou service exigé d'un individu sous la menace d'une peine quelconque ou d'une sanction et pour lequel ledit individu ne s'est pas offert de plein gré.

Toutefois le terme travail forcé ou obligatoire ne comprend pas:

• - tout travail ou service exigé en vertu des lois sur le service militaire et affecté à des travaux de caractère militaire;

• - tout travail ou service exigé d'un individu comme conséquence d'une condamnation prononcée par l'autorité judiciaire;

• - tout travail ou service exigé d'un individu en cas de guerre, sinistre et de circonstance mettant, en danger ou risquant de mettre en danger, la vie ou les conditions normales d'existence de l'ensemble ou d'une partie de la population;

• - les travaux d'intérêt général tels qu'ils sont définis par les lois sur les obligations civiques (Art. L.4 CT/SENEGAL)

18. On entend par travail forcé ou obligatoire, tout travail ou service exigé d'un individu sous la menace d'une peine quelconque et pour lequel ledit individu ne s'est pas offert de son plein gré. Toutefois, le terme « travail forcé ou obligatoire » ne comprendra pas, aux fins de la présente loi :

a) tout travail ou service exigé en vertu des lois sur le service militaire obligatoire et ayant un caractère purement militaire ;

b) tout travail ou service faisant partie des obligations civiques normales des citoyens d'un pays se gouvernant pleinement lui-même ;

c) tout travail ou service exigé d'un individu comme conséquence d'une condamnation prononcée par une décision judiciaire, à la condition que ce travail ou service soit exécuté sous la surveillance et le contrôle des autorités publiques et que ledit individu ne soit pas concédé ou mis à la disposition des particuliers, compagnies ou personnes morales privées ;

d) tout travail ou service exigé dans le cas de force majeure, c'est-à-dire dans le cas de guerre, de sinistres ou menaces de sinistres tels qu'incendies, inondations, famines, tremblements de terre, épidémies et épizooties violentes, invasions d'animaux, d'insectes et de parasites végétaux nuisibles, et en général, toutes circonstances mettant en danger ou risquant de mettre en danger la vie ou les conditions normales d'existence de l'ensemble ou d'une partie de la population.

e) les menus travaux de villages, c'est-à-dire les travaux exécutés dans l'intérêt direct de la collectivité par les membres de celle-ci, travaux qui, de ce chef, peuvent être considérés comme des obligations civiques normales incombant aux membres de la collectivité, à condition que la population, elle ou ses représentants directs, ait le droit de se prononcer sur le bien fondé de ces travaux et se soit offerte spontanément (Art.5 CT/TCHAD)

19. On entend par travail forcé ou obligatoire, tout travail ou service exigé d'un individu, sous la menace d'une peine quelconque et pour lequel ledit individu ne s'est pas offert de son plein gré.

Toutefois, le terme « travail forcé ou obligatoire » ne concerne pas :

1) tout travail ou service exigé en vertu des lois et règlements sur le service militaire obligatoire et ayant un caractère purement militaire;

2) tout travail ou service d'intérêt général faisant partie des obligations civiques des citoyens, telles qu'elles sont définies par les lois et les règlements ;

3) tout travail ou service exigé d'un individu comme conséquence d'une condamnation prononcée par une décision judiciaire ;

4) tout travail ou service exigé dans les cas de force majeure, notamment dans les cas de guerre, de sinistres ou menaces de sinistres tels qu'incendies, inondations, épidémies et épizooties violentes, invasions d'animaux, d'insectes ou de parasites végétaux nuisibles et, en général, toutes circonstances mettant en danger ou risquant de mettre en danger la vie ou les conditions normales d'existence de l'ensemble ou d'une partie de la population (Art.4 alinéa 2 CT/TOGO)

Travail hebdomadaire

Voir Travail journalier

Travail intérimaire

1. Le travail intérimaire est la situation où un intérimaire appelé travailleur, est employé par une entreprise de travail intérimaire ou société d'intérim appelée employeur, en vue d'être prêté à une entreprise utilisatrice, appelée cliente, pour y effectuer un travail déterminé (Art.17 CT/BENIN)

2. Le travail intérimaire se caractérise par deux contrats :

- un contrat de travail d'intérim conclu par écrit entre l'entreprise de travail intérimaire et le travailleur intérimaire ;

- un contrat de travail d'intérim conclu par écrit entre l'entreprise de travail intérimaire et l'entreprise utilisatrice dans les cas prévus à l'article 73 ci-dessous (Art.72/PAUDT)

Travail journalier ou hebdomadaire

Est considéré comme travail journalier ou hebdomadaire, l'engagement écrit contracté pour une journée ou une semaine. Le salaire est payé à la fin de cette période. Le contrat peut être renouvelé le lendemain ou la semaine suivante.

Au-delà de la période d'un mois, si l'engagement se poursuit par la volonté, même tacite, des parties, cette prolongation confère au contrat le caractère de contrat à durée indéterminée, nonobstant toute clause prohibant la tacite reconduction. (Art.26 alinéa 1 et 2 CT/GABON)

Travail occasionnel

Un travail occasionnel est celui ayant pour objet de résorber un accroissement conjoncturel et imprévu des activités de l'entreprise ou l'exécution de travaux urgents pour prévenir des accidents imminents, organiser des mesures de sauvetage ou procéder à des réparations de matériel, d'installations ou de bâtiments de l'entreprise présentant un danger pour les travailleurs (Art.25 point 4 litera b CT/CAMEROUN).

Travail posté

Le travail posté est le système d'organisation dans lequel un salarié effectue son travail journalier d'une seule traite (Art.141 alinéa 1 CT/BURKINA FASO)

Travail saisonnier

Un travail saisonnier est celui lié à la nature cyclique ou climatique des activités de l'entreprise (Art.25 point 4 litera c CT/CAMEROUN)

Travailleur

1. Est considérée comme travailleur, au sens de la présente loi, toute personne physique qui s'est engagée à mettre son activité

professionnelle, moyennant rémunération, sous la direction et l'autorité d'une autre personne physique ou morale, publique ou privée, appelée employeur (Art.2 alinéa 1 CT/BENIN)

2. Est considérée comme travailleur, au sens de la présente loi, toute personne qui s'est engagée à mettre son activité professionnelle, moyennant rémunération, sous la direction et l'autorité d'une autre personne, physique ou morale, publique ou privée, appelée employeur (Art.2 alinéa 1 CT/BURKINA FASO)

3. C'est toute personne physique, quels que soient son âge, son sexe et sa nationalité, qui s'est engagée auprès d'un employeur, dans les liens d'un contrat de travail (Art.15 litera b CT/BURUNDI et 14 alinéa 1 litera e L.1/010 du 16/06/1999/BURUNDI)

4. Est considéré comme « travailleur », au sens de la présente loi, quels que soient son sexe et sa nationalité, toute personne qui s'est engagée à mettre son activité professionnelle, moyennant rémunération, sous la direction et l'autorité d'une personne physique ou morale, publique ou privée, celle-ci étant considérée comme « employeur » (Art.1 alinéa 2 CT/CAMEROUN)

5. Est considéré comme travailleur, au sens de la présente loi, quels que soient son sexe et sa nationalité, toute personne qui s'est engagée à mettre son activité professionnelle, moyennant rémunération, sous la direction et l'autorité d'une autre personne, physique ou morale, publique ou privée. Pour la détermination de la qualité de travailleur, il ne sera tenu compte ni du statut juridique de l'employeur, ni de celui de l'employé (Art.1 alinéa 2 CT/COMORES)

6. Est considérée comme travailleur, au sens du présent code, quels que soient son sexe et sa nationalité, toute personne qui s'est engagée à mettre son activité professionnelle, moyennant rémunération, sous la direction et l'autorité d'une autre personne physique ou morale, publique ou privée (Art.2 alinéa 1 CT/CONGO)

7. Est considérée comme travailleur, au sens du Code du Travail, quels que soient son sexe et sa nationalité, toute personne qui s'est engagée à mettre son activité professionnelle, moyennant rémunération, sous la direction et l'autorité d'une autre personne

physique ou morale, publique ou privée (Art.1 alinéa 3 CT/DJIBOUTI)

8. Le terme “travailleur” désigne toute personne considérée comme travailleur ou assimilée au terme de la législation de la Partie Contractante en cause (Art.1 alinéa 1 litera l Loi n° 2- 2009 du 11 juin 2009 autorisant la ratification de la convention multilatérale de sécurité sociale)

9. Est considéré comme travailleur, au sens du présent Code, quels que soient son sexe et sa nationalité, toute personne qui s'est engagée à mettre son activité professionnelle, moyennant rémunération, sous la direction et l'autorité d'une autre personne physique ou morale, publique ou privée, appelée employeur (Art.1 alinéa 2 CT/GABON)

10 Est considéré comme travailleur, quels que soient son sexe et sa nationalité, toute personne qui s’est engagée à mettre son activité professionnelle, moyennant rémunération, sous la direction et l’autorité d’une autre personne physique ou morale, publique ou privée, laïque ou religieuse, appelée employeur (. Art.1 alinéa 2 CT/GUINNEE)

11. Est considéré comme travailleur, quels que soient son sexe et sa nationalité, toute personne qui s’est engagée à mettre son activité professionnelle, moyennant rémunération, sous la direction et l’autorité d’une autre personne physique ou morale, publique ou privée, laïque ou religieuse, appelée employeur (Art.1 point 1 CT/GUINEE EQUATORIALE)

12. Est considérée comme travailleur, au sens de la présente loi, quels que soient son sexe et sa nationalité, toute personne qui s'est engagée à mettre son activité professionnelle, moyennant rémunération, sous la direction et l’autorité d'une autre personne physique ou morale, publique ou privée.

Sont également considérés comme travailleurs au sens du présent Code :

les personnes rétribuées à la tâche ou aux pièces exécutant habituellement pour le compte d'une entreprise, le travail par elles-mêmes, sans qu'il y ait lieu de chercher s'il existe entre elles et leur employeur, un lien de subordination juridique, ni si le local, la matière mise en œuvre ou l'outillage qu'elles emploient leur appartiennent ; les personnes exécutant habituellement pour le compte et sous l'autorité d'une autre personne le travail par elles-mêmes, quels que soient le mode de rémunération et la durée de travail (Art.2 alinéa 1 et 2 CT/MADAGASCAR)

13. Est considérée comme travailleur, au sens du présent Code, quels que soient son sexe et sa nationalité, toute personne qui s'est engagée à mettre son activité professionnelle, moyennant rémunération, sous la direction et l'autorité d'une autre personne, physique ou morale, publique ou privée (Art. 2 alinéa 1 CT/NIGER)

14. Est considérée comme travailleur, au sens du présent Acte uniforme, toute personne physique qui s'est engagée à mettre son activité professionnelle, moyennant rémunération, sous la direction et l'autorité d'une autre personne physique ou morale, publique ou privée, appelée employeur (Art.2 alinéa 1/ PAUDT)

15. Toute personne physique, en âge de contracter, quels que soient son sexe, son état civil et sa nationalité, qui s'est engagée à mettre son activité professionnelle, moyennant rémunération, sous la direction et l'autorité d'une personne physique ou morale, publique ou privée, dans les liens d'un contrat de travail (Art.7 point 1 CT/RDC)

16. Toute personne qui s'est engagée à mettre son activité professionnelle, moyennant rémunération, sous la direction et l'autorité d'une autre personne, physique ou morale, publique ou privée (Art.1 point 32 CT/RWANDA)

17. Est considéré comme travailleur, au sens de la présente loi, quels que soient son sexe et sa nationalité, toute personne qui s'est engagée à mettre son activité professionnelle, moyennant rémunération, sous la direction et l'autorité d'une autre personne, physique ou morale, publique ou privée (Art. 2 alinéa 2 CT/SENEGAL)

18. Au sens du présent code, est considérée comme travailleur ou salarié quels que soient son sexe et sa nationalité, toute personne physique qui s'est engagée à mettre son activité professionnelle,

moyennant rémunération, sous la direction et l'autorité d'une personne appelée employeur tel que défini à l'article 4. (Art.3 CT/TCHAD)

19 Est considérée comme travailleur, au sens du présent code, quels que soient son sexe et sa nationalité, toute personne qui s'est engagée à mettre son activité professionnelle, moyennant rémunération, sous la direction et l'autorité d'une autre personne, physique ou morale, publique ou privée, appelée employeur (Art.2 alinéa 1 CT/TOGO)

Travailleur à domicile

Le travailleur à domicile est un travailleur, au sens du présent Code, qui effectue un travail conformément aux instructions de son employeur dans un lieu ou local de son choix, mais n'appartenant pas à ce dernier.

Pour la détermination du statut des travailleurs à domicile, il n'y a pas lieu de rechercher :

- s'il existe entre le travailleur et le donneur d'ouvrage un lien de subordination juridique ;
- s'il travaille sous la surveillance immédiate et habituelle du donneur d'ouvrage ;
- si le local où le travailleur travaille et le matériel qu'il emploie lui appartient ;
- s'il procure lui-même les fournitures nécessaires (Art. 47 CT/MADAGASCAR)

Travailleur à temps partiel

Sont considérés comme travailleurs à temps partiel, les salariés dont la durée de travail mensuel est inférieure d'au moins un tiers (1/3) à celle qui résulte de l'application, sur cette même période, de la durée légale du travail ou de la durée fixée conventionnellement pour la branche d'activité ou l'entreprise (Art.189 CT/RCA)

Travailleur avec handicap ou handicapé

1. Est considérée comme travailleur-handicapé, au sens du présent Code, toute personne dont les possibilités d'obtenir ou de conserver un emploi sont effectivement réduites par suite d'une insuffisance ou d'une diminution de ses capacités physiques ou mentales. La qualité du travailleur handicapé est reconnue par la Commission Technique d'Orientation et de Reclassement des Travailleurs Professionnels, prévu à l'article 267 du présent Code (Art.264 CT/RCA)

2. Est considéré comme travailleur avec handicap, toute personne dont les perspectives de trouver et de conserver un emploi convenable ainsi que de progresser professionnellement sont sensiblement réduites à la suite d'un handicap physique ou mental dûment reconnu (Art.134 CT/RDC)

Travailleur déplacé

Le travailleur déplacé est celui qui, pour l'accomplissement du travail convenu, est appelé à s'installer, de manière durable, dans un lieu de travail autre que sa résidence habituelle ou à l'extérieur de son pays d'origine (Art 41 alinéa 1 CT/MADAGASCAR)

Travailleur du secteur informel

Travailleur qui occupe un emploi informel dans une entreprise ou chez une personne physique non inscrite au registre du commerce ou auprès d'une autorité locale comme employeur (Art.1 point 38 CT/RWANDA)

Travailleur intérimaire

Est considéré comme travailleur intérimaire, tout travailleur engagé pour remplacer provisoirement un titulaire à un poste, pendant la durée d'absence de ce dernier, n'excédant pas un (01) an. Les conditions d'intérim sont fixées d'accord parties, sous réserve des dispositions minimales fixées par les textes (Art.44 alinéa 1 CT/MADAGASCAR)

Travailleur invalide

Est reconnu invalide, le travailleur qui, par suite de maladie ou d'accident d'origine non professionnelle, subit, de ce fait, une diminution de ses capacités physiques ou mentales, le rendant incapable de gagner plus d'un tiers de la rémunération qu'un travailleur ayant la même formation peut se procurer par son travail (Art.148 alinéa 2 Loi N° 99-041 du 12 août 1999 portant code de prévoyance sociale/MALI)

Travailleur journalier

1. Le travailleur journalier est travailleur engagé et payé à la journée (Art.15 litera j point 1° CT/BURUNDI)

2Est considéré comme travailleur journalier, tout travailleur engagé de façon intermittente pour travailler journellement (Art.46 CT/MADAGASCAR)

3. Travailleur engagé au jour le jour (Art.1 point 34 CT/RWANDA)

Travailleur mobile

Travailleur qui n'a pas d'installation fixe, ayant un lien de subordination et qui va d'un secteur de travail à un autre (Art.4 alinéa 68 Loi n°2016-28 du 6 février 2017 portant Code de Protection Sociale au GABON)

Travailleur non salarié

Travailleur indépendant qui n'a pas de lien de subordination (Art.4 alinéa 69 Loi n°2016-28 du 6 février 2017 portant Code de Protection Sociale au GABON)

Travailleur occasionnel

Travailleur engagé pour une période de courte durée, afin d'accomplir une tâche déterminée, mais qui n'est pas directement en rapport avec les activités normales de l'entreprise (Art.1 point 37 CT/RWANDA)

Travailleur ou salarié

1 Au sens du présent Code, est considérée comme travailleur ou salarié, quels que soient son sexe, sa race et sa nationalité, toute personne physique qui s'est engagée à mettre son activité professionnelle, moyennant rémunération, sous la direction et l'autorité d'une autre personne physique ou morale, publique ou privée, appelée employeur (. Art.2 alinéa 1 CT/COTE D'IVOIRE)

2. Toute personne physique, quels que soient son sexe, sa race, sa religion et sa nationalité, qui s'est engagée à mettre son activité professionnelle, moyennant rémunération, sous la direction et l'autorité d'une autre personne, physique ou morale, publique ou privée, appelée employeur (Art. 3 alinéa 1 CT/ RCA)

3. Au sens du présent code, est considérée comme travailleur ou salarié, quels que soient son sexe et sa nationalité, toute personne physique qui s'est engagée à mettre son activité professionnelle, moyennant rémunération, sous la direction et l'autorité d'une personne, appelée employeur tel que défini à l'article 4 (Art.3 CT/TCHAD)

Travailleur permanent

Travailleur engagé pour une durée indéterminée ou déterminée, mais excédant six (6) mois consécutifs chez le même employeur (Art.1 point 33 CT/RWANDA)

Travailleur saisonnier

1. Est considéré comme travailleur saisonnier, tout travailleur engagé pour la durée nécessaire à la réalisation d'un travail saisonnier par nature (Art. 52 alinéa 1 CT/MADAGASCAR)

2. Travailleur engagé pour une période de courte durée et à des tâches habituelles de l'entreprise pendant les saisons de grande charge de travail (Art.1er point 35 CT/RWANDA)

Travailleur social

Professionnel qui œuvre dans le domaine de l'action sociale, au sens large, et intervient dans le cas de la prévention, l'action sociale et l'accompagnement. Il favorise le développement des potentiels et veille au respect de la dignité des personnes (Art.4 alinéa 70 Loi n°2016-28 du 6 février 2017 portant code de protection sociale au GABON).

Travailleur temporaire

1 Le travailleur temporaire est le travailleur engagé pour une période de courte durée et pour l'exécution d'un travail qui n'exige pas le recours à une main-d'œuvre permanente. Le travailleur temporaire signe un contrat à durée déterminée (. Art.15 litera j point 2° CT/BURUNDI)

2. Tout travailleur engagé pour une période de courte durée ne dépassant pas six (6) mois consécutifs et effectuant des tâches habituelles (Art.1 point 36 CT/RWANDA)

Travailleurs électeurs

Sont électeurs, les travailleurs ayant au moins six (6) mois d'ancienneté dans l'entreprise ou l'établissement (Art.166 alinéa 1/PAUDT)

Travailleurs éligibles

Sont éligibles, à l'exception des conjoints, ascendants, descendants, frères et sœurs et alliés au même degré de l'employeur, les électeurs ayant travaillé au moins pendant douze (12) mois consécutifs dans l'entreprise (Art.166 alinéa 2/PAUDT)

Travaux ayant une valeur égale

Sont considérés comme ayant une valeur égale, les travaux qui exigent des salariés un ensemble comparable de connaissances professionnelles consacrées par un titre, un diplôme ou une pratique professionnelle, de capacités découlant de l'expérience acquise, de responsabilités et de charge physique ou mentale. Voir aussi travaux de valeur égale (Art.31.2 alinéa 2 CT/COTE D'IVOIRE)

Travaux de valeur égale

Travaux similaires, sans tenir compte du nombre et de la nature des différences constatées, et qui exigent des connaissances, compétences, responsabilités comparables et de la manière dont ils sont exécutés peut être comparable (Art.1 point 9 CT/RWANDA)

Travaux insalubres

Sont considérés insalubres, les travaux qui peuvent causer un dommage à la santé des travailleurs, en raison des équipements ou des procédures employées, les matériaux utilisés, élaborés, les résidus solides, liquides ou gazeux qu'ils génèrent ; pour le stockage de substances toxiques corrosives, inflammables, radioactives ou explosives ; ou pour cause de défaut d'information ou de formation des travailleurs (Art.29 point 1 CT/GUINEE EQUATORIALE)

Tribunal compétent

Le tribunal compétent est celui du lieu de travail.

Pour les litiges nés d'un licenciement, le travailleur a le choix entre le tribunal de sa résidence habituelle au Burkina Faso et celui de son lieu de travail, nonobstant toute attribution conventionnelle de juridiction.

Le travailleur recruté sur le territoire national a, en outre, la faculté de saisir le tribunal du lieu de conclusion du contrat de travail (Art.341 alinéa CT/BURKINA FASO)

Tutelle

Pouvoir de contrôle exercé par l'autorité administrative compétente sur les actes et les personnes de l'organisme de gestion (Art.4 alinéa 67 Loi n°2016-28 du 6 février 2017 portant code de protection sociale au GABON).

U

Union patronale la plus représentative

L'union patronale la plus représentative est celle qui regroupe les employeurs employant le plus grand nombre de salariés dans le secteur géographique et professionnel de l'union (Art.246 alinéa 2 CT/GUINEE)

V

Victimes d'accident du travail

Les victimes d'accident du travail ou de maladie professionnelle:

a)- qui séjournent sur le territoire d'une Partie Contractante autre que l'Etat compétent, ou

b)- qui, après avoir été admises au bénéfice des prestations à charge de l'institution compétente, sont autorisées par cette institution à retourner sur le territoire d'une partie contractante autre que l'Etat compétent où elles résident, ou à transférer leur résidence sur le territoire d'une partie contractante autre que l'Etat compétent ou

c)- qui sont autorisées, par l'institution compétente, à se rendre sur le territoire d'une Partie Contractante autre que l'Etat compétent, pour y recevoir des soins appropriés à leur état (Art. 25 point 1°, litera a-c Loi n° 2- 2009 du 11 juin 2009 autorisant la ratification de la convention multilatérale de sécurité sociale)

Victimes de maladie professionnelle

Voir Victimes d'accident du travail

Violence basée sur le genre

Tout acte de nature psychique ou sexuelle à l'encontre d'une personne ou de nature à porter atteinte à ses biens, en raison de son sexe. Cet acte a pour effet de porter atteinte aux droits de la personne et d'affecter son intégrité (Art.1 point 7 CT/RWANDA)

Voyage aller

Le voyage aller est le parcours, lors de l'engagement, du réengagement ou à l'occasion du commencement d'une période de services, de la distance qui sépare le lieu d'acceptation de l'engagement ou de la promesse d'engagement au lieu où le travail doit s'exécuter (Art.147 alinéa 1 CT/RDC)

Voyage retour

Le voyage retour est le parcours, à l'expiration du contrat ou d'une période de services, de la distance du lieu d'exécution du travail au lieu de l'acceptation de l'engagement ou de la promesse d'engagement (Art. 147 alinéa 2 CT/RDC)

Vulnérabilité

Risque de fragilisation matérielle ou morale auquel est exposé un individu ou une communauté. Sur le plan social, la concrétisation potentielle serait l'exclusion sociale (Art.4 alinéa 71 Loi n°2016-28 du 6 février 2017 portant Code de Protection Sociale au GABON)

BIBLIOGRAPHIE

I.TEXTES OFFICIELS

- Accord complémentaire du 8 novembre 1969 relatif au régime de sécurité sociale des marins à Madagascar.
- Arrangement administratif complémentaire du 28 octobre 1967 fixant les modalités d'application du protocole relatif au maintien de certains avantages de l'assurance maladie à des assurés sociaux malgaches ou français qui se rendent à Madagascar.
- Arrangement administratif complémentaire n° 1 du 25 octobre 1985fixant les modalités d'application du Protocole n°1 relatif au maintien de certains avantages de l'assurance maladie à des assurés sociaux français ou ivoiriens se rendant en Côte-d'Ivoire
- Arrangement administratif du 8 octobre 1967 relatif aux modalités d'application de la convention de sécurité sociale entre le Gouvernement de la République française et le Gouvernement de la République malgache du 8 mai 1967.
- Arrangement administratif n° 1 du 8 novembre 1963 relatif aux modalités d'application de l'accord complémentaire franco-malgache concernant le régime de sécurité sociale des marins du 8 novembre 1969.
- Arrêté ministériel n° 01 du 17 mai 2012 déterminant les modalités de mise en place et de fonctionnement des comités de santé et de sécurité au travail au Rwanda
- Convention générale du 16 janvier 1985 entre le Gouvernement de la République française et le Gouvernement de la République de la Côte-D'ivoire en matière de la sécurité sociale. Convention générale du 8 mai 1967 entre le Gouvernement de la République française et le Gouvernement de la République malgache en matière de sécurité sociale.
- Décret n° 96-178/P-RM portant application de diverses dispositions de la Loi n°92-020 du 23 septembre 1992 portant Code du Travail en République du Mali.
- Décret-loi n° 1/037 du 07 Juillet 1993 portant code du travail de la République du Burundi
- Décret-loi du 29 juin 1961 organique de la sécurité sociale en République Démocratique du Congo

- Loi n° 015/2002 du 16 Octobre 2002 portant code du travail de la République Démocratique du Congo telle que modifiée et complétée par la Loi n° 16/010 du 15 Juillet 2016
- Loi n° 028-2008/AN du 13 Mai 2008 portant code du travail au Burkina Faso
- Loi n° 038/PR/96 du 11 Décembre 1996 portant code du travail de la République du Tchad
- Loi n° 08004 du 28 Janvier 2009 portant code du travail de la République Centrafricaine
- Loi n° 13/2009 du 27 Mai 2009 portant réglementation du travail au Rwanda
- Loi n° 133/AN/05/5ème du 20 Janvier 2006 portant code du travail de la République de Djibouti
- Loi n° 1990-02 du 4 Janvier 1990 portant code du travail de Guinée Equatoriale
- Loi n° 2006 du 05 Décembre 2006 portant code du travail de la République togolaise.
- Loi n° 2012-45 du 25 Septembre 2012 portant code du travail de la République du Niger
- Loi n° 2015-532 du 20 Juillet 2015 portant code du travail de la République de Côte d'Ivoire
- Loi n° 2017 du 29 Aout 2017 portant Embauche, Placement de main-d'œuvre et Résiliation du contrat de travail au Benin;
- Loi n° 45-75 du 15 Mars 1975 portant code du travail du Congo
- Loi n° 84-108 portant code du travail de Comores
- Loi n° 92-007 du 14 Aout 1992 portant code du travail du Cameroun.
- Loi n° 92-020 du 23 Septembre 1992 portant code du travail de la République du Mali
- Loi n° 97-17 du 1er Décembre 1997 portant code du travail du Sénégal
- Loi n°1/011 Réorganisation des régimes des pensions et des risques professionnels en faveur des travailleurs régis par le code du travail et assimilés du 29 novembre 2002 au BURUNDI)
- Loi n° 004-86 du 25 février 1986 portant code de sécurité sociale du Congo

- Loi n° 1/002 du 29 février 2000 portant institution d'un régime d'assurance- maladie-maternité pour le secteur privé structuré au Burundi)
- Loi n° 1/05 du 10 septembre 2002 portant réforme du régime assurance maladie-maternité des agents publics et assimilés au Burundi
- Loi n° 15-2006 du 11 mai 2006 portant code de sécurité sociale au Burkina Faso.
- Loi n° 16/009 du 15 juillet 2016 fixant les règles relatives au régime général de la sécurité sociale en République Démocratique du Congo.
- Loi n° 2003-044 du 10 Juin 2004 portant code du travail de la République de Madagascar
- Loi n° 2011-006 du 21 février 2011 portant code de sécurité sociale au Togo
- Loi n° 2016-28 du 6 février 2017 portant code de protection sociale au Gabon
- Loi n° 2-2009 du 11 juin 2009 autorisant la ratification de la convention multilatérale de sécurité sociale au Cameroun
- Loi n° 3/94 du 21 Novembre 1994 portant code du travail du Gabon telle que modifiée par la Loi n° 12/2000 du 12 Octobre 2000
- Loi n° 73-37 du 31 juillet 1973 portant code de la sécurité sociale au Sénégal modifiée par la Loi n° 97-05 du 10 mars 1997
- Loi n° 94-026 du 17 novembre 1994 portant code de protection sociale à Madagascar.
- Loi n° 98-19 du 21 mars 2003 portant code de sécurité sociale au Benin
- Loi n° 99-041 du 12 aout 1999 portant code de prévoyance sociale au Mali.
- Loi n° L/94/006/CTRN du 14 février 1994 Instituant un code de la sécurité sociale en Guinée.
- Loi n°1/010 du 16 juin 1999 portant code de sécurité sociale du Burundi.
- Ordonnance n° 003/PRG/SGG/88 du 28 Janvier 1988 portant institution du code du travail de la République de Guinée
- Traité du 22 septembre 1993 instituant le Conférence Interafricaine de la prévoyance sociale « CIPRES »

II. OUVRAGES

- Jean Pierre LE CROM, Philippe AUVERGNON et al, *Histoire du droit du travail dans les colonies françaises* (1848-1960), en ligne : https://hashs.archives-ouvertes.fr/halshs-01592836/document (consulté le 25 septembre 2017).
- Projet d'Acte Uniforme OHADA relatif au Droit du travail 02 octobre 2010.

III.SITES INTERNET

www.droit-afrique.com

INDEX

A

B

C

D

E

F

G

P

Q

R

Structures éditoriales du groupe L'Harmattan

L'Harmattan Italie
Via degli Artisti, 15
10124 Torino
harmattan.italia@gmail.com

L'Harmattan Hongrie
Kossuth l. u. 14-16.
1053 Budapest
harmattan@harmattan.hu

L'Harmattan Sénégal
10 VDN en face Mermoz
BP 45034 Dakar-Fann
senharmattan@gmail.com

L'Harmattan Cameroun
TSINGA/FECAFOOT
BP 11486 Yaoundé
inkoukam@gmail.com

L'Harmattan Burkina Faso
Achille Somé – tengnule@hotmail.fr

L'Harmattan Guinée
Almamya, rue KA 028 OKB Agency
BP 3470 Conakry
harmattanguinee@yahoo.fr

L'Harmattan RDC
185, avenue Nyangwe
Commune de Lingwala – Kinshasa
matangilamusadila@yahoo.fr

L'Harmattan Congo
67, boulevard Denis-Sassou-N'Guesso
BP 2874 Brazzaville
harmattan.congo@yahoo.fr

L'Harmattan Mali
Sirakoro-Meguetana V31
Bamako
syllaka@yahoo.fr

L'Harmattan Togo
Djidjole – Lomé
Maison Amela
face EPP BATOME
ddamela@aol.com

L'Harmattan Côte d'Ivoire
Résidence Karl – Cité des Arts
Abidjan-Cocody
03 BP 1588 Abidjan
espace_harmattan.ci@hotmail.fr

L'Harmattan Algérie
22, rue Moulay-Mohamed
31000 Oran
info2@harmattan-algerie.com

L'Harmattan Maroc
5, rue Ferrane-Kouicha, Talaâ-Elkbira
Chrableyine, Fès-Médine
30000 Fès
harmattan.maroc@gmail.com

Nos librairies en France

Librairie internationale
16, rue des Écoles – 75005 Paris
librairie.internationale@harmattan.fr
01 40 46 79 11
www.librairieharmattan.com

Librairie l'Espace Harmattan
21 bis, rue des Écoles – 75005 paris
librairie.espace@harmattan.fr
01 43 29 49 42

Lib. sciences humaines & histoire
21, rue des Écoles – 75005 paris
librairie.sh@harmattan.fr
01 46 34 13 71
www.librairieharmattansh.com

Lib. Méditerranée & Moyen-Orient
7, rue des Carmes – 75005 Paris
librairie.mediterranee@harmattan.fr
01 43 29 71 15

Librairie Le Lucernaire
53, rue Notre-Dame-des-Champs – 75006 Paris
librairie@lucernaire.fr
01 42 22 67 13

www.ingramcontent.com/pod-product-compliance
Lightning Source LLC
LaVergne TN
LVHW011317061026
849535LV00005B/1593
* 9 7 8 2 3 4 3 1 9 6 9 9 2 *